妇科疑难病治验录

主 编 李祥云

副主编 徐莲薇 付金荣

编 委 （按姓氏笔画排序）

马毓俊 付金荣 冯锡明

刘 俊 李俊箐 李祥云

岑 怡 张 琼 陈 霞

周 琦 周毅萍 徐莲薇

U0294796

人民卫生出版社

图书在版编目（CIP）数据

妇科疑难病治验录/李祥云主编. —北京：人民卫生
出版社，2016
ISBN 978-7-117-22468-0

Ⅰ. ①妇… Ⅱ. ①李… Ⅲ. ①中医妇科学-临床医
学-经验-中国-现代 Ⅳ. ①R271

中国版本图书馆CIP数据核字（2016）第084263号

| 人卫智网 | www.ipmph.com | 医学教育、学术、考试、健康，购书智慧智能综合服务平台 |
| 人卫官网 | www.pmph.com | 人卫官方资讯发布平台 |

妇科疑难病治验录

主　　编：李祥云
出版发行：人民卫生出版社（中继线 010-59780011）
地　　址：北京市朝阳区潘家园南里 19 号
邮　　编：100021
E - mail：pmph @ pmph.com
购书热线：010-59787592　010-59787584　010-65264830
印　　刷：三河市尚艺印装有限公司
经　　销：新华书店
开　　本：850×1168　　1/32　　印张：14　　插页：2
字　　数：364 千字
版　　次：2016 年 7 月第 1 版　2021 年 5 月第 1 版第 3 次印刷
标准书号：ISBN 978-7-117-22468-0/R·22469
定　　价：42.00 元

打击盗版举报电话：010-59787491　E-mail：WQ @ pmph.com
（凡属印装质量问题请与本社市场营销中心联系退换）

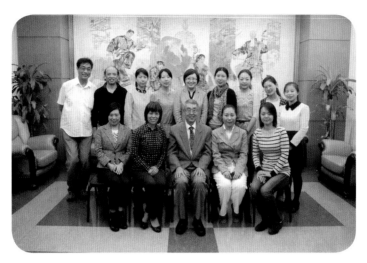

本书编委会成员合影

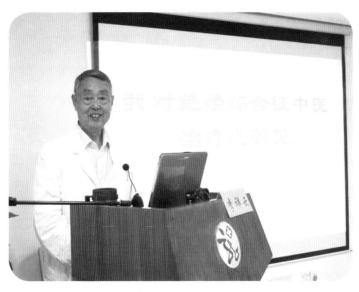

李祥云教授工作照

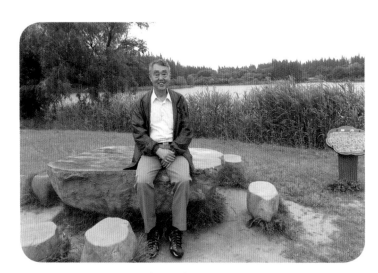

李祥云教授生活照

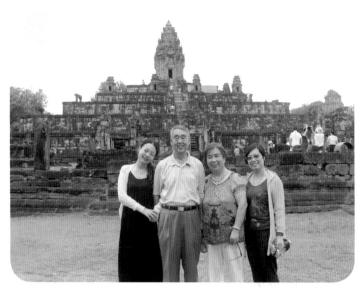

李祥云教授与家人、学生

序　一

　　中医之根源于临床,中医之薪火传承坚持师古不泥古。在丰富的临床实践中不断总结经验,提高疗效;在大量的临床教学中不断凝练思想,著书立说,传播学术。李祥云教授就是这样一辈子在临床勤奋耕耘,在服务患者中收获满足和累累硕果。今天,《妇科疑难病治验录》付梓完成,致以由衷的敬意。

　　李祥云教授从医50余年,从来没有离开过他热爱的中医妇科科研、教学、临床第一线。作为上海中医药大学教授、博士生导师,第五批全国老中医药专家学术经验继承工作指导老师,上海中医妇科学会顾问,上海中医药大学附属龙华医院妇科教研室主任,上海市李祥云名老中医工作室指导老师,以善治妇科疑难病症及不孕症著称。不仅被病家誉为"送子公公"、"送子观音",为上海中医妇科的发展做出重要贡献,同时带教了一批又一批学生,这些学生遍布全国各省市乃至港台海外,发挥着业务骨干作用。

　　李祥云教授毕业于上海中医学院,曾有幸名列陈大年先生门墙。大年先生是海上妇科名家陈筱宝的公子、上海中医药大学附属龙华医院创始奠基人之一,以擅治妇科月经病、不孕症及产后疾病见长。在陈师督责启迪下,又师从有"刘半仙"之称的海上名医刘海仙、李少华等,受诸名家熏陶,勤求古训,吸纳新知。不仅打下坚实的中医基础,更秉承师教,立足传统,临证求变,与时俱进地吸纳现代医学新知识,在日后教学、科研、临床工作中,形成既保留流派一技之长,又博采众长,敢为人先,中西两法并举的学术风范。

　　时代在发展,科学在进步,疾病谱也在快速变化。李教授凭藉渊博的学术智慧和承前启后的中医理念,尊古创新,恪尽厥职,融中西医学术思想和方法,临证灵活使用,治愈了很多前所未闻、或虽闻及而尚无良策的病例,走出了一条符合临床诊疗特点、疗效显著、体现中国式诊疗优势的路径。本书列举李教授治疗妇科经、带、孕妊各常见、难治病种的病机分析、用药特点,并创新性的以验案忠告方式详尽记录了自己的独特见解和治疗心得,内容丰富,选择案例有典型性,无论从内容或形式上都有大胆探索。相信本书的出版对当前中医药诊治妇科疾病具有一定参考价值,也会推动以人为本、海纳百川的海派妇科不断发展。

上海市卫计委副主任、上海市中医药发展办公室主任

郑 锦

2015年3月26日

序　二

　　欣悉《妇科疑难病治验录》即将出版，有幸于付梓前夕拜读书稿，获益良多。该书分"医理学术篇"、"医案精选篇"及"论文选萃篇"三大部分，皆为李祥云教授执业从医从教50余年医理探究之感悟，临证疗效之实录，科研创新之结晶，可谓字字珠玑，光照可鉴。昔前贤有曰：病一也，而妇人为难；医一也，而识病为难。医道肇于上古，经论著于往圣，良医之理达于天下后世。周末秦越人之邯郸为妇人医，嗣有妇室专科始创。回视成周，素有不惟其官惟其学，不惟其学惟其科之谓。医有十三科，各有专习。医之候病止于四诊，切脉为下。其中望闻问三诊可施诸于男性，即使婴幼儿虽有哑科之说，亦可穷于陪护父母，惟妇科诸多病症与隐习医患皆有难言启齿之虑。妇科识病之难苟于诸科，自古皆有"宁医十丈夫，不医一婴儿，宁医十婴儿，不医一女妇"云云。今之社会固然男女等第，然众多隐讳问津仍每难于直言。

　　大医精诚，当有克难而进之气质，唐代大文豪李白在他仕途遭遇挫折时曾写下《行路难》这一著名诗篇，诗中虽然感叹"行路难，行路难，多歧路，今安在？"但在他面对"欲渡黄河冰塞川，将登太行雪满山"的困境时，竟然吟出"闲来垂钓碧溪上，忽复乘舟梦日边"的诗句，他想到九十高龄吕尚在磻溪独钓得遇文王，伊尹在接受汤聘之前曾有乘舟绕日月而行的梦境，于是对未来充满斗志和希望，从胸膺呼出"长风破浪会有时，直挂云帆济沧海"的惊世绝唱，名扬千古，成为中华民族不屈不饶的精神之魂。我以为治学也当如此，李祥云教授在洋洋大观数十万言的《妇科疑难病治验录》中正是弘扬了这种奋发进取的精神。在数十年临证实践中，先生经验宏富，独树一帜，使万千患者，难治之疾无恙康复，膏肓之病转危为安。本书的最大特点是理论联系实际，生生不息。近数十年国人在探索名中医成才之路时均以"读经典，做临床"为共识。大凡诊病必有规，下药应依矩，不依规矩不能成方圆，为医亦不越此准则。规矩何缘而来，乃出于勤读经典，精做临床。犹唐代孙思邈所谕："学者必须博极医源，精勤不倦，不得道听途说，而言医道已了，深自误哉。"先生不仅在医理及论文篇广集博采，钩玄探微，论非无稽，法咸有据，征宗轩岐《灵》《素》，仲景典籍，以及刘、李、张、朱诸氏之书，彰显其学蕴功底。而在诸医案中亦突出遵循经典圆机活法，律集古今之秘，无胶柱刻舟之弊，足以究前贤之旨，赞化育之机。每一案例均翔实记录四诊之得，附以现代检验参照，而后理法方药，面面俱到，案末深入剖析，凡病机、用药及对医患之忠告，亹亹条析，乃终天地之功，祚永之胤也。

不孕不育的防治是中医妇科一大特色和优势，历朝历代均有大量名著存世。如明代万密斋著《广嗣纪要》提出种子之道有五：一曰修德，以积其庆；二曰寡欲，以全其真；三曰择配，以昌其后；四曰调元，以却其疾；五曰协调，以会其神。可见前贤对此有广泛研究，倡导整体调摄，脉证并举，心身结合，不治已病治未病，诚非一日之功。繁衍昌盛是华夏文明要义之一。"螽斯衍庆"素为人际颂词。早在《诗经·周南》中即有"螽斯"篇，以"宜尔子孙，振振兮，绳绳兮，蛰蛰兮"，祝福人们多子多孙。明代名医徐春甫著《古今医统》专设《螽斯广育》一册存世。直至今日，不孕不育症虽是一人之疾，而往往成为一家之痛，乃至影响社会安定。李祥云教授于经带胎产颇有造诣，对不孕不育症之治疗更见擅长，提出"治疗十法"鼎立沪上一家，被誉为"送子公公"、"送子观音"。先生虽大医名世，依然谦恭待人，尤对弟子学生不秘而守，和盘托出，悉数相传。于教学中尤重师生互动，教学相长，总以青出于蓝而甚于蓝为己任，《治验录》中医论及选萃论文大多由老师指导，学生撰写成文，师生共同思考探讨，耳提面命，实现大道岐黄，薪火相传。这既需要老师具有急公好义，倾心育才的师德，同时还需要有"传道、授业、解惑"的学识和能力。

　　先生于1964年由上海中医学院毕业并留校分配在龙华医院妇科工作，师承沪上妇科名家陈大年先生，我早先生一年毕业，也分配在龙华医院伤科工作，师承伤科大家石筱山先生，无论在大学同窗，抑或作为就业后的同事，深知先生好学上进，勤奋执着，唯以业不能精，行不能成为自戒。郑板桥在总结画竹经验时曾有诗曰："四十年来画竹枝，日间挥写夜间思。冗繁削尽留清瘦，画到生时是熟时。"先生正秉持如斯学风，"爬罗剔抉，刮垢磨光"，不仅积累了丰富的临证经验，同时也积淀了深厚的中医学理论功底。先生学识渊博，衷中参西，在坚持继承的同时致力于创新。他借助于现代科学技术的进步，开展了一系列临床基础研究，阐明中医治病机理，为学科发展做出了可贵贡献。将半个世纪医教研成果，汇聚人才培育，使一批新秀脱颖而出，功莫大焉。1917—1921年间，我国著名作家、教育家叶圣陶先生在苏南甪直镇一所小学执教时，为创造一个美好的教学环境，与学生一起除草翻地，将一块荒芜之地开辟成实验农场，并命名为"生生农场"，寓意先生、学生"生生不息"。李祥云教授的中医育人模式无疑是创建了"生生农场"的现代版，成为同道学习的楷模。"好雨知时节，当春乃发生。随风潜入夜，润物细无声。"李祥云教授是上海中医药大学专家委员会委员，我校资深学者，作为医学家、教育家，先生正以历史责任，时代使命为己任，春风化雨，润物细无声，惠及万家，造就一代学子，可歌可颂，是为序。

原上海中医药大学校长、现上海中医药大学专家委员会主任

于2015年春分

前　言

　　我从医50余年，潜心中医妇科医学理论和各类病证的教学、科研、临床工作。既往写过多本医学著述，现已步入古稀之年，本意歇笔，但由于我是第五批全国老中医药专家学术经验继承工作指导老师，负责上海市名老中医李祥云工作室，目前仍带教多名学生，其中有上海中医药大学附属龙华医院妇科主任徐莲薇主任医师、国家级名老中医蔡小荪教授的高徒付金荣教授，还有李俊箐主任医师、张琼副主任医师、冯锡明副主任医师，以及在中医药大学任课或在各级医院高年资讲师、主治医师，从事妇科临床工作的陈霞、岑怡、周毅萍、刘俊、马毓俊、周琦等。在长年临床与带教工作中，博采众方，取精选粹，师生互动，教学相长，致力于妇科经、带、胎、产、嗣育、杂病等治疗研讨，不断积累经验并有所进展。随着现代科技的发展，医疗技术也有了长足的进步，学术思维不断创新，临证视野进一步拓展，原先认为不可能的设想嬗变为可能。如现代试管婴儿的开展解决了输卵管病变不通或切除这个不孕难题。再如卵巢功能差，排卵障碍，西药用大量的促性腺激素（Gn-RH）治疗，但接踵而来一些副反应也增多了。就上述应用Gn-RH治疗来讲，该药物剂量增大，则会出现卵巢过度刺激综合征（OHSS），出现胸水、腹水、压迫心脏，呼吸困难，严重者可致死亡。像这种患者，我们曾用中药治愈过多例。如陈某患者，肌注绒毛膜促性腺激素（HCG）后腹部出现1900ml腹水，不能平卧，呼吸困难，我们给患者用中药7剂，腹水即全部消失。同样在应用Gn-RH促排卵中，治疗过度导致机体内的激素分泌异常，使促卵泡成熟激素（FSH）生成过多，造成卵巢早衰，经用中药治疗，使患者卵巢功能恢复正常，并能有孕生子。我们用中医药还治愈了很多疑难杂病，如月经性自发性气胸，每次经行即发生气胸，胸痛、呼吸困难，肺脏被压缩40%，几乎手术，而用中药治愈；再如子宫肌瘤红色变性，孕后6个月子宫肌瘤变性，发热，腹痛剧烈，住妇产医院抗生素治疗好转后出院，出院5天后又腹痛剧烈，本欲再次住院手术，病员因惧怕手术而来我院用中药保守治疗，终使险情缓解逢凶化吉，之后随访顺利分娩；某患者6次试管婴儿均失败，用中药治疗半年，则自然怀孕并自然分娩；某患者43岁，在国外多次试管婴儿未遂，回国后用西药刺激排卵，仍取不出卵子，后经中药调理，即获取正常卵子并受孕成功，因孩子得之不易，孕后用大量黄体酮治疗保胎，结果发生了尿潴留，插导尿管，导尿管取出后仍尿潴留，经用中药调理小便即恢复正常；某患者经行9个多月淋漓不净，时多时少，面色萎黄，遍访名医，遍用中西药物治疗均未收效，经我处服用中药半个月阴道出血即止住；某患者感染巨细胞病毒，该病不易怀孕、孕后易流产，她怀孕5个月后，宫腔感染发生了流产，之后在我处给予中药治疗，调治后又怀孕了，孕后叮嘱继续服药治疗，终使患者正常分娩。诸如此类有效病例颇多，不少疑难杂症国内外资料鲜有中医药报道，如染色体病变致反复流产，改良剖宫产致子宫憩室淋漓出血，对于这些病例我们辨证析源，考究发挥，独辟蹊径，在游泳当中学游泳，以拓宽临床用药思路，均取到了好的疗效。应大家要求及社会需要，特将这些有效病例一并总结，公开发表，抛砖引玉，启迪后学，为进一步钻研女科症病证治，指点门径。

　　本书病案均系近3年来治愈患者的临床总结，基本介绍了病案治疗的全过程，为方便读者，也便于中医学人采撷菁华，择善而从，每个病案先介绍病史，再进行病案分析。从病机分析、用药分析、验案忠告等几个方面逐帙刊行，基本涵盖病案证治的理法方药，以飨读者。其疏漏不足处，敬析识者斧正。

　　本书分上、中、下三篇。上篇以理论为主，主要介绍近几年来给学生讲课的医理综述，包括学生跟师学习的临证心得体会及老师对某些病证的经验总结。中篇是介绍临床病证的详尽个案。下篇是学生在各类杂志所发表有关师授经验的文章汇集题录,敬供读者检阅参考。

　　本书的编写付梓得到上海市卫计委、上海中医药大学领导及龙华医院领导的支持,本书由上海市中医药发展办公室主任郑锦教授、上海中医药大学专家委员会主任委员施杞教授分别作序,龙华医院肖臻院长写跋,为本书增光添彩,此外还有刘慧聪、李晶、赵莉等医师一起参与汇总整理等工作,一并在此深表感谢。同时感谢人民卫生出版社的领导与编辑及上述学生辛勤劳动,整理医案,写出心得,使本书得以顺利出版,在此一并致以谢意。

2015年3月

目　录

◁ 医理学术篇 ▷

医案精选篇

医 家 简 介

李祥云，1939年生，教授，博士生导师。1964年毕业于上海中医学院六年制中医系，毕业后留校从事中医妇科临床医疗、教学、科研工作已50多年。曾任上海中医药大学学位评定委员会委员、上海龙华医院妇科教研室主任、上海市中医妇科学会副主任委员、上海市中医妇科医疗协作中心副主任等。现任第五批全国老中医药专家学术经验继承工作指导老师、上海市及龙华医院名老中医李祥云工作室负责人、上海中医药大学专家委员会委员及龙华医院专家委员会委员、上海市中医妇科学会顾问等。兼任台湾长庚大学客座教授、香港大学中医药课程评审委员会委员、《上海中医药杂志》编委、《中华现代妇科学杂志》编委等。

从事中医妇科临床50多年，掌握中西医两套本领，治愈了数以千计的患者，治疗疾病不拘一法，内外合治，在学术上率先提出了"肾亏瘀阻"的观点，应用于妇科临床取得满意的疗效。改革中药剂型，创立了很多有效的处方，被收录在《全国妇科名医验方集锦》及"十五"国家级规划教材新世纪全国高等中医药院校规划教材《中医妇科学》等书中，有些验方通过课题研究证实疗效好。在国内外杂志上发表论文110余篇。多次应邀出国讲学，多次参加国内外学术交流会，并在大会上发言，学术观点广泛被医家采纳。个人著有《不孕与不育的中西医治疗》等5部著作，主编《中医治愈奇难病集成》《实用妇科中西医诊断治疗学》等9部，任副主编及参加编写的著作有30余部。多次完成国家自然科学基金及上海市科委等科研课题，并获全国及上海市科技成果奖。2013年被评为第二批全国中医妇科名师，在各种报刊杂志发表科普文章400余篇。

临床擅长治疗不孕症、子宫内膜异位症、输卵管梗阻不通、月经不调、更年期综合征、妇科奇难杂症、男性不育症、男女性功能障碍等,被病家誉为"送子公公"、"送子观音"。多次被电台、电视台、报刊杂志等新闻媒体报道过,为此被收录在《中国当代中医名人志》《中国当代中西名医大辞典》等多种名人辞典中。

医理学术篇

▌▌ 论知识的积累 ▌▌

唐朝韩愈《进学解》曰："业精于勤,荒于嬉;行成于思,毁于随。"

要得到知识,应勤学苦练。要做到"五勤",一是手勤,要多整理资料,多写些文章;二是目勤,要多阅读,广猎群书,古今中外书籍、资料,本专业的、非专业的书籍等,均应阅读并吸取精华;三是脑勤,将从书籍或老师处所学到的知识,动脑进行思考分析,从中悟出道理、经验,再验证于实践,变成自己的知识;四是足勤,多跑图书馆、阅览室,跟老师抄方、听讲座,参加国内外学术会议,并从网络上摄取知识等;五是口勤,多问问题,只有多读书、多动脑才能发现问题,甚至向病员问,要知道久病成良医;另外还要"口甜",古语说:"一日为师,终身为父",不要有了本事就看不起老师,不要高傲,要尊敬师长,要称"某老师",态度恭谦,语言得体,让老师有亲切感、自豪感,并以你为荣。要苦练基本功,包括中医、西医的基本功,基本功打得扎实稳固,成绩才会循序渐进。

一、经典古籍启迪

《素问·阴阳应象大论》曰:"阴阳者,天地之道也,万物之纲纪,变化之父母,生杀之本始,神明之府也,治病必求于本。""阳生阴长,阳杀阴藏,阳化气,阴成形,寒极生热,热极生寒。"又曰:"阴胜则阳病,阳胜则阴病,阳胜则热,阴胜则寒,重寒则热,重热则寒。"

举个临床的病案。20世纪70年代,一位患者剖宫产术后高热达40℃,除用抗生素治疗外,因高热行物理降温,用酒精擦浴,并用冰袋外敷,之后体温恢复正常,出院后就全身发冷,胸冷彻背,就诊时8月份的天气仍穿棉大衣还觉得冷,无汗,胃不舒,呃逆,苔白腻,脉细,此寒邪入里,阴寒之病,重寒则热,应温经除寒,温肾暖胃。《素问·逆调论》曰:"人有身寒,汤火不能热,厚衣不能温……阳气少,阴气多,故身寒如从水中出。"治疗用附子桂枝汤加二陈汤,药用附子、桂枝、白芍、生姜、大枣,祛除外受寒邪,调和营卫,此处桂枝通阳,白芍和营,另二陈汤是半夏、茯苓、陈皮、甘草和胃降逆,之后病愈。此案注意应忌用麻黄,以免发汗伤阴。另一位亦是20世纪70年代的患者,该患者外凉内热,此称为"灯笼病",最早见于《医林改错》,该患者白天内热身凉,夜间内外皆热,手足心热,善喜下肢贴于墙壁,散热取凉,心中灼热,懊侬而烦,口干无津,面色晦黄,舌红,脉细数。此为气血不和,肝郁内热,方用血府逐瘀汤(桃仁、红花、柴胡、枳壳、牛膝、当归、川芎、赤芍、生地)合栀子豉汤(山栀、大黄、豆豉),治疗而愈。

《素问·生气通天论》曰:"阴平阳秘,精神乃治。"《素问·阴阳应象大论》曰:"年四十而阴气自半也,起居衰也。"

《景岳全书》言:"善补阳者,必于阴中求阳,则阳得阴助,而生化无穷,善补阴者,必于阳中求阴,则阴得阳升,而源泉不竭。"王冰亦云:"壮水之主,以制阳光。"《景岳全书》云:"无阴则阳无以化,无阳则阴无以生。"在治疗中若要补阳必须加用补阴之剂,中医讲"孤阴不生,独阳不长。",如附桂八味中仍有熟地、萸肉等补阴药,加附子、肉桂,可回阳救逆,鼓舞肾气,妇科疾病中偏阳虚者,一般都选用附子、肉桂。

根据古典文献,联系实际。再举几个病例。某患者40岁,每每期中(排卵期)发热,病已10年,发热热度可达38.5~39.5℃,发热时头晕,心烦,带下增多,伴腰背酸痛。曾去西医处就诊,用抗生素、泼尼松治疗无效,经行时量多,乳房胀痛,舌红苔薄黄,脉弦,此为阴虚肝郁,治拟疏肝解郁,方用丹栀逍遥散合二至丸,使阴复火敛,阴平阳秘,发热自退而病愈。再如一患者阴阳失常,胸热背凉已2年,夏天胸部虽热但怕风吹,一吹风则腹泻,背脊冷,天热入睡需捂电热毯,口腔经常溃疡,口舌生疮,但又不能吃清热药,否则服药则腹泻;冷天怕冷,又不敢开空调暖风,否则心烦汗出,经常神疲乏力,头昏头晕,胃纳欠佳,苔薄质淡,脉细数。此乃气血不足,阴阳俱虚,给予膏方治之,用益气补血、填精补髓、燮理阴阳之法,方用龟鹿二仙膏、附桂八味丸、归肾丸、大补元煎、参苓白术丸、二至丸、斑龙丸等合方加减,膏方缓治,使气血双补,阴阳调和,连服2年膏方而病愈。

《傅青主女科》是中医妇科医生必读的一本书,傅氏云:"夫白带乃湿盛而火衰,肝郁而气弱,则脾土受伤,湿土之气下陷,是以脾精不守,不能化荣血以为经水,反变成白滑之物。"指出脾虚是带下之本,治病必求其本,故治法拟大补脾胃之气。赤带下,以为是"肝经之郁火内炽,下克脾土,脾土不能运化,致湿热之气蕴于带脉之间,而肝不藏血,亦渗于带脉之内,皆由脾气受伤,运化无力,湿热之气,随气下陷,同血俱下,所以似血而非血之形象……治法须清肝火而扶脾气。"赤带尽管同样属于带下的一种,由于其火重于湿,而火旺又由于血衰之故,所以傅氏主张重于治血,即傅氏所指的"补血即足以制火"的理论,方中用芍药以平肝,肝气得舒,木不克土,则脾土自旺,此乃傅氏"平肝正所以扶脾"的指导思想,故不必加健脾利湿之剂。"黄带乃任脉之湿热也,任脉本不能容水,湿气安得而入而化为黄带乎? 不知带脉横生,通于任脉……热邪存于下焦,则津液不能化精,而反化湿也。夫湿者,土之气,实水之侵,热者,火之气,实木之生。水色本黑,火色本红,今湿与热合,欲化红而不能,欲返黑而不得,煎熬成汁,因变为黄色……黄带为脾之湿热,单去治脾而不得痊者,是不知真水、真火合成丹邪、元邪,绕于任脉胞脉之间……单治脾何能痊乎? 法宜补任脉之虚,而清肾火之炎……方用易黄汤……黄柏清肾中之火也,肾与任脉相通以相济,解肾中之火,即解任脉之热矣。"以上所举三种带下,尽管俱为湿证,但治法实有不同,不可执一而论。白带宜脾、胃、肝三经同治,方用完带汤;赤带宜清肝扶脾,补血可以制火,补血可以除湿,方用清肝止淋汤;黄带则宜清肾中之火,方用易黄汤,此乃治本则可病除也。依据前人所介绍的方药,我又引申发展应用,如用完带汤治愈一顽固性头痛,她到处求医,吃过不少中西药物,中药中有平肝潜阳的,有活血祛风的,有养血止痛的等,均罔效。我就用完带汤治愈了她的头痛,抓住了她的一个主症,即带下增多。联系头痛,"带下俱为湿证,"湿浊上蒙清窍则头痛,故不难理解完带汤治愈头痛的道理了。另外完带汤治疗经行泄泻也有相当的疗效,在此就不引申详述了。

《难经·七十七难》云:"见肝之病,则知肝当传之于脾,故先实其脾气,无令得受肝之邪",可见培土对治肝是有益的。因妇科疾病每与肝有关,在月经过多及月经先后期不定时,除疏肝如白芍、柴胡外,另外加用调经如当归、川芎、丹参等药。妊娠子痫者,应加用平肝息风之剂,如羚羊角粉、天麻、钩藤、枸杞子、龟板、女贞子等。经前乳胀还应加用橘叶、橘核、荔枝核、小茴香等。带多者加用龙胆草、车前子、芡实、椿根皮等。

《女科要旨》曰:"妇人无子,皆由经水不调,经水所以不调者,皆由内有七情之伤,外有六淫之感,或气血偏盛,阴阳相乘所致。"尽管言语简单,却很有重要的指导意义,很多月经不调、不孕症患者,就由于生活不规律、过度疲劳、精神紧张而引发。

除上述介绍的一些古籍医书外,其他方面的书籍也对我们有启迪与借鉴。如《秘本兵法三十六计》之胜战计中有"声东击西"计,则可以联系我们中医所指的"正治法"、"反治法"。《素问·至真要大论》:"逆者正治,从者反治"。正治法是针对疾病的性质、病机从正面治疗的常规方法;反治法则是针对病变过程中出现的与证候性质不相符合的假象,通过全面分析,透过表面现象,辨明疾病本质,顺从其表象而治其本质的一种方法。反治法大致有热因热用、寒因寒用、通因通用、塞因塞用四种具体的治法。

二、西医理论启迪

1. 月经周期 月经广义是下丘脑-垂体-卵巢三者内分泌相互作用的结果。现研究发现,下丘脑细胞发挥一种转换器的作用,接受神经递质(如儿茶酚胺-去甲肾上腺素、多巴胺等)的刺激或抑制,同时接受血内分泌的信号,将这些信号转换成产生内分泌的信号,产生一些性激素,这些性激素影响着垂体、卵巢、子宫内膜,通过正、负反馈作用,调节了女性性周期,使子宫内膜有周期性的变化而月经来潮。中医认为,女性性周期可分阴、阳两部分,前半周期为阴,用药以养血为主;后半周期为阳,应补阳,尤以补肾阳为主。既然有月经周期,平时宜补养为主,经行时以经血顺畅为用,故经行时宜活血调经。

2. **基础体温(BBT)** 经过充足的睡眠(6小时以上),清晨醒来起床,未进行任何活动之前,在静息状态下所测得的体温,称之基础体温。基础体温在月经周期的前半期(即卵泡期)处于低水平,称为低温相,此是由于卵巢在卵泡期分泌雌激素,雌激素可间接地使血管扩张、散热,因而体温较低。在月经周期的后半期(黄体期),由于孕激素的产生,有致热作用,孕激素还作用于下丘脑的体温中枢,故体温上升,此称为高温相。根据基础体温运用于临床,可诊治很多妇科疾病,可指导临床用药,并观察用药疗效,找出排卵期,指导受孕或避孕。

3. **排卵机制** 排卵对女性极为重要,女性排卵机制有如下说法:①卵泡内存在着一些蛋白溶解酶、淀粉酶、胶原蛋白溶解酶等,卵泡内还有松弛素,能加强蛋白溶解酶的活性,并能激活胶原蛋白溶解酶,使卵泡壁溶解破裂而排卵。我们临床常先用当归、红花、丹参、鸡血藤等活血中药使卵泡壁溶解破裂,使之排卵。②卵泡分泌亢进,卵泡内压增高。临床常用枸杞子、熟地、首乌等补血之中药增加卵泡液的分泌。③卵泡内透明质酸酶活性增强,使卵泡内酸性黏多糖作用减弱,使胶体渗透压增强,增加了卵泡腔压力。临床常选用红花、桔梗等中药发挥其作用。④促性腺激素分泌,尤其黄体生成激素的分泌,使成熟的卵泡能分泌前列腺素,使卵泡周围的间质内平滑肌纤维收缩,加速卵泡破裂。临床常用仙灵脾、肉苁蓉、巴戟天等中药发挥这方面作用。总之,利用一些理论知识,结合我们临床用药,每多收到较好的效果。

三、自然变化启迪

中医是个朴素的唯物主义医学,自然界的一些变化均影响着人类机体,人与自然是息息相关的,同时也可利用自然界的变化诊治与预防疾病的发生。《黄帝内经》就有"生气通天论"专篇来阐述该规律。

1. 天人相应 《灵枢·岁露》曰:"人与天相参也,与日月相应也,故月满则海水西盛,人血气积,肌肉充,皮肤致,毛发坚,腠理郄。"《素问·宝命全形论》曰:"人以天地之气生,四时之法成。"

《女科准绳·胎前门》曰:"凡女人一月经行一度,必有一日氤氲之候,于一时辰间……此的候也,顺而施之,则成胎矣。"此处"的候"即指排卵期,排卵期房事易于妊娠。

《本草纲目》曰:"女子,类阴也,以血为先,其血上应太阴,下应海潮,月有盈亏,潮有朝夕,月事一月一行,与之相符,故谓之月水、月信、月经。"

人体有一生物钟,人体的生理功能有一定节律性,如肾上腺皮质激素的分泌就有节律性,早上4点左右(平旦之时)分泌开始上升,6~8时达到了高峰,到晚上10时之后开始下降,到12时降到最低谷。

日食、月食对人体都有一定影响。总之天人相应,了解其基本道理之后,对临床防病治病,养生等方面都大有裨益。

2. 地震启示 1976年唐山大地震我参加了救援,了解当时地震的情况,初始是上下震动,之后下雨,接下来是左右晃动,这下惨了,先是震松了房屋建筑,后是左右晃动,房屋多数不是钢筋建筑,结果墙倒屋塌。从这个地震现象我联想到我们妇科中的疑难杂病,如子宫内膜异位囊肿、子宫肌瘤等,对这种病,除身体极度虚弱外,一般我是先用大量破瘀散结药,甚至是搜剔通络药,如三棱、莪术、水蛭、地鳖虫等,继则用软坚散结药,如象贝、夏枯草、威灵仙等,之后还用些活血利水药,如红花、桃仁、茯苓、车前子等,当然还有其他一些方法,在此不一一例举了。通过上述治疗,对于症状改善及缩小块物,均有一定疗效。

3. 梅雨季节　上海有特殊的一个黄梅季节,每到黄梅天,天雨多,地气潮,衣服不干,人很闷热,这个季节我常用藿香、佩兰、半夏、白术,可燥湿醒脾,由于这种湿热我想到带下病。带下俱是湿证,湿郁而化热,故治疗带下我通常是健脾药,如党参、白术、山药等,使脾健不生湿。同时用燥湿药如苍术、白术、陈皮等,再用利湿药,常用茯苓、车前子、薏苡仁等,还可用一点荆芥祛血中之风,如此配伍既治本,又治标而使病愈。

四、众家经验启迪

1. 名医名方　古代名医名方众多,在博览群书中,熟记一些名方,如妇科常用的桂枝茯苓丸、完带汤、五子衍宗丸等,近代国医大师、全国名老中医的验方及常用药等均熟记。

2. 老师经验　老师有直接老师,如带教你的老师,也有间接老师,如国际、国内学术交流会的老师。总之是有专长者都是老师。

3. 基层医生经验　如我下乡巡回医疗的赤脚医生,他们给我介绍的一些当地药都很有疗效,如棉花根补气,碎米荠(白带草)治白带,马齿苋治腹泻,鱼腥草治感冒咳嗽等。

五、自我总结启迪

1. 总结病例,分析疗效　从治疗的病人中分析治愈的原因,并再总结经验,可写出论文,投搞发表。

2. 误诊误治　临床医生能治愈某些病症,但也有很多病人未治愈,甚至误诊,这要分析原因,找出教训,为下一次诊治疾病得出了经验。

3. 药对分析　我常用一些药对,用于临床,一则诊病处方速度加快,二则两药合用起到协同增加疗效的作用,常用药对有三棱、莪术;丹皮、丹参;穿山甲、路路通;龙骨、牡蛎;苁蓉、巴戟天等。

（李祥云）

▌▌ 不孕症的诊治 ▌▌

中国几千年来受到封建社会流毒的影响,有"不孝有三,无后为大"的说法,因而婚后不生育被人们看不起,自觉低人一等,在社会上受人们议论,在家庭里婆媳易产生矛盾,夫妻感情受到一定影响,所以不孕症备受人们的重视,目前世界上已将不孕症、心血管系统疾病、肿瘤列为21世纪影响人类健康的三大疾病。

一、不孕症概念

不孕症是指婚后夫妇正常同居2年以上,男方生殖功能正常,未采取避孕措施而未受孕者,称为不孕症。对于不孕症的时间划分,世界各国学者主张不一,有定为1年的,也有主张3年的,大多数学者主张定为2年。有学者曾进行过调查统计,婚后3个月受孕者占50%,婚后6个月受孕者占70%,婚后1年受孕者占80%,婚后2年受孕者占90%。所以国际妇产科联合会根据多数学者的意见,将不孕症的年限定为2年,由此分析婚后不孕症患者约为10%,我国广东有资料统计,不孕率约为13%。

二、不孕症分类

1. 原发性不孕症　婚后从未有过受孕者。
2. 继发性不孕症　曾怀孕,之后2年未再受孕者。
3. 绝对性不孕症　即古代中医所指"五不女",螺(指外阴、阴道如螺蛳状,生殖器官异常;另一含义是螺为骡的通假字,指骡子,无生育能力)、纹(纹阴或阴道缺如)、鼓(处女膜闭锁)、角(阴蒂过大)、脉(无月经或严重月经不调),就是说无论如何均不能用药物治愈者,多指解剖与生理缺陷。
4. 相对性不孕　仍有受孕的可能,只因某种因素障碍,或某些科学条件限制,或生育能力的低下,暂时未孕者,随着科学的进步而采用适当的治疗,仍能达到受孕者。

5. 妊娠荒废　能妊娠,但不能生育可存活的子女(可能与感染、环境污染、肥胖、年龄偏大、病变(如EM)等有关)。

三、妊娠的基础

(一)妊娠的概念

1. 临床妊娠　停经后超声见到胎囊。

2. 生化妊娠　血或尿测HCG为妊娠,但超声未发现妊娠证据。

3. 隐性妊娠　妊娠在植入后很快终止,临床上未发现其存在。

(二)妊娠的基础

1. 女性　身体状况良好,基本健康,无营养不良。阴道正常,阴道pH值4~5,有正常的宫颈黏液(出现羊齿植物状结晶),有正常月经(①期: 即月经周期与行经天数,正常者3~7天/3~5周; ②量: 月经量50~80ml; ③色: 月经第1天为黯红或红,以后转为淡红; ④质: 液状、不稀不稠、无血块、无臭味,仅为血腥味),出现排卵。子宫与输卵管正常(子宫的内膜正常,子宫内膜与受精卵同步发育,输卵管应通畅)。子宫有正常孕育胎儿的环境与能力(无子宫肌瘤,无内膜息肉与炎症)。血生殖内分泌正常。无免疫性缺陷,免疫耐受正常,无抗精子抗体(ASAb)等出现。

2. 男性　正常性功能,无阳痿与早泄,生殖器官正常(无不射精、逆行射精),精液常规正常,量>2ml,色淡黄或灰白,pH值7~8,液化时间30分钟,精子密度>2000万/毫升,活动率>70%,活力: a级>25%,b级>25%,或a+b级>50%,c级、d级之和应<50%。

四、受孕条件

一个胎儿的诞生,其实是一个很复杂的生理过程,先是精子与卵子的结合成为受精卵,这个新的细胞进入子宫腔与子宫内膜相结合,称之为着床,着床后的受精卵进一步发育成胚胎,而后成为胎儿。胎儿的形成首先要受孕,受孕需要四个条件:

1. 女方与男方要有良好的生育基础,即以上所阐述的基础。

2. 精子必须在适当的时期(女性排卵期)与卵子结合而受精,成为正常的受精卵。

3. 男、女有正常的性交,男女双方生殖道必须通畅,才能使精子与卵子相结合。具体讲是女性阴道、子宫颈、子宫腔、输卵管必须通畅。男性输精管、尿道必须通畅。

4. 受精卵须有适宜的内环境,能使受精卵正常着床、植入、生长、发育。

五、不孕症的检查与疾病的关系

1. 妇科检查 内容有女性外阴、阴道、子宫颈、子宫体、附件(卵巢、输卵管)的一般概况。目的是了解女性上述器官的发育情况、有无妇科炎症及肿瘤病变等。

2. 基础体温测定 经过充足的睡眠(约6小时以上)清晨醒来尚未起床,未说话,未进行任何活动之前,即静息安定的状态下,所测的体温为基础体温。目的是判断卵巢功能、月经情况与妊娠。

3. B超监测 卵泡发育与子宫内膜厚度,月经第2~4天监测,残余卵泡,内膜厚度为1~2mm,在月经第9天行第2次监测,卵泡直径平均为10mm,隔2天卵泡直径应为12~15mm,如果>15mm应每天监测,成熟卵泡直径约为20mm。

4. 通畅试验 目的是了解子宫内膜情况与输卵管是否通畅,病变部位等。

(1)子宫输卵管碘油造影检查。

(2)输卵管通液检查。

5. 血生殖内分泌学测定: LH(黄体生成激素)、FSH(促卵泡成熟激素)、E_2(雌二醇)、P(孕激素)、T(睾酮)、PRL(泌乳素)。了解垂体、卵巢的内分泌情况,判断卵巢功能。

6. 其他 宫腔镜检查、腹腔镜检查:可以直观内生殖器的病变,并给予适当的治疗。此外还应观察患者外表的营养状况、肥胖程度及多毛、痤疮、溢乳等现象,对判断疾病均有裨益。

六、不孕与妇科病的关系

1. 不孕与疼痛　很多不孕患者经常有疼痛症状表现,最常见的是子宫内膜异位症中的痛经,经行疼痛剧烈,甚者可晕厥,有的伴有性交痛、月经不调等症状。盆腔炎患者也常出现盆腔疼痛、疲劳后加剧,伴带下增多、腰酸、发热、月经不调等。输卵管梗阻者常有下腹疼痛、腰骶酸痛、带下增多、月经不调等症状。其他尚有子宫肌瘤、卵巢囊肿等。

2. 不孕与月经不调　月经不调者常由于生殖内分泌紊乱而使卵子发育不成熟,排卵功能障碍,子宫内膜发育不良等致不孕,因而临床上会出现月经不调、功能失调性子宫出血、黄体功能不全、卵泡不破裂黄素化综合征、闭经、溢乳闭经综合征、多囊卵巢综合征等疾病。

3. 不孕与带下　带下是临床常见的一个症状,正常女性有带下,故有"十女九带"之说,此称为生理性带下。阴道pH值为4~5,偏酸性,能杀菌自净,起到保护阴道的作用。不孕与带下有一定的关系,带下增多,影响阴道的酸碱度,这不利于精子的存活。带下又往往是妇科某些炎症性疾病所出现的症状,临床常见病有阴道炎(如滴虫性阴道炎、霉菌性阴道炎)、子宫颈炎、盆腔炎等疾病。其他如子宫肌瘤、机体虚弱、气血不足也会出现带下。

4. 体征特点与不孕　肥胖多毛,应考虑多囊卵巢综合征(PCOS),有报道60%~70%的PCOS患者出现肥胖。妇科检查,了解有无"五不女"的情况,观察有无子宫颈炎、阴道炎,内诊检查了解有无子宫肌瘤、子宫肌腺症、盆腔炎、附件肿块、卵巢囊肿等。

七、不孕症的中医治疗

临床上导致不孕的疾病甚多,对于这些疾病,我认为主要分两类,一类为功能性,一类为器质性。功能性多指垂体、卵巢等内分泌紊乱所致。常见的是月经不调、闭经、多囊卵巢综合征、溢乳闭经综合征等;器质性多因生殖器官病变而致不孕,如子宫内膜异位症、输卵管梗阻、盆腔炎等。为提高治疗效果,我主张辨病与辨证相结合,治疗方面不能受西医的条条框框所约束,应本着中医辨证论治这个核心来处方用药,才能取得好的效果。

1. 辨证论治

(1)肾虚不孕

主证:婚后数年不孕,月经失调,量少色淡,质地稀薄,腰膝酸软,头昏耳鸣,神疲乏力,下腹冷痛,小便清长,四肢不温,性欲淡漠,舌淡苔薄,脉沉细。

治则:补肾温阳,调经助孕。

方药:毓麟珠(《景岳全书》)加减,常用药味是党参、白术、茯苓、当归、白芍、川芎、菟丝子、杜仲、鹿角片、熟地、仙灵脾等。

本型多见于月经不调、内分泌紊乱的患者。

(2)脾虚血少

主证:婚后不孕,胃纳不佳,食后作胀,神疲乏力,带下量多,少腹下坠感,头昏目花,心悸怔忡,面色㿠白或萎黄,四肢不温,大便溏薄,面目浮肿,下肢水肿,月经不调,经量或多或少,经色淡质薄,舌淡苔薄,舌边有齿印,脉虚。

治则:健脾益气,补血助孕。

方药:归脾汤(《济生方》)加减。常用药味是党参、黄芪、白术、当归、龙眼肉、茯苓、木香、远志、枸杞子、炙甘草等。

本型多见于子宫小、月经不调、黄体不健、内分泌失调的患者。

(3)胞宫寒冷

主证:婚后不孕,经期推迟,经量较少,色黯有块,形寒肢冷,少腹冷痛,得温则舒,阴中冷感,带下清冷,小便清长,腰脊酸楚,苔薄白,脉沉紧。

治则:暖宫散寒,调经助孕。

方药:艾附暖宫丸(《沈氏尊生书》)加减。常用药味是艾叶、香附、当归、川断、吴茱萸、熟地、肉桂、黄芪、白芍、川芎等,本方还可加用紫石英。

本型多见于月经不调、闭经、痛经、功能失调性子宫出血、子宫内膜异位症的患者。

（4）肝肾亏损

主证:婚久不孕,月经不调,经行量少、色淡,月经衍期,其则闭经,腰膝酸软,头昏目眩,心悸心烦,夜寐少眠,耳鸣如蝉,轰热汗出,口干咽燥,大便秘结,有时乳胀,舌淡苔薄,脉细小弦。

治则:滋养肝肾,调理冲任。

方药:调肝汤（《傅青主女科》）合归肾丸（《景岳全书》）加减。常用药味是当归、白芍、熟地、怀山药、山茱萸、巴戟天、菟丝子、枸杞子、茯苓等。

多见于子宫小、月经不调、内分泌紊乱的患者。

（5）阴虚内热

主证:婚后不孕,月经不调,形体消瘦,两颧潮红,自感内热,手足心热,口干不欲饮,大便秘结,小便黄赤,夜寐汗出,舌红少苔,脉细数。

治则:养阴清热,调经助孕。

方药:知柏地黄丸（《医宗金鉴》）加减。常用药味是知母、黄柏、生地、泽泻、牡丹皮、山茱萸、当归、山药、茯苓等。

本型常用于月经不调、内分泌失调、盆腔炎的患者。

（6）肝郁气滞

主证:婚后不孕,月经不调,可有月经过多、崩漏,也可月经过少,其则闭经,经色紫黯,质地黏稠,少腹胀痛,两乳作胀,胸胁胀痛,时欲叹息,性情急躁,心烦易怒,口干目赤,大便秘结,苔薄或质红,脉弦。

方药:开郁种玉汤（《傅青主女科》）加减。常用药味是半夏、茯苓、陈皮、青皮、香附、木香、槟榔、莪术、川芎、当归等。

本型常见于月经不调、经后乳胀、盆腔炎、子宫内膜异位症的患者。

（7）血瘀阻滞

主证：久不孕育，下腹胀痛，痛有定处，甚则形成肿块，月经不调，经色紫黯，或夹血块，痛经，面色黧黑，皮肤干燥无光泽，舌质紫黯或有瘀点，脉细涩。

治则：活血化瘀，逐瘀止痛。

方药：血府逐瘀汤（《医林改错》）加减。常用药味是桃仁、红花、当归、川芎、赤芍、生地、枳壳、柴胡、桔梗、甘草、牛膝等。

本型常见于输卵管梗阻、痛经、子宫内膜异位症、盆腔炎、卵巢囊肿、子宫肌瘤的患者。

（8）痰湿阻滞

主证：婚后不孕，形体肥胖，月经衍期，甚至闭经，经行量少，经色黯，质稠厚，带下量多质稠厚，性欲淡漠，头晕目眩，面色㿠白，胸闷泛恶，胃纳不佳，苔白腻，脉濡滑。

方药：苍附导痰丸（《叶天士女科》）加减。常用药味是苍术、香附、白术、陈皮、半夏、天南星、茯苓、石菖蒲、枳壳、神曲等。

本型常见于月经不调、多囊卵巢综合征、闭经、未破裂卵巢黄素化综合征、内分泌失调者的患者。

（9）湿热蕴积

主证：婚后不孕，下肢腰骶酸痛，带下增多，色黄或黄赤，月经先期量多，色红，神疲乏力，时有低热，胃纳不佳，口干不欲饮，病情缠绵，久治难愈，苔厚腻或黄腻，脉濡数或濡滑。

治则：清热利湿，调经助孕。

方药：安盆消炎汤（经验方）加减。常用药味是红藤、紫花地丁、银花、连翘、蒲公英、香附、薏苡仁、桔梗、龙胆草等。

本型常见于盆腔炎、带下病、输卵管梗阻、子宫内膜异位症、免疫性不孕的患者。

（10）肾亏瘀阻

主证：有流产史，经常腹痛、腰酸，经行腹痛加剧，月经不调，先后不定期,经量或多或少,经色黯,有时性交痛,苔薄,质黯,脉沉细。妇检:子宫活动度差,有粘连增厚,压痛,包块。BBT呈坡形上升,高温持续时间短。

治则:活血化瘀,补肾调经。

方药:补肾祛瘀方(经验方)加减,常用药味是仙灵脾、仙茅、熟地、山药、香附、三棱、莪术、鸡血藤、丹参等。

本型常见于盆腔炎、带下病、输卵管梗阻、子宫内膜异位症、免疫性不孕的患者。

2. 其他疗法

(1)针灸治疗:①针刺:取穴关元、气海、水道、归来、足三里、三阴交、大陵,隔日1次,治疗瘀血阻滞,输卵管不通所致不孕;②埋针:取穴任脉、中极、关元、冲脉、大赫、三阴交、血海,在月经第1天即埋针,有促排卵作用。

(2)注射法:①丹蒲注射液(丹参、赤芍、蒲公英、败酱草):4ml,每日1~2次,肌内注射,治盆腔炎、子宫内膜异位症等所致不孕;②丹参注射液:10ml加入5%葡萄糖溶液500ml静脉滴注,功用活血化瘀通络,治瘀血阻滞之输卵管梗阻、子宫内膜异位症之不孕。

(3)外敷法:将口服中药的药渣放醋炒热后(或用粗盐炒热后)外敷,能止痛与缓解症状。

(4)灌肠法:将口服中药多煎出150ml做保留灌肠,或另开灌肠方,我的经验方是三棱、莪术、赤芍、蜂房、皂角刺、蒲公英煎水150ml保留灌肠,多用于输卵管梗阻、子宫内膜异位症者。

八、治疗体会

1. 综合分析,调经为先　不孕原因甚多,症状表现多种多样,因而应结合妇科检查及辅助检查综合分析,详细辨证,用药以调经为主。调经中结合月经周期进行中药人工周期治疗,一般分为三期:①月经干净后即服药,治疗其根本;②期中(近排卵期)加用温阳活血药,常选用仙灵脾、巴戟天、肉苁蓉、乌贼骨、生茜草、丹参、泽兰等,肾阳虚重者加附子、肉桂,有促排卵作用;③行经前期及行经期,根据经行时所出现的症状随症加减用药,如经行不畅加丹参、益母草;乳房胀痛加川楝子、橘核;痛经加延胡索、白芷。这样既调整了月经周期,又减轻了经行症状,使机体阴阳平衡,冲任调和,能助孕有子。

2. 种子之道,治肾为本　肾为生殖发育的物质基础,肾气旺盛则精气足,经水正常,生殖功能即会正常,故治疗应抓住肾这个根本。补肾中一般应注意阴阳平衡,如果阳虚重,即在平补阴阳的基础上加重补阳药,反之阴亏时即加重滋阴之品。肾为先天之本,需要后天之本脾来辅佐,脾为生化之源,脾盛则生化旺盛,气血充足,得以滋养肾这个生殖发育的根本,使肾精足,充分发挥肾的作用。此外为使肾精足,使肾的功能旺盛,还常用坎脐、鹿角胶等血肉有情之品,如此均益于种子受孕。

3. 衷中参西,提高疗效　为了进一步找出不孕的原因,提高治疗效果,应进行一些必要的西医辅助检查,常用的有妇科检查,以了解盆腔情况。还有基础体温测定,根据基础体温曲线图形找出排卵期,指导房事易于受孕。另外还可以检测宫颈黏液的量、拉丝度、黏液结晶等,借以测定卵巢功能。如系生殖内分泌功能正常,可做输卵管通液术,观察输卵管通畅否,若不通,可用破瘀通络散结之品,如三棱、莪术、地鳖虫、穿山甲、路路通、夏枯草、牡蛎等。本人体会,穿山甲、路路通是治疗输卵管不通之要药,通过动物实验得以证实。破瘀药物之中还可以加用党参、黄芪等扶正以助祛瘀。如此借助于西医的一些检查方法,提供查找致病原因的手段,有的放矢,能增强治疗效果。

九、预防

1. 精神愉快,消除一切思想顾虑,配合医生积极治疗引起的不孕疾病,如月经不调、闭经、盆腔炎等。

2. 注意经期卫生,严禁经期性交,平时节制房事,杜绝人流。

3. 勿坐卧湿地,注意饮食,忌食生冷,以防寒湿入侵,损伤阳气,引起宫寒不孕。体胖者忌食油腻厚味,以免脂膜闭塞胞宫引起不孕。此外忌食辛辣,以免助湿生热导致不孕。注意食疗,如肾亏者常食麻雀卵、蚕茧;脾虚者常吃山药、莲子、白扁豆等。

（李祥云）

输卵管性不孕面面观

一、概述

不孕症是妇科中的常见病与多发病,原因复杂,其中女性因素占60%,男性因素占30%,男女双方因素占10%。输卵管性不孕是不孕症中的主要原因。众所周知,输卵管是女性自然受孕的必备条件之一,就是说输卵管必须通畅无阻。输卵管是细长弯曲的管子,左右各一根,长度为8~14cm,根据输卵管的形态分为四部分,即近端与子宫相连称为间质部,其外侧是峡部,输卵管峡部的肌层较厚,是精子获能、顶体反应和精子贮存的主要部位。再外侧是壶腹部,壶腹部是精卵结合形成受精卵的场所。最远端成游离状,呈细须伞状,故又称为伞端,伞端起拾卵作用。输卵管平时可以由远端向近端蠕动,并输送卵子。输卵管内的黏膜层长有纤毛细胞与分泌细胞,纤毛细胞具有摆动功能,使受精卵向子宫腔内运行;分泌细胞具有分泌功能,与纤毛细胞共同维持着输卵管的正常生理功能。当输卵管受到某些损伤,如炎症侵袭,输卵管功能受到影响,假如炎症程度重,可致输卵管不通。据报道输卵管性不孕约占女性不孕总数的30%,其中由慢性输卵管炎所造成的输卵管阻塞占50%~80%。可见炎症是占有主导地位的。输卵管梗阻中医无专门论述,根据其内容可散见于"无子"、"续断"、"癥瘕"、"带下"等篇章中。

二、输卵管性不孕的病因

1. 盆腔感染性疾病（PID）分为急性、慢性盆腔炎，包括女性生殖道及周围组织的炎症，最常见的是输卵管炎。据报道曾患1次PID者发生不孕的概率约为11%，曾患2次或3次PID者发生不孕的概率为23%和45%。有人统计31.12%输卵管性不孕者患有PID史，约1/3的病人有反复盆腔感染史。究其导致PID的因素有：①初次性生活年龄过小、不洁性生活、频繁更换性伴侣等。19岁之前有性生活者，PID的发病率较对照组高5倍。②产后、流产后、月经期有性生活者易感染。③医源性感染，如人流、放环、宫腔手术、宫腔镜、输卵管通液、造影等。④盆腹腔手术的创伤或异物，如手套上的滑石粉、缝线等导致创伤愈合时腹膜与盆腔器官间粘连，有报道60%~90%的盆腔手术患者术后形成盆腔粘连。⑤放节育环（IUD）能增加PID的风险。⑥PID感染与种族及基因有关。

2. 病原体的感染 ①内源性病原体：来自阴道寄生的菌种，如厌氧菌、需氧菌等，或混合感染；②外源性病原体：有沙眼衣原体（CT）、解脲支原体（Uu）、淋病奈瑟菌、巨细胞病毒（CMV）、β-溶血性链球菌、结核杆菌感染等致输卵管炎。

3. 子宫内膜异位症（EMT）异位灶在子宫、输卵管、卵巢可形成粘连，并影响输卵管功能，妨碍受精，EMT还影响卵巢功能，使之排卵障碍，或黄体功能不足，或卵泡黄素化综合征。

4. 输卵管先天性发育异常，如输卵管过细过长弯曲，输卵管肌层发育不全，输卵管无管腔等。

5. 假性输卵管梗阻，如子宫肌瘤或卵巢囊肿压迫输卵管。

三、诊断

根据病史与临床表现：婚后不孕，月经不调，带下增多，下腹疼痛，有性交痛，有过人工流产或进行过宫腔手术者更应重视。同时进行妇科检查，子宫体有压痛，子宫活动欠佳，双侧附件增厚或压痛,有的可触及包块。

输卵管阻塞的诊断,主要还是靠影像学,介绍如下:

1. 子宫输卵管通液术 是最早用于检测输卵管通畅性的方法之一。是患者经净后3~7天,取膀胱截石位,消毒外阴及阴道,暴露宫颈并固定之,沿宫颈插入导管至宫腔内,注入内含庆大霉素、利多卡因、地塞米松及生理盐水20ml,观察患者的疼痛反应及注入液体量和反流量的多少来判断输卵管通畅与否。该法简便,价廉,易操作,但不能判断阻塞的部位,且有一定的假阳性或假阴性率。本法对输卵管通而不畅的情况下有一定的治疗作用,但对输卵管完全阻塞者毫无作用,如果强行多次通液,还可能破坏输卵管,造成严重后果。因本法缺乏影像学监视及客观性指标,故有一定盲目性。

2. 子宫输卵管碘油造影(HCG) 是目前使用最多且较准确的输卵管通畅性检查方法,是将造影剂(碘油或泛影葡胺)通过导管注入宫腔,利用影像学技术,根据造影剂在输卵管及盆腔内的显影情况来判断输卵管是否通畅,或是通而不畅,或阻塞,并了解阻塞的部位,以及子宫腔的形态及其他情况。该方法准确率高达98%。HCG在X线数字化成像系统检查时能连续动态地记录造影剂进入输卵管至弥散入盆腔的全过程,更提高了其判断的准确性。

3. 超声引导下子宫输卵管造影 在超声引导下经导管向宫腔内注入双氧水或其他阳性造影剂,利用超声造影剂回声的特点,观察造影剂在宫腔内及输卵管腔内的流动和分布情况,盆腔积液量是否增加来判断输卵管是否通畅。这种检查损伤小,减少了X线的伤害,但有假阳性的结果。目前有经阴道子宫输卵管三维超声造影(使用SonoVue超声造影剂,意大利生产)(3D-HYCosy)及四维超声造影(4D-HYCosy),结果诊断率提高,可达90%。

4. 腹腔镜下子宫输卵管通液术 在腹腔镜直视下将亚甲蓝液20ml注入宫腔之内,观察阻力大小,并观察输卵管有无明显膨胀,以及是否有亚甲蓝液从输卵管伞端流出至盆腔,从而判断输卵管是否通畅,有无封闭,周围有无组织粘连、输卵管憩室、副伞、系膜囊肿等微小病变,并可以腹腔镜下直接分离粘连束或处理其他相关病变。腹腔镜下子宫输卵管通液术已被公认为诊断输卵管阻塞的金标准,但手术费用较贵。

5. 宫腔镜下输卵管插管通液术 在宫腔镜下,观察子宫内膜情况,如粘连、息肉等,同时将导管插入输卵管口,并注入药液或亚甲蓝液,了解输卵管通畅与阻塞的情况,该技术对非器质性输卵管阻塞还有一定的治疗作用。

6. 宫腹腔镜联合输卵管通液术 将宫腔镜、腹腔镜联合,输卵管插管,可提高诊断率,并有较好的治疗作用。

7. 介入性输卵管造影术(SSG) 在医学影像设备的监控下,通过同轴导管配合导丝技术插入输卵管,注入造影剂,既可诊断也可治疗,注意避免输卵管穿孔和肌壁损伤。亦可选用液体静压力较高的液体行介入性输卵管再通术(T-FTR),有扩张和冲洗输卵管、分解粘连的作用。

8. 多层螺旋CT 临床医师对输卵管卵巢囊肿与输卵管积水难以判断时,选用多层螺旋CT是很好的检查方法。

四、相关病证检查对输卵管性不孕治疗的指导意义

1. 支原体感染 支原体感染引起炎症反应,和其他一些生物学效应,是造成输卵管阻塞不孕的重要原因之一。有报道输卵管炎症者感染支原体者高达81%,支原体中的解脲支原体(Uu)和人型支原体(Mh)是两类最主要的致病病原体。支原体主要通过性接触传播。支原体是介于病毒和细菌之间一类原核生物,其能量必须依赖宿主细胞提供,感染后引起非淋菌性泌尿生殖系统疾病。当感染后引起黏膜上皮细胞炎症反应,该炎症可沿着生殖道上行至输卵管致阻塞。感染Uu后引起炎症细胞合成和分泌IL-1、IL-6,肿瘤细胞坏死因子(TNF-α)等细胞因子增加,造成子宫内膜细胞代谢紊乱,炎症又可损伤输卵管局部组织,引起粘连和促进肉芽纤

维组织生长,炎症还干扰受精及受精卵着床而引发不孕。同时还会使IgA蛋白酶分泌增多,分解黏膜表面的IgA抗体,促进炎症反应的发生和发展,所以对输卵管性不孕患者,除常规妇科检查外,还取宫颈分泌物检测支原体培养及药敏试验。我临床常选择化验IL-1、IL-6、IL-8、TNF-α作为炎症反应的指标进行临床观察,如果指标上升,临床常选用土茯苓、蒲公英、紫花地丁等治疗。

2. 沙眼衣原体感染 沙眼衣原体(CT)感染是输卵管性不孕的高危因素,是影响人类生殖健康的重要病原体之一。CT分3个种共19个血清型,目前发现感染泌尿生殖系统的CT,主要是D~K型。不孕妇女中感染CT率为12%~32%,感染后70%无临床症状,感染后可有带下增多,少量阴道出血,下腹疼痛,排尿困难。一般无明显症状者多数不会就诊,往往延误诊断和治疗。很多患者多为潜伏感染,CT反复感染可致宫颈管粘连,宫腔输卵管炎症,单侧或双侧输卵管阻塞,破坏输卵管黏膜,甚至造成输卵管积水等。由于输卵管炎,生殖道感染致黏膜损伤可使免疫系统细胞直接接触精子产生抗精子抗体,导致免疫性不孕。CT感染后,可激活巨噬细胞分泌白细胞介素(IL)、肿瘤细胞坏死因子(TNF-α)等细胞因子,破坏细胞的正常代谢。在诊断方面,衣原体IgG抗体(CT-IgG)阳性可诊断,如果联合衣原体热休克蛋白IgG(CT-HSPcoIgG)诊断价值更高。CT感染后的治疗主要是选用大环内酯类、四环素、喹诺酮类。有人推荐阿奇霉素1g,单次顿服;或强力霉素100mg,每日2次,连服7天;或左氧氟沙星,建议性伴侣同时治疗,3个月后复查。中药试用清热解毒,利湿通淋药,对本病有帮助。

3. 巨细胞病毒(CMV) 巨细胞病毒的感染是引起输卵管性不孕的重要原因之一。即使女性怀孕,感染CMV妊娠妇女有30%~40%者会发生宫内感染,可导致流产、早产、新生儿畸形等,危害性甚大。CMV通常是隐性感染,多数感染者仅为携带者,并无临床症状,为此对输卵管性不孕者,检测CMV甚为重要,采用酶联免疫吸附试验(ELISA)检测血清CMV-IgM阳性予以诊断。CMV属双链DNA疱疹病毒、β疱疹病毒亚科，只感染人，感染后可长期或终身体内引起子宫内膜炎、输卵管炎。中药用清热解毒活血之品。

4. **异位妊娠**　98%异位妊娠是发生在输卵管，当输卵管炎、局部解剖结构改变、输卵管平滑肌收缩活动以及输卵管纤毛活动摆动受影响时，胚泡停留在输卵管而发生异位妊娠。异位妊娠的输卵管组织白血病抑制因子（LIF）及其受体（LIFR）有较强的表达，慢性输卵管炎组织LIFR在输卵管腺上皮细胞表达最强，主要是在腺上皮细胞浆内，而在输卵管间质细胞表达较弱。LIF是IL-6细胞因子家族的一个多能性细胞因子，LIF峰值与着床窗口期一致，是着床的关键因子，LIF是成功种植的必需因子。LIF基因能被一些促炎症因子，如脂多糖、IL-1、IL-6、IL-8、IL-17、TNF-α诱导高表达。又发现LIF能被抗炎剂抑制，如糖皮质激素、IL-4、IL-13等。异位妊娠发生的机制很复杂，现研究发现胚胎（受精卵）在子宫内膜着床窗口期，输卵管内前动力蛋白（PROK）降低，一氧化氮（NO）增高，当CT感染时NO更高，则损害了输卵管平滑肌的蠕动和纤毛蠕动则易异位妊娠。输卵管内有上皮性钙黏蛋白（E-cad），是胚胎着床的调控因子之一，异位妊娠者E-cad在受精卵的种植部位明显降低，黏膜上皮细胞之间黏附作用感弱，细胞排列松散，滋养细胞易于浸润，使胚胎植入，易发生异位妊娠。因而活血化瘀、搜剔通络药对改善与恢复输卵管功能有益。

5. **输卵管积水**　输卵管积水是指各种原因造成输卵管远端阻塞，最终导致输卵管管壁扩张和液体积聚病理改变过程。一般认为输卵管远端阻塞与既往的盆腔感染、临近器官的感染或子宫内膜异位症有关。目前临床观察研究输卵管积水与病原体主要是解脲支原体（Uu）、沙眼衣原体（CT），或者两者混合感染有关。据刘长云医师203例输卵管积水不孕者病原体分析，CT阳性率为40.89%，Uu阳性率为38.92%，混合感染阳性率为12.81%。输卵管积水可致不孕，主要是影响胚胎的着床，在正常情况下排卵的第6~8天是着床窗口期，此时子宫内膜胎盘蛋白（glycodelin）有大量分泌,可抑制IL-1、IL-2的合成,抑制抗CD$_3$抗体,抑制NK细胞的活性,诱导T细胞凋亡,从而阻止母体免疫系统对胚胎组织作为外来抗原的排斥,对受精卵有保护作用,提高子宫内膜的容受性(即子宫内膜接受胚胎的能力),有利于受精卵着床。但输卵管积水者着床窗口期子宫内膜glycodelin明显降低,子宫内膜容受性亦变差,故影响胚胎的着床。再者输卵管积水对胚胎有毒害作用,因而行体外受精-胚胎移植(IVF-ET)前主张行输卵管积水切除术,但有的患者在手术后由于血管结扎,血流供应减少,影响卵巢血供,卵巢功能受损,储备功能会降低。目前又研究发现输卵管积水对子宫内膜黏附分子有影响,如整合素就是其中之一,它参与胚胎和子宫内膜的黏附,如上调整合素,就促进早期胚胎黏附,整合素下降则子宫容受性降低。输卵管积水还影响子宫肌层运动,子宫内膜的形态改变,内膜腺腔萎缩,分泌物减少或消失,内膜变薄,内膜发生不正常的运动方向改变,子宫内膜的血液供应减少,不能为受精卵(胚胎)着床提供良好的内环境。所以,目前临床观测子宫内膜下血流灌注,测内膜下螺旋动脉血流参数,能了解子宫内膜的血流灌溉,可作为反映子宫内膜容受性的指标之一。我在治疗输卵管积水时除一般活血祛瘀、利水通络药物之外,常选用益气补血、补肾养精之味,如菟丝子、仙灵脾、苁蓉等,如此改善子宫内膜的容受性,从而达到妊娠的目的。

6. 输卵管微环境　检测输卵管中某些物质对临床的指导意义。

(1)输卵管特异性糖蛋白(OGP):OGP唯一产生于不具纤毛的输卵管上皮细胞,该糖蛋白在排卵期、受精期及早期囊胚阶段,输卵管内含量较高。在卵泡发育中晚期,E$_2$诱导输卵管上皮细胞合成和分泌OGP,能提高精子的存活率和活力,参与精子的获能和顶体反应,提高受精率和防止多精子入卵,并保护受精卵在输卵管的运动,防止异位妊娠发生。OGP是诊断子宫内膜病变的标志物,子宫内膜癌前病变和癌变早期,细胞着色强而明显。

（2）输卵管素（ovidnficns）：是输卵管上皮合成和分泌的糖蛋白质，E_2使其分泌增多，孕激素正好相反，使其分泌减少，该糖蛋白对卵子及受精卵有保护作用。

（3）其他：肿瘤坏死因子α_2（TNF-α）是一种单核细胞因子，主要由单核细胞巨噬细胞产生，具有杀伤肿瘤、抗感染、促进细胞增殖的作用，在抗感染的同时也会造成组织损伤，TNF-α产生越多，对输卵管损伤越严重，并刺激单核细胞、巨噬细胞、成纤维细胞合成更多的白细胞介素，如IL-1、IL-6、IL-8等，更促进炎症反应，加重输卵管的损伤、粘连、炎症瘢痕形成致输卵管狭窄、阻塞。

五、临床表现

1. 不孕
2. 下腹疼痛
3. 腰部酸痛
4. 月经不调

六、不孕原因分析

1. 输卵管阻塞影响精子与卵子结合
2. 输卵管输送功能受阻
3. 输卵管营养成分改变

七、输卵管性不孕的治疗原则

根据输卵管造影报告以及临床资料报道，结合我的临床体会谈一点看法：

1. 急性盆腔炎、输卵管炎，可用抗生素治疗，最好有药敏试验，这样效果好。中药基本是清热利湿解毒之品，可口服加灌肠。

2. 输卵管性不孕基本为慢性，往往是急性盆腔炎性疾病后的一种后遗症，此时基本不用抗生素治疗，除非慢性急性复发，可辨证施治服用中药。

3.输卵管造影,一侧通畅,一侧通而不畅,或双侧输卵管显影双管有残留,诊断为双侧输卵管通而不畅,此种中药效果较好。

4.双侧输卵管通而极不畅,盆腔内造影剂极少,尽管输卵管上举、粘连、走向扭曲或增粗,甚至做过试管婴儿(IVF-ET)不成功者,中药治疗也有一定的治愈率。如果患者进行了输卵管整形手术,或输卵管重建术后,仍不怀孕者,此种中药治疗效果较差。

5.输卵管完全阻塞,如果双输卵管均未显影,或一侧输卵管完全未显影,应排除输卵管痉挛假性阻塞,或过一段时间后重新造影以明确诊断。如果输卵管伞端粘连严重,呈现包裹性者,此治疗效果差,可告之患者行IVF-ET,或患者治疗1年后复查,根据是否有改善等再决定下一步治疗计划。

6.输卵管积水,轻度积水直径<1.5cm,周围粘连松者可服中药治疗,中度积水直径1.5~3.0cm者,周围组织有粘连,仍可服用中药治疗,亦有治愈的患者。如果重度积水直径>3.0cm者,伞端闭锁,粘连剧,子宫直肠凹封闭,此时中药治疗也无明显效果。

7.多次试管婴儿失败,甚至7~8次失败者,如果不是双侧输卵管完全阻塞仍可服用中药治疗,有自然怀孕成功的病例,如果有冻胚,仍需IVF-ET者,用中药改善子宫内环境,增加冻胚种植成功率。

八、中医辨证分型

1.气滞血瘀

2.寒湿凝滞

3.气虚血瘀

4.热盛瘀阻

5.肾亏瘀阻

九、治疗

(一)西医治疗

1.微波、超短波、红外线等物理疗法 通过局部热敷,杀菌等促进盆腔局部血液循环,提高新陈代谢,利于炎症吸收和消退,对慢性输卵管炎、盆腔炎的治疗有辅助作用。

2. 输卵管整形术 包括输卵管伞端成形术,输卵管吻合术,盆腔粘连分离术等,根据不同病变及病变程度选择不同的手术,但应避免损伤输卵管系膜血管,以免影响卵巢的血供,进而影响卵巢功能。

3. 医用防粘连改性壳聚糖预防输卵管复发性粘连 输卵管阻塞经宫腹腔镜疏通后,在联合cook导丝输卵管再通术在分离粘连的同时,可导致新创面形成,造成输卵管复发性粘连,为防止其发生,在宫腹腔镜联合cook导丝输卵管再通术后,输卵管管腔内放置医用防粘连改性壳聚糖芯可预防输卵管复发性粘连,提高宫腔内妊娠。本药物最终降解产物为氨基葡萄糖单体可被吸收,其机制是改性壳聚糖能抑制纤维细胞的增殖活性,刺激上皮细胞的生长及再上皮化,在纤维粘连形成前可形成一种无序的纤维网状结构,局部起到屏除隔离作用,达到预防术后粘连的目的。该方法安全无毒副作用。

4. 辅助生殖技术 一般是选择"试管婴儿",即体外受精-胚胎移植术(IVF-ET)。

(二)中医辨证论治

1. 气滞血瘀

主证:婚后不孕,或流产后继发不孕,输卵管检查梗阻不通,月经先后不定期,经行不畅,痛经腹胀,经行紫黯夹有血块,经行乳房胀痛,心烦易怒,头胀目痛,精神抑郁,舌质紫黯苔薄,舌边有瘀点,脉细小弦。

治则:理气活血,祛瘀通络。

方药:理气祛瘀峻竣煎(经验方)。

常用药味:三棱、莪术、穿山甲、丹皮、丹参、路路通、柴胡、香附、夏枯草、当归、白术。

腹痛剧,加延胡、五灵脂;心烦,加郁金、川楝子;乳房胀,加婆罗子、荔枝核;月经不调,加鸡血藤、益母草。

2. 寒凝瘀滞

主证: 婚久不孕。输卵管不通,月经后期,经行量少,经色紫黯夹血块,小腹冷痛,得温则舒,下腹坠胀,带下量多,色白质稀,畏寒肢冷,大便溏薄,小便清长,舌淡苔白腻,脉沉细。

治则: 温经散寒,活血通络。

方药: 温经祛瘀峻竣煎(经验方)。

常用药味: 附子、桂枝、仙灵脾、紫石英、丹参、香附、苏木、穿山甲、路路通、茯苓。

大便溏薄,加补骨脂、肉豆蔻;下腹坠胀,加黄芪、升麻;腹冷,加艾叶、小茴香。

3. 气虚血瘀

主证: 多年不孕,输卵管梗阻,月经先期,经行量多,或淋漓不净,月经色淡,小腹坠痛,神疲乏力,心悸气急,极易汗出,面色㿠白,舌淡苔白腻,舌有瘀点,脉虚细。

治则: 益气补血,活血祛瘀。

方药: 益气祛瘀峻竣煎(经验方)。

常用药味: 党参、黄芪、怀山药、黄精、白芍、赤芍、三棱、莪术、地鳖虫、皂角刺。

心悸怔忡,加合欢皮、远志;月经量多,加仙鹤草、岗稔根;输卵管完全不通,加穿山甲、路路通。

4. 热盛瘀阻

主证: 婚后不孕,或流产后继发不孕,输卵管梗阻,月经先期,月经量多,色红或紫红,质黏稠夹血块,平时带多,色黄或赤带,面赤身热,或低热缠绵,口苦咽干,大便秘结,小便黄赤,小腹疼痛拒按,舌红苔黄,脉滑数有力。

治则: 清热凉血,散瘀通络。

方药: 清热祛瘀峻竣煎(经验方)。

常用药味: 红藤、蒲公英、败酱草、黄芩、黄柏、三棱、莪术、夏枯草、赤芍、穿山甲、路路通。

腹痛剧,加延胡、乳香、没药;大便秘结,加生大黄、火麻仁;带下量多,加椿根皮、煅牡蛎。

5. 肾亏瘀阻

主证:有流产史,多为继发性不孕,输卵管不通,经常腰酸,目眶发黑,月经先后不定期,经行腹痛,经量较多,经色黯红,平时少腹疼痛或不痛,小便较多,苔薄质黯,脉细。

治则:补肾调经,活血通络。

方药:益肾逐瘀峻竣煎(经验方)。

常用药味:当归、川芎、香附、菟丝子、仙灵脾、三棱、莪术、丹参、水蛭、路路通。

月经过多,加阿胶、仙鹤草;腰酸剧,加杜仲、桑寄生;瘀阻重,加地鳖虫、穿山甲。

(三)其他治疗

1. 草药单方　红藤30g、皂角刺15g、猪蹄甲9g,水煎,长期服用,有疏通输卵管的作用。

2. 食疗验方　皂角刺30g,煎水弃渣,再加粳米煮成粥,长期食用,可疏通输卵管。

3. 直肠灌注　三棱9g、莪术9g、苏木9g、赤芍9g、皂角刺12g、蜂房9g,浓煎50ml,每晚排便后行保留灌肠,长期使用,有协助疏通输卵管的作用。

4. 热敷疗法　将服药后的药渣放醋30g炒热后用纱布包裹,趁热敷下腹两侧,有活血祛瘀止痛之功,并能疏通输卵管。

5. 离子透入　将口服之中药浸湿棉垫,放在下腹两侧,用离子透入仪行中药离子透入,药液由正极透入负极,起到活血祛瘀止痛及疏通输卵管的作用。

6. 针灸　取关元、气海、水道、归来、足三里、三阴交、外陵等穴,隔日1次针灸治疗,有活血祛瘀,疏通输卵管的功效。

十、输卵管病变之预防

1. 普及性知识,减少性传播疾病(STD)的发生率,减少或杜绝导致盆腔感染性疾病(PID)的发生。

2. 避免不洁的性生活,注意经期卫生,禁止在产后、流产后、月经期内的性生活。

3. 开展计划生育,避免计划外妊娠,减少人工流产等宫腔手术。

4. 杜绝医源性感染,如不在经期行妇科检查,月经未净不进行输卵管通液术或造影术等。

5. 积极治疗生殖道感染性疾病,如滴虫性阴道炎、支原体菌感染等,从源头上防止PID的形成,防止输卵管性不孕。

6. 彻底治愈盆腔炎,如急性盆腔炎应及时彻底治愈,以防急性转为慢性,慢性盆腔炎则缠绵难愈,且抵抗力下降后极易复发。

7. 积极治疗影响输卵管病变的相关疾病,如子宫内膜异位症等。

（李祥云）

▌▌▌ 我对绝经期综合征的认识及临床治疗 ▌▌▌

一、概述

1967年第一届国际绝经学术会议上首次提出"更年期综合征"的定义,1994年WHO人类生殖特别规划委员会在日内瓦会议中认为"更年期综合征"的定义表达不确切,推荐使用绝经期综合征和(或)围绝经期综合征。绝经期综合征是指妇女绝经前后出现性激素波动或减少所致的一系列躯体及精神心理状态。绝经分自然与人工两种。自然绝经是卵巢内卵泡生理性耗竭所致的绝经。人工绝经是指双卵巢手术切除或放射线等所致的绝经。绝经期综合征近期表现主要为月经紊乱(无排卵性功血)、血管舒缩功能不稳定，以及神经精神症状。远期可有泌尿生殖功能异常、骨质疏松及心血管系统疾病、阿尔茨海默病(老年性痴呆症)。自然绝经的确定多数学者认为是在45~55岁之间(根据上海《大众医学》2013年第9期报道，上海近20年来绝经年龄早了2.02岁，平均为47.41岁)，确定方法有两种：①经闭后B超测内膜，如<4mm，则考虑为绝经。②停用激素后1个月测血FSH升高，E_2降低，可确定已进入绝经期。一般FSH>40U/L，E_2<10~20pg/ml可作为诊断卵巢衰竭和进入绝经期的标志。

绝经期综合征中医称为绝经前后诸证，是妇科领域中的常见病与多发病，据北京协和医院报道，调查46~57岁的妇女5523名，其中38%有盗汗，39%有潮热，目前我国绝经后妇女约有1亿2千万，其发生率达90%，其中一半以上的女性生活质量受到影响，并直接关系到女性老年期疾病的发生。有报道，绝经后的妇女心血管发病率与未绝经同年龄段相比高2~6倍。降低血压是预防绝经后妇女心血管病变的关键措施之一，平稳血压能显著降低心血管病的发生率，舒张压降低5~6mmHg，可降低卒中40%，冠心病25%。

二、症状

具体地说绝经期综合征的常见症状有：

1. 心血管　面部潮热汗出，心悸胸闷，头痛头晕，血压偏高。
2. 精神情志　情绪波动，烦躁易怒，悲观抑郁，焦虑不安，失眠多梦，记忆力减退。
3. 泌尿生殖　月经紊乱，易发阴道炎、尿道炎，性欲减退。
4. 肌肉骨骼　骨质疏松，关节酸痛，足跟刺痛，肌肉酸胀乏力。
5. 皮肤　皮肤干燥，弹性减退，皮肤蚁行感。
6. 消化　腹胀腹泻或胃胀胃痛，嗳气泛酸。
7. 口腔　牙齿松动，掉牙(实际是缺钙的标志)，牙龈萎缩，口腔黏膜病。

三、病机

《素问·上古天真论》曰:"女子七岁肾气盛,齿更发长;二七而天癸至,任脉通,太冲脉盛,月事以时下,故有子……七七任脉虚,太冲脉衰少,天癸竭,地道不通,故形坏而无子也"。

中医《素问·阴阳应象大论》有"年四十而阴气自半也,起居衰矣。"的记载。

女性生理特点的影响:女性具有月经、孕育、分娩、哺乳等生理特点,易失血伤阴,女子以血为本,以血为用,故易阴虚阳亢。

阴虚血少易影响五脏之功能。如肾阴不足,肾之阴阳是平衡的,绝经期肾阴先亏损,精血不足,肾阴阳平衡失调,脏腑失于濡养,使机体阴阳失衡,而引起绝经前后诸证。肝肾同源,肝藏血,肾藏精,肝与肾相互滋养,同盛同衰,互为影响。肝阴不足则肝阳偏亢,致头晕头痛,烦躁易怒,口苦咽干。肝肾阴虚则有眩晕腰酸,烦热盗汗等症。脾为后天之本,气血生化之源。月经的主要成分是血,脾统血,肾与脾是先后天之本,两者互补,互为影响。脾虚血少则有月经不调,面目肢肿,头晕失眠等症。心主血脉,心藏神。肾阴虚不足,心火偏亢,心肾不交则有心烦焦虑,失眠多梦等症。总之,绝经期是七七任脉虚,太冲脉衰少,天癸竭,对五脏均有影响,尤其是对肾、肝、心、脾的影响。所以说,绝经期综合征是肾阴先亏损,精血不足,肾阴阳平衡失调,脏腑失于濡养,使机体阴阳失衡,而引起绝经前后出现的全身性的诸多症状。由于五脏功能失调,可使机体内出现痰浊、郁火等,阻滞气机,并影响气血运行,从而促进瘀血产生,最后会导致体内血瘀。

综上所述,我认为绝经期综合征是肾阴先亏损,精血不足,五脏功能失调,导致体内血瘀而引起绝经前后诸证。肾虚是本,血瘀是标。

对于人工绝经或卵巢早衰年纪轻者,我认为这属于肾精亏损,血海不足,应补肾填精,补血活血。

四、西医观点

绝经期这一段时间是卵巢功能衰退,雌激素分泌水平下降,对下丘脑-垂体的反馈作用减弱,继则孕激素水平亦下降,FSH、LH代偿性增加,以自主神经功能紊乱为主的症候群出现,形成绝经期综合征。绝经期综合征表现的程度与雌激素减少的速度有关。

五、实验室研究

绝经期综合征患者血 β-内啡肽降低,5-羟色胺、IL-2降低,多巴胺降低,去甲肾上腺素增加,儿茶酚胺增加。绝经期综合征患者血黏度增高,红细胞黏度增高,红细胞压积增高,红细胞表面负电荷减少,使细胞之间桥联作用变化,绝经期综合征患者容易叠连成"缗钱状"聚集,使血沉加快,红细胞流经微血管时易产生旋转、变形、碰撞,聚集之血液流变的特征,是中医所指"血瘀"的一种重要的病理表现,血循环呈现出脉动性,不稳定性和随机性,因而也是绝经期综合征患者造成绝经期出现头痛烦躁、胸胁胀痛、失眠不寐、血压不稳定等症状的原因之一。

六、主要症状解释

1. 烘热汗出　阴亏阳亢,虚火上越。
2. 头晕耳鸣、失眠健忘　肾虚精亏,脑髓失养。
3. 情绪异常　阴亏,肝阳上亢,上扰头目。
4. 月经失调　肾亏,冲任脉失调。

七、中医治疗

1. 滋补天癸汤(经验方)
功用:滋阴补肾,养肝活血。
主治:绝经期综合征,多用于临近或自然绝经者。
常用药味:当归、生地、熟地、首乌、菊花、枸杞子、苁蓉、知母、黄芩、黄柏、淮小麦、川芎、丹参、赤芍。

加减：汗出加龙骨、牡蛎；烘热加青蒿、白薇；口干加麦冬、石斛；心悸怔忡加生铁落、石决明；大便秘结加玄参、麻仁丸；头晕加女贞子、钩藤。

2. 增精调经方（经验方）

功用：填精补髓，养血调经。

主治：年纪较轻，人工绝经或其他因素所出现的绝经期综合征。

常用药味：龟板、鹿角胶、紫河车、当归、川芎、鸡血藤、熟地、枸杞子、苁蓉、党参、黄芪、阿胶、白术、白芍、仙灵脾。

加减：带下多加乌贼骨、生茜草；潮热加地骨皮、黄芩；心烦加淮小麦、郁金；夜寐不安加夜交藤、合欢皮。

八、预防调护

1. 心情乐观　善于自我调控，心情开朗，不悲伤，常练字，听音乐，陶冶情操，分散注意力，维持心理平衡。

2. 环境安静　环境安静，消除不利因素，房间整洁，舒适宜人，会友聊天，思想解放，有充足睡眠。

3. 重视寒暖　正确调摄生活，重视气候变化，勿冒雨雨淋，饮食生活有规律，勿饥饱无定，饮食应平衡。勿食辛辣助阳，还注意不过食生冷，以防腹泻，同时保持大便通畅并保持阴部清洁卫生。多吃些大豆类（又称植物雌激素）、虾皮（补充钙质）。可药粥食疗。

4. 适当锻炼，增加抗病能力　可以慢跑，打太极拳，做保健操等，并劳逸结合。

5. 症状较重者，适当药物治疗　如内热目花可服杞菊地黄丸，平时调养可服六味地黄丸，口苦内热可服知柏地黄丸，脾虚腹泻可服参苓白术丸，夜寐欠眠可服天王补心丹、朱砂安神丸、枣仁丸。亦可用针灸治疗，必要时用西药谷维素、安定等，或激素如维尼安、尼尔雌醇、芬吗通等治疗。目前西医研究表明5-羟色胺功能有调节情绪,改善睡眠,影响饮食,缓解疼痛,对于忧郁症,情绪低落者应用好。

附: 绝经期综合征药粥食疗

1. 参苓健脾粥

原料及做法:人参3g(或用党参15g代)、茯苓15g、生姜3g(煎水弃渣,取汁),加粳米60g,加水煮成粥。

功用:健脾扶正。

主治:体弱乏力,食少便溏,慢性腹泻,虚劳咳嗽,带下增多。

2. 海参火腿粥

原料及做法:水发海参10g、火腿10g、糯米100g,加水煮成粥。

功用:补肾气,益精血,抗衰老。

主治:术后体弱,神疲乏力,腰酸带多。

3. 龙眼红枣粥

原料及做法:龙眼肉15g、红枣10枚、粳米50g,热水煮成粥。

功用:养心益气,补血安神。

主治:心脾虚弱,头昏体弱,失眠健忘,心悸气短。

4. 胡桃芝麻粥

原料及做法:胡桃肉、黑芝麻10g、粳米50g,加水煮成粥。

功能:益脾胃,补肝肾,乌须发,通大便。

主治:头晕目眩,视力减退,头发早白,腰膝酸软,大便干结。

5. 仙人杞子粥

原料及做法:何首乌30g、枸杞子15g、糯米50g,先将首乌煎水弃渣,加枸杞子、糯米煮成粥。

功用:滋补肝肾,延年益寿。

主治:头晕耳鸣,腰膝酸软,心悸失眠,脱发发白,高血压、高血脂等。

小　结

我国目前已经进入老龄社会,近年来随着女性对健康及生活质量要求的不断提高,由于绝经期综合征严重影响着患者的生活质量,并直接关系到女性老年期疾病的发生,因而绝经期综合征的防治已成为医学界关注的热点课题。长期以来,国内外主要采用激素替代疗法(HRT)治疗绝经期综合征,虽疗效肯定,但是HRT的禁忌证和潜在的致癌危险限制了其在临床的应用,因此寻求一种更为安全有效的治疗方法就显得十分必要和迫切。目前,尽管中医药及针灸治疗本病取得了较好的临床疗效,中医学及中西医结合对绝经期综合征相关性的临床及实验研究也越来越多,但分散研究多,疗效还在进一步证实中,我认为各地专家应相互协作,取长补短,加强交流,相信不久的将来会取得丰硕成果,走向世界,为世界广大妇女服务。

（李祥云）

▌▌▌　选准补血药　疗效更可靠　▌▌▌

一、血液的一般知识

一提到血,一般人们自然会联想到刺破了皮肤或者外伤肌肤后所流出的红红的、黏黏的液体,对的,这就是血,医学上称为血液。其实中医所指的血远远超过了一般人们所理解的血,血的范围很广,血的功能更广泛。血液的生成并非在一个器官,而是一个系统,这就是造血系统,它包括血液、骨髓、脾、淋巴结,以及分散在全身各处的淋巴与网状内皮组织。血液的成分是血细胞与血浆,具体讲有红细胞、白细胞、血红蛋白、血小板、水、氨基酸、葡萄糖、维生素、脂类、无机盐等。血液的主要功能有:①运输功能:血液能将营养物质,如氧气、氨基酸、葡萄糖、维生素以及药物等运送到各组织器官,起到营养机体以及治疗作用,即中医所指的血有濡养功能,同时还将机体代谢所产生的废物如二氧化碳等运送到有关组织器官排出体外,有保护机体的作用。②调节作用:调节体液,调节水盐代谢,调节酸碱平衡,使机体内保持一个稳定的内环境。③防御与保护功能:中医讲抵御外邪,就是指对抗外来的微生物,如细菌、病毒等,并消灭吞噬掉,同时吞噬体内死亡的组织细胞,并产生抗体,这些抗体也能消灭外来的细菌与病毒,使人不会生病。再者,还对抗一些有害物质,防止出血,对机体起保护作用。

二、中医对血的理解

中医认为血是循行于脉中,含有丰富营养的红色液体样物质,是构成人体和维持人体生命活动的基本物质。血的生成与来源主要是依赖脾胃所化生的水谷之精微,中医巨著《灵枢·决气》曰:"中焦受气,取汁变化而赤,是谓血。"中焦是指脾与胃,这段话的意思是人吃下的食物,经过胃的腐熟消化,再经过脾的运化,把消化后的营养精微物质,吸收变成汁,再经气化作用,使之变成红色的液体,这就叫做血。血在血脉中循环运行,内至脏腑,外达皮肉,对全身各脏腑组织器官起着充分的营养和滋润作用。《难经·二十二难》曰:"血主濡之",即濡养全身,包括脏腑器官、肌肤肢体、头面毛发等,在血的滋养下,使之发挥正常的功能。《素问·五脏生成》曰:"肝受血而能视,足受血而能步,掌受血而能握,指受血而能摄",这就是血的功能。人之面色红润,肌肉的丰满,皮肤的润泽,毛发的光泽,肢体运动灵活,思维敏捷,感觉锐敏,精力充沛,语言畅达,记忆力强等人体所有的功能,无不受血之濡养而表现出来,故《素问·八正神明论》曰:"气血者,人之神,不可不谨养。"所以有人说血是精神、神明的主要物质基础,就是这个道理。女性的月经来潮孕育生养,哺乳喂养,繁衍中华民族等均赖于血。综上所述,中医所指的血的范围很广,血的功能更广泛,包罗成万象,可以说人的一切都与血息息相关。

三、血虚概述

人体内的血液占人体总重量的6%~8%,血液内的成分也基本衡定,血液中含红细胞(RBC)男性一般4~5.5×10^{12}/L,女性一般3.5~5×10^{12}/L。血红蛋白(Hb)男性120~160g/L,女性110~150g/L。白细胞(WBC)4.5~10×10^9/L,血小板100~300×10^9/L。血液中血球等占45%,血浆占55%。人体体液酸碱度(pH)7.3~7.45。如果血液内成分正常,血的功能也就基本正常,反之就会出现异常。如果出现血虚,血虚的常见症状是头晕目花,面色萎黄,口唇指甲苍白,心悸健忘,梦多失眠,易感疲劳等。平时大家所常说的一句话"最近血虚",就是指人感觉头晕目眩,心悸怔忡,神疲乏力,夜寐不安,手足发麻,皮肤干燥,头发焦枯,舌淡脉细无力。这是大家所共知的血虚症状。血虚女性月经少、稀发,甚至闭经不孕,产后缺乳,产后大便难,血虚怕冷。血虚者自然会想到补血,补血一词,许多女性耳熟能详,于是自行使用首乌、枸杞、当归、阿胶、红枣、黄芪等补血中药煎水、炖鸡等的人不少。其实,首乌、枸杞、当归、阿胶、熟地等这些补血良药,也有所差别的。补之对路疗效极佳,否则无疗效,甚至难过不舒,故要正确选对用药。怎么样才能正确选对用药呢?中医认为血是水,属阴,运动于脉中,上述已介绍了脾胃为生化之源,是血的主要来源。但是血与五脏均有极密切的联系,如与肾之关系,肾藏精,精可以转化为血,中医有精血同源的理论,因而补肾精就能补血。与肝之关系,肝为藏血脏,有储藏和调节血液的功能,人动则血运于诸经,人静则归于肝脏,故有"肝主血海"之说。再者,肝藏血,肾藏精,精血同源,两者可相互滋生,故有肝肾同源之说。很多中药如枸杞子、首乌、熟地等本身既可补肝又可补肾,因滋补肝肾就能补血。与肺之关系,肺主气,司呼吸,肺与血之关系密切,《灵枢·营卫生会》曰:"中焦……化其精微,上注于肺脉,乃化而为血"。与心之关系,心主血脉,上朝与肺,全身之血需依赖心的推动才能在脉中运行,周流不息,循环无止。血之运行,是依赖肺气的推动,气又必须得到血的运载才能敷布于全身,心与肺的关系,其实质就是气与血的关系。与气之关系,气分布于全身,无处不有,起着推动作用,使人体生长发育,使各脏腑、组织器官、肌肉等充分发挥其生理功能,气还有卫护肌肤,防御外邪以及温煦的功用。气为阳,血为阴,气血相互依存,相互滋生,相互为用,不可分割。血是气的物质基础,气是推动血行的动力,故中医有"气为血之帅,血为气之母","气行则血行","气滞则血凝"的理论。上述我们讲述了有关血的基本中医理论,了解了血的范围及血的功能等知识,故而要正确选对用药,一定要根据中医药理论来选用药味,才能获得满意的疗效。

四、常用补血药味的功用

常用补血药味很多,如首乌、枸杞、当归、阿胶、熟地、桑椹、桂圆等,如何选用这些药呢? 下面分析之。

首乌: 味苦,炮制后味甘,性温,入肝、肾经,有补肝益肾,养血祛风,解毒截疟,通便之功。主治肝肾不足,发须早白,血虚头晕,腰膝酸软,筋骨酸痛,遗精崩带,久疟久痢,慢性肝炎,瘰疬痈肿,皮肤瘙痒,顽癣疥疮,肠风痔疾,长筋骨,益力气,延年益寿等。生用还降血脂,目前有的医生用于治疗血糖升高、动脉硬化性心脏病等。

枸杞: 味甘,性平,入肝、肾、肺经,有补肝益肾,养肝明目,滋阴补血,补虚润肺之功。主治肝肾阴亏,腰膝酸软,头晕目眩,目花多泪,虚劳咳嗽,肾虚遗精,消渴口干,肿瘤术后体虚,抗脂肪肝,养血安神,美容驻颜等。

当归: 味甘,性微温,入心、肝、脾经,有补血和血,调经止痛,补五脏,生肌肉,润燥滑肠之功。主治血虚头晕,头痛腹痛,月经不调、闭滞,经血崩漏,癥瘕积聚,痿痹肌痛,关节酸痛,妊娠腹痛,产后腹痛,痛疽疮疡,肠燥便难,赤痢后重,跌仆损伤等。

熟地: 味甘,性微温,入心、肝、肾经,有滋阴补血之功。熟地是生地经过加工炮制的。滋阴补血,主治阴血少,血虚面黄,心悸失眠,月经不调,崩漏出血,胎漏下血,胎动不安,骨蒸潮热,遗精盗汗,溲数目昏,内养五脏,外润肌肤等。

红枣:甘平,入脾经,有补脾益气,养血安神之功。主治神疲倦怠,气血不足,多虑失眠,情志异常等。

紫河车:甘咸温,入肺、肾经,有益气补血之功。主治气血两亏,月经不调,肺虚咳喘,卵巢早衰,闭经等。

桑椹子:甘寒,入肝、肾经,有滋阴补血之功。主治眩晕失眠,头发早白,耳聋目昏等。

桂圆肉:甘温,入脾经,有养心补血安神之功。主治气血不足,乏力,用脑过度,失眠健忘,心悸等。

海参:咸温,入心、肾、脾经,有补肾益精,养血润燥之功。主治神疲乏力,精血亏损,月经不调,阳痿遗精,尿频便难等。

白芍:苦酸微寒,入肝经,有养血柔肝止痛之功。主治月经不调,痛经,肝区痛,头痛眩晕等。

阿胶:味甘,性平,入肺、肝、肾经,有补血止血,滋阴润肺,安胎除虚烦之功。主治血虚面黄,心悸不安,虚烦失眠,虚劳咳嗽,月经过多,崩漏出血,胎漏下血,咯血吐血,便血尿血等一切失血之症均可应用。另外对于热病伤阴的虚弱火炽者皆可用本品。

除上述介绍的数味补血药外,为使补血药更能发挥药效,常配合补气药,因气血是互为依存的,气血可相互滋生,相互为用,所以还常加用补气药,常用的补气药有:

人参:甘平,入脾、肺经,补元气,益脾肺,生津安神,用于神疲乏力,口干气急,心悸失眠等。分野山参、白参、红参、西洋参等。

党参:甘平,入脾、肺经,补中益气,用于倦怠乏力,气急水肿,食少便溏。

黄芪:甘,微温,入脾、肺经,补气升阳,固表止汗,利水消肿,用于神疲乏力,动则气急,自汗水肿,疮疡不愈合。

甘草:甘平,入十二经,补中益气,调和诸药,泻火解毒,用于脾胃虚弱,气血不足,咳喘咽痛。

黄精:甘平,入脾、肺、肾经,有补益脾胃,滋肺养阴,益肾养肝之功,主治脾胃虚弱,体倦乏力,病后虚弱等。

上述介绍了临床常用的补血益气药,民间还常选用食疗来养血补虚,养生保健,举例如下:

胡桃肉:甘温,入肺、肾经,补肾健腰,敛肺定喘,润肠通便,用于腰酸、咳嗽、便秘。

黑芝麻:甘平,入肺、脾、肝、肾经,滋养肝肾,润肠通便,用于眩晕乏力,大便秘结。

羊肉:甘温,入脾、肾经,益气补虚,温中暖下腹,用于腰膝酸软,怕冷腹痛。

生姜:辛辣温,入肺、脾、胃经,发汗解表,温中止呕,解毒,用于感冒,呕吐腹泻,解鱼蟹毒。

葡萄:甘酸平,补益气血,生津止渴,治头晕乏力,气血不足,腰酸口干。

从上述所介绍的药味的功能与主治来分析,不难找到它们之间的侧重点与不同点,应针对病情与临床表现来选择用药,就能取得好的临床效果。

五、怎样选用补血药

1. 身体亚健康　经常感到头昏头晕,腰膝酸软,头发早白,身疲乏力,四肢酸痛,皮肤瘙痒。此多因工作过劳,或过度熬夜,或经常出差休息少而疲劳。伤阴伤精血,肝藏血,肾藏精,肝肾受损,精血不足,则出现上述症状。故应选用首乌为主,配合枸杞,加人参或党参。

2. 病后或术后体虚　患有某种大病之后,或某些大手术之后,或肿瘤进行放、化疗之后,身体虚弱。动则气急易出汗,时有心悸,夜寐欠安,神疲乏力,胃纳欠佳等。此为气血损伤,应补血益气,使机体尽快复原。应选用枸杞加黄芪、人参,也可加红枣、桂圆肉等。

3. 月经不调　月经不调引起的原因很多,可因自己生活起居不规律,饮食不节,未注意寒暖,情志失调,流产后未调养好等。可致月经不调,月经过多,月经过少,痛经,闭经等。女性以血为本,以血为用,月经为血所转化,血少则不能濡养子宫,故月经不调。此应选用当归,配用熟地亦佳,当归补血活血,祛瘀散结,配熟地,一动一静以增强补血之功。

4. 头晕健忘　时时头晕目眩,两目昏花,腰膝酸软,记忆力差,面色不华,消渴口干,性功能减退,男性遗精早泄,性功能减退,易感疲劳,小便频数,睡眠较差,此多为肝肾不足,虚劳所致。应选用枸杞,如果配用熟地或桑椹子,加首乌还能治遗精,能加强补肝肾之力。

5. 美容美发　头发早白,干枯分叉,面色萎黄,肌肤不荣,面有黑斑,易感疲劳,时有头晕,大便较干等。中医认为发为血之余,发白或干枯是血虚肝肾不足的表现。应选用枸杞、首乌、熟地。食疗用黑芝麻、胡桃肉也可。

6. 干燥症　皮肤干燥,两目干涩,口干舌燥,唾液减少,吞咽困难,易干咳,口唇易干裂,大便干结等,此多为血虚阴亏。宜选用熟地加生地,配用枸杞、麦冬更好。用粳米加阿胶煮成阿胶粥,长期服用效果好,还可选用铁皮枫斗煎水代茶。

7. 多种出血症　月经过多,崩漏出血,胎漏下血,肺痈咯血,胃病吐血,痔疮便血,小便尿血等一切失血之症均可应用阿胶,用阿胶煮成阿胶粥,可长期服用。

8. 失眠多梦　工作压力繁忙,学习紧张,饮食不香,神经衰弱,夜寐多梦,失眠健忘,头昏神疲,精力不集中。此为过劳伤阴伤血,血虚不养心神。故选用阿胶、首乌,加用枣仁、远志、枸杞亦佳。

9. 保胎止血　孕后出血有流产史者,用阿胶、熟地养血安胎。

除上述病种外,还有很多,如皮肤瘙痒,畏寒肢冷等,在此恕不多述。

上述中药可以直接煎水口服,煎水后弃渣,再放粳米煮成粥吃下。这些药可以炖鸡或鸭,也可以煲汤,有些药本身就是食品,如枸杞、桑椹子、桂圆肉、红枣等,可以直接吃下。

以上所介绍的这些补血药基本都是补阴的,补阴则多有滋腻之弊,可碍胃,易腹胀或消化不良,如有这种情况,应加用陈皮、砂仁;大便溏薄者,可加山药、白扁豆等,以除其弊端。

（李祥云）

▌▌ 中医妇科膏方简介 ▌▌

一、概述

膏方起源已久,源于药物的熬制。我国第一部药学专著《神农本草经》是东汉时代著作,书中就指出了"煎膏",首次记载了熬煮制胶的方法,用驴皮胶、鹿角胶制成阿胶、白胶的方法。之后随着时代的推移,对剂型的要求也不断在发展,并规定了汤、丸、散、膏、药酒的制作常规,出现了《雷公炮炙论》制药专著。唐宋之后,进入了中成药的大发展时期,此时的《太平惠民和剂局方》就记载了菟丝子丸、何首乌丸等69种补虚康复,养生延老的方剂。明清之后又注重血肉有情之品在调补身体方面的重要性。改革开放之后,随着人民生活水平的提高,人民注重健康保健的意识逐渐增强,最初盛行于江浙一带的膏方,现正在向全国在普及推广。上海2001年已举办了上海膏方节活动,上海龙华医院等开设了膏方门诊,从每年的10月中旬起至来年的元月中旬止,大约3个月的时间,病人逐年在增多,门庭若市,其中女性占有相当的比例。

二、何谓妇科膏方

依据妇女的生理与病理特点,结合患者自己的情况,所开出的膏方,称为妇科膏方。膏方是中药的一种制剂,又称膏剂。系指药物用水或植物油煎熬浓缩而成的剂型。分内服与外用两种。内服的膏剂又称膏滋、煎膏剂。是由药材用水煎煮、浓缩,加上蜜、糖、胶等制成的半流体制剂。服用时常以开水冲调,是药物调补中用得最多的中药制剂。外用膏剂,有软膏与膏药两种。用植物油、凡士林或其他适宜药物为基质,加入药物制成的外用膏剂,本文不作介绍,仅介绍内服的膏方,俗称为膏滋药。

三、妇科膏方的适应证

妇科膏方的适应证很广,凡女性因气血虚弱,阴阳不足,肝、脾、肾、心、肺的亏损所引起的妇产科疾病均可服用膏方。

具体包括以下几类:

1. 月经病　月经不调,包括月经先期、月经后期、月经先后不定期、月经过多、月经过少、经期延长等;痛经、崩漏、闭经、绝经期综合征;月经前后诸症,包括经行乳房胀痛、经行发热、经行水肿、经行泄泻、经行目赤肿痛、经行小便淋痛、经行精神异常等。

2. 带下病　白带增多、带下过少、盆腔炎、阴痒、阴部溃疡、阴部湿疹等。

3. 妊娠病　先兆流产、反复流产、妊娠水肿、妊娠眩晕等。

4. 产后病　产后恶露不绝、产后体虚、产后身痛、产后眩晕等。

5. 其他　不孕症、子宫内膜异位症、子宫肌瘤、卵巢肿瘤、子宫脱垂、妇产科手术后调理,妇科恶性肿瘤术后、放化疗后调理、机体亚健康等。

四、妇科膏方的特点

1. 依据生理特点,强调补血为主　女性有月经、怀孕、分娩、产后哺乳,这是其理特点。这些生理特点均是靠血来维持的,血足则月经正常,月经正常是妊娠的基本条件,孕育之后靠气血来濡养胎儿,胎儿才能发育正常,聪慧健康。气血足分娩顺畅,产后分泌乳汁哺育婴儿,乳汁是靠气血生化的,故中医称,女子以血为主,以血为用。女子终身以补血为主,补血就应健脾胃,生气血,同时还应滋养肝肾,养精可补血,通过调补脏腑的功能就能达到补益气血的目的。气血充足就补益了冲任脉,冲任调和则就更维持了女性生理特点。

2. 依据病理特点,调理冲任为重　女性还有其病理特点,就是指月经病,如月经过多、痛经等;带下病,如赤带、黄带等;妊娠病,如孕后流产、肿胀等;产后病,如缺乳、关节酸痛等,这些疾病是与女性冲任失调,气血病变有关。有些患者患有某些妇科疾病,如患月经不调、闭经等。因机体气血不足,气机紊乱,血海不能满盈而致病,服用妇科膏方可以调补气血,使气血充足而病愈。患带下病者,多因脾肾亏虚,带脉失约,湿邪下注,服用妇科膏方可以补益脾肾,固带止带。不孕与滑胎者多为肾虚或肾虚肝郁或夹痰湿与瘀血,妇科膏方能针对性调治,可起补肾填精,或疏肝活血化痰的作用而治愈患者。而患一些急性病或大失血之后,如崩漏、产后大出血等,使气血耗损而气血不足,身体虚弱,而产后妇女气血大亏,又要负担哺乳的重任,产后调理方面更是妇科膏方的擅长。

3. 女子肝为先天,重视调理情志　叶天士在《临证指南医案》云:"女子以肝为先天也。"因肝具有贮藏血液和调节血量的功能。王冰曰:"人动则血运于诸经,人静则血归于肝脏。"上文已述,女子以血为用,气血足女性生理功能正常,若肝藏血不足,血海不盈,从而出现月经减少、闭经等病变。肝主疏泄,人体之血行、经络、脏腑、器官等活动都离不开气机的调畅,该气机的调畅均靠肝的疏泄功能。若肝的疏泄功能不正常,则影响气血调和及经络通畅,可出现乳房胀痛、月经失调、经前期综合征等病。由于女性的性格特点,又极易产生肝气郁结,影响肝之疏泄。阴部为肝经所过,阴部诸疾如阴痒、阴中疮疡、带下等均与肝经湿热有关,肝气郁结又易致气滞血瘀,出现癥瘕痞块。所以根据女性特点,应重视调理情志,疏肝调理气机。

4. 瘀阻原因众多,药用活血祛瘀　女性多虚多瘀又是一大特点，尤其产后。无论是女性生理特点，还是其病理特点来分析，均易伤血、伤阴，易造成阴虚、血虚，故为多虚，虚者应补之。同时女性又多瘀，女性多瘀的形成原因很多，如血虚、血流缓慢则血瘀，寒凝则血瘀，气滞则血瘀，脏腑功能不振血瘀，血热致血瘀，阴虚可内热，内热致血瘀等。由于瘀可致多种疾病，如月经不调、痛经、闭经、围绝经期综合征、带下病、盆腔炎、不孕症、子宫肌瘤、子宫内膜异位症、输卵管阻塞、卵巢囊肿等，所以开膏方时既注意患者的临床表现，又重视目前所出现的病证，很多病证有瘀的一面，考虑瘀血内阻，活血化瘀理应重视。

5. 重视药味平和，处方以和为贵　女性体质一般较男性为虚弱些，这是其生理与病理特征所决定的，所以在开膏方用药时应考虑这些特点，用药宜平和。不用大热或大寒之味，不用重剂活血破瘀药，不用通利药、泻下药，即使应用亦应剂量少些或加些其他药味来克制缓解之。如用水蛭、地鳖虫，一张处方中一般掌握在100g之内，有些药过于苦寒败胃，故可加姜半夏、煅瓦楞等护胃药以缓解之。考虑女性的特点，膏方宜平和，做到气血平和，阴阳平和，脏腑平和，以和为贵，达到补益与祛邪的双重目的。

归纳之，掌握妇科膏方的特点，认真开好膏方，使妇科膏方既是补益、强壮身体、增强机体的抵抗力，易消除疲劳，提高工作效率，可延年益寿的保健方，同时也是治疗多种慢性、虚弱性疾病，使机体更快恢复健康的治疗方法。

五、妇科膏方组方原则

（一）疗疾补虚，双重考虑

从临床分析，要求开妇科膏方者纯调理补气血者甚少，或多或少均有些妇产科疾病伴随。膏方处方是医生根据患者体质不同与病情的需要，按照中医的理法方药原则而拟就的。由于医生在处方时要综合考虑到既"疗疾"又"补虚"的双重性。因此，膏方的中药药味要比通常处方药味品种多，通常都在二三十味以上，其组成从作用而言,包括补益、祛邪疗疾、健脾、矫味、赋形等部分,从材料而言,有中药饮片、细料药、胶类、糖类及辅料五部分。膏方中的中药饮片配伍最能体现中医治病"因人制宜"的中医特色,且药物的量要能够满足一料膏滋药服用时间(30~50天)的剂量。通常情况下,一剂膏方的中药部分其总量大约在5~10kg左右,如果太少,则不能满足服用的需要,难以达到满意的疗效,如果太多,盲目追求大处方,既浪费药材,又可能品种驳杂,主治不明,且容易导致药味之间配伍不当而出现不良的反应。所以在处方时一定要辨证论治,全面考虑,应遵循中药组方原则,不能千篇一律地配方,要具有针对性,因人而异,整体调理,做到了一人一料药、一膏方。

(二)结合病情,八纲辨证

开处妇科膏方如平时中医妇科诊治疾病一样,首先要详尽询问病史,以了解疾病的发生、发展、治疗概况,以及目前的状况。根据所采集的病史、病情资料以及患者的体质,综合分析,追根求源,把握病的本质,按照中医八纲理论,进行详细辨证。

1. 妇科临床常见辨证分型

(1)阳虚型:主要临床表现为形寒怕冷,手足不温,腰膝酸软,小便清长,大便溏薄,面目肢肿,月经不调,带下增多,婚后不孕,下腹冷痛,孕后流产等。

(2)阴虚型:主要临床表现为内热口干,渴不多饮,大便干燥,小便黄赤,骨蒸潮热,心烦不眠,颧红盗汗,五心烦热,轰热出汗,绝经期综合征,妊娠心烦,妊娠眩晕,术后发热等。

(3)气虚型:主要临床表现为面色㿠白,神疲乏力,动则气急,气短懒言,言语无力,胃纳欠佳,肠鸣便溏,易于自汗与感冒,月经先期,月经量多,经行泄泻,子宫脱垂,孕后流产,孕后或产后小便不通,产后乳汁少等。

(4)血虚型:主要临床表现为面色萎黄,唇舌淡白,神疲乏力,头晕眼花,心悸失眠,骨节酸痛,头发枯焦,皮肤干燥,产后便难等。

(5)肾虚型:主要临床表现为腰膝酸软,头晕耳鸣,婚后不孕,月经不调等。肾又有肾阴与肾阳之别,其阴、阳之临床表现可参考阳虚型、阴虚型。

(6)脾虚型:主要临床表现为面色萎黄,胃纳欠佳,食后作胀,大便溏泄,神疲乏力,形体消瘦,夜寐欠眠,月经不调,月经过多,月经过少,闭经,婚后不孕,孕后易流产,妊娠水肿,产后乳汁少等。

2. 除上述几种虚证外,还有一些与患者疾病、病理有关的分型亦应考虑辨证分型治之

(1)肝郁型:主要临床表现为胸闷不舒,胸胁胀痛,经行乳房胀痛、小腹胀痛、心烦易怒,如果肝郁化火时可出现肝火、肝风,则出现口苦咽痛,小便黄赤,大便秘结,目干肿痛,头晕头痛,面红升火等,如果火热生风,则会出现四肢颤抖抽搐,肢体关节不利,口眼歪斜,角弓反张等。

(2)血瘀型:主要临床表现为局部疼痛、肿胀,肌肤甲错,腹痛拒按,经行不畅,痛经,月经不调,经行量少,崩漏,闭经,经行头痛,痛有定处,癥瘕肿块,舌质紫黯,口唇青紫,胸闷心痛,呕吐便血等。

(3)痰湿型:主要临床表现为胸闷胁痛,咳嗽气急,喉间有痰,嗜睡头晕,胸闷泛恶,形体肥胖,月经不调,闭经,胃口欠佳,头晕目眩,带下增多,婚后不孕,癥瘕肿块,痰迷心窍,神志失常等。

(4)血热型:主要临床表现为心烦内热,口干欲饮,咽痛舌燥,大便秘结,小便热赤,月经不调,月经过多,月经先期,崩漏,闭经,经行口糜,经行头痛,带下量多,胎漏胎动不安,产后便难,热极抽搐等。

上述这些分型可以两型、三型或多型一起出现,如气血虚、脾肾虚、肝郁脾虚、肝郁血瘀等,所以在开处膏方时应详精辨证,才能取得好的疗效。

(三)衷中参西,合理用药

开处妇科膏方时要求充分了解病史,目前呈现的症状及西医的疾病诊断,如子宫内膜异位囊肿患者,曾因腹痛剧进行过手术,现又复发,腹痛又渐加剧,此时既要考虑西医所诊断的疾病,又结

合目前病情的表现、辨证分型,衷中参西,辨病与辨证相结合考虑处方用药。处方时要考虑到君臣佐使,既抓主要症状的治疗,又要考虑体质的状况,要有主次之分,还要考虑主次药的相互配伍。如用三棱、莪术、水蛭、地鳖虫之类攻伐祛瘀药,可能会损伤正气,所以应加用党参、黄芪等补益气血药。补益药过多又碍于脾胃吸收,所以还要加些陈皮、砂仁等以防腹胀。总之,用药要合理,开膏方时要注意攻补结合,气血互补,动静结合,升降结合,兼顾脾胃。总之一张好的妇科膏方在详精辨证的基础上,处方应平和,药味布局合理,补益适中,疗疾祛邪,强身健体。

(四)相生相克,阴阳平衡

妇科膏方在组方用药时,一定要重视脏腑的相生相克理论,重视脏腑之间相生相克五行关系。妇科疾病中最主要的是脾肾肝之间关系,一个或几个脏腑的病变会互相影响。如肾与肝为母子关系,肾水不能涵木,造成肝阴虚,肝木和心火亢盛;肝郁克脾也是临床妇科病中经常遇到的情况。重视脏腑之间的生克关系而用药,有利于药效提高。如肝肾精血同补,疏肝健脾同用,这样使脏腑之间保持平衡。此外还应注意用药之间的阴阳平衡,中医认为:"孤阴不生,独阳不长","阴生阳长"。一般补气、补阳的药物属阳药,补精血的药物属阴药,故膏方配伍中也要注意阴阳的互生和平衡。如补血药中常加用肉桂,以使阴得阳助而源泉不绝,就是这个道理。

六、其他

膏滋的制作、保存、服法、注意事项等,详见李祥云主编《妇科膏方应用指南》一书。

七、病案例举

病例一　月经过多(肾阳不足)
张某,36岁,已婚。

就诊日期：1986年12月5日。

主诉：月经过多3年。

现病史：月经量多如冲，可顺腿而流，经色淡红，质地稀薄，有时月经提前来潮。头昏目花，神疲乏力，病已3年。经常腰膝酸软，畏寒肢冷，腹冷喜暖，小便频数，每小时1次，夜间尤甚，小便清长，胃纳欠佳。生育1胎，曾流产2次，目前放节育环避孕。苔薄，脉弦细。

病机：肾阳不足，命门火衰。肾阳不布，膀胱失于温煦。肾精亏损，失于荣养，致头昏目花，神疲乏力，腰酸纳差。此乃一派阳虚之征，证属肾亏阳虚。

治则：温阳补肾，益精补虚。

方药：党参300g，益智仁300g，黄芪300g，菟丝子300g，山茱萸300g，杜仲300g，紫石英300g，附子300g，蚕茧100枚，麦芽300g，炒白术300g，枸杞子150g，灵磁石600g，升麻300g，桂枝150g，覆盆子300g，熟地黄300g，白芍药300g，木香150g，何首乌150g，谷芽300g，肉苁蓉300g，香附150g，炙甘草120g。

另加红参30g，蜂蜜500g，大红枣120g，龟板胶150g，胡桃肉120g，饴糖500g，冰糖500g，鹿角粉90g，阿胶（烊冲）250g。

服法：按膏方方法制作，收膏，每日2次，每次1匙。

禁忌与医嘱：①忌生冷、辛辣、香燥刺激之物；②忌萝卜、茶叶、咖啡等；③感冒、咳嗽、发热、腹泻时停服。

按语：该案系右归丸、附桂八味丸、龟鹿二仙膏、菟丝子丸等方的组方，加黄芪、升麻、蚕茧等益气升提，共奏补肾益精，温阳散寒之功。患者服补膏3个月后诸恙均明显改善，次年又按原方进补，精神振，小便、月经基本正常。

病例二　不孕症（肾精不足）

陈某，31岁，已婚。

就诊日期：2004年12月21日。

主诉：婚后6年，继发不孕5年。

现病史：经行腹痛，伴腰骶酸痛，经色黯淡，量少质稀，腰酸膝软,带下清稀。头晕耳鸣发枯,两目干涩,极易脱发3年。面色晦暗,健忘失眠,婚前后曾人流2次,末次人流1999年。现意欲怀孕,要求调理。末次月经12月10日,舌质淡红,苔薄白,脉沉细无力。

病机:先天禀赋不足,房劳过度,孕后又两度人流,耗伤肾精。肾精既亏,冲任俱虚,天癸乏源,不能摄精成孕,发为不孕。肾气不足,不能生髓充骨,滋养腰膝,故见腰背疼痛,胫酸膝软,且髓海空虚而头晕。肾开窍于耳,其华在发,耳鸣,发枯,为肾精虚衰之征。肝肾同居下焦,水不涵木,肝窍失养,则两目干涩。舌淡苔白,脉沉细无力,证属肾虚精气不足。

治则:补肾养血,填精益髓。

方药:党参300g,白芍药120g,怀山药150g,桑椹子120g,菟丝子120g,肉苁蓉120g,生地黄120g,附子90g,当归300g,旱莲草120,谷芽120g,黄芪300g,黄精120g,芡实120g,椿根皮120g,淫羊藿300g,胡芦巴120g,熟地黄120g,肉桂60g,川芎45g,艾叶45g,麦芽150g,白术120g,炒扁豆120g,枸杞子120g,茯苓120g,仙茅90g,锁阳90g,何首乌150g,紫石英150g,女贞子120g,小茴香45g,鸡内金90g,砂仁30g,炙甘草60g。

另加高丽参精35g,饴糖250g,黑芝麻150g,龟板胶(烊化)150g,鹿角胶150g,蜂蜜250g,桂圆肉150g,胡桃肉150g,阿胶(烊化)250g。

服法:按膏方方法制作,收膏,每日2次,每次1匙。

禁忌与医嘱:①忌辛辣香燥动火助阳之品;②忌茶叶、咖啡之饮料以防兴奋,不利安神;③忌萝卜等,以免理气有碍补益之功;④调节情志,保持乐观,避免忧思恚怒;⑤饮食清淡,禁烟酒;⑥感冒、腹泻时勿服。

按语:《素问·金匮真言论》云:"精者,身之本也。"肾中精气主宰人体生长、发育与生殖。肾精不足,则冲任虚衰,不能摄精成孕。本案选用毓麟珠、归肾丸、温胞饮等方药配伍组成。毓麟珠原治妇人血气俱虚,经脉不调,肾虚不受孕。其中八珍双补气血,温养冲任;淫羊藿、仙茅、肉苁蓉、小茴香、菟丝子、何首乌、黄精、枸杞子、桑椹子、女贞子、旱莲草滋养肝肾,调补冲任;鹿角片、锁阳、胡芦巴温肾填精;附子、肉桂、紫石英、艾叶补益命门,温阳以化阴;山药、芡实、椿根皮补肾涩精止带;诸药合用,既能温补先天肾气以生精,又能培补后天脾胃以生血,使精血充足,冲任得养。再加扁豆、谷麦芽、鸡内金、砂仁醒脾和胃,足阳明胃经与冲脉会于气街,故"冲脉隶于阳明",胃中水谷盛,则冲脉之血盛,利于益气养精,调经种子。患者服膏方后,症状改善,体质有所增强。入春后注意饮食调摄,积极参加体育锻炼,以后中药调理月经,坚持半年余,现告知得获喜孕。

病例三　绝经期综合征(肝肾阴虚)

郭某,50岁,已婚。

就诊日期:1999年11月21日。

主诉:月经后期2年。

现病史:患者2年来月经延后,3~5个月一行,量少。心烦,性情急躁,口干苦,头晕,轰热汗出,盗汗,心悸,食后胃胀,纳差,大便干结,时有便血,苔薄白,脉沉细。既往有混合痔史。

病机:《素问·阴阳应象大论》云:"年四十,而阴气自半也。"患者年届七七,肝肾渐亏,阴虚火旺,热燥血亏,血海渐涸,故月经延后,量少。并见心烦,性情急躁,口干苦等虚火内扰征象。若虚阳上扰,则见头晕。热蒸津液外出,故轰热汗出,盗汗。津液不能下润肠道,故大便干结。腑实不行,则食后胃胀,纳差。热扰心神,故心悸。热蕴下焦,损伤络脉,故便血。证属肝肾阴虚。

治则:滋补肝肾之阴,清热活血调经。

方药:生地黄120g,熟地黄120g,制首乌120g,山茱萸120g,枸杞子120g,炒白术150g,白芍药150g,制黄精120g,肥知母90g,夏枯草120g,淡黄芩90g,炒黄柏90g,白菊花90g,珍珠母300g,鸡血藤150g,淮小麦300g,白蒺藜120g,大腹皮90g,川楝子120g,炒麦芽150g,广陈皮90g,紫丹参120g,潼蒺藜120g,软柴胡90g,潞党参300g,石决明300g,炙黄芪300g,大川芎45g,旱莲草120g,地骨皮120g,合欢皮300g,五倍子45g,炒谷芽150g,麦门冬120g,粉丹皮120g,火麻仁120g,赤芍药90g,全当归150g,女贞子120g,生铁落450g,夜交藤300g,五味子45g,姜黄连30g,鸡内金90g,天花粉120g,全瓜蒌120g,生大黄60g。另加:白参50g,桂圆肉150g,阿胶(烊化)250g,蜂蜜250g,饴糖150g,大红枣120g。

服法:按膏方方法制作,收膏,每日2次,每次1匙。每日2次,每次1匙。

禁忌与医嘱:①忌生冷、辛辣、香燥刺激之物;②忌萝卜、茶叶、咖啡等。③感冒、咳嗽、发热、腹泻时停服。

按语:《景岳全书·妇人规》曰:"血热者,经期常早,此营血流利及未甚亏者多有之,其有阴火内灼,血本热而亦每过期者,此水亏血少,燥涩而然,治宜清火滋阴。"本案以杞菊地黄丸、加减一阴煎为基础方养阴清热。制首乌、女贞子、旱莲草补肝肾,益精血;以逍遥散加川楝子疏理气机;淡黄芩、姜黄连、炒黄柏清三焦之火;夏枯草、珍珠母、石决明清热平肝;全当归、大川芎、鸡血藤补血活血调经;五味子、五倍子收敛止汗;淮小麦、夜交藤、合欢皮养心安神;生铁落重镇安神;白蒺藜平肝疏肝;潼蒺藜补肾养肝;火麻仁润肠通便;生大黄泻火通便;赤芍药、粉丹皮、紫丹参凉血活血调经;阿胶补血滋阴;桂圆肉补气血,益心脾;潞党参、炙黄芪健脾益气;广陈皮、大腹皮理气和中;炒谷芽、炒麦芽、鸡内金消食和胃。

(李祥云)

▌▌▌ 子宫内膜异位症的新认识 ▌▌▌

子宫内膜异位症(EMT)简称为内异症,是指具有生长功能的子宫内膜组织(腺体和间质)出现在子宫腔被覆内膜及宫体肌层以外的其他部位。是一个炎症性和自身免疫性疾病,该病是妇科中的常见病与多发病。其发病率各家报道不一，林莛报道为6%~10%，王宁全等报道为10%~15%。内异症患者30%~50%伴发不孕，而30%~58%的不孕症患者合并有内异症。内异症虽为良性疾病，但病情缠绵易复发，故又被称为"良性癌瘤"。

一、发病机理新认识

子宫内膜异位症的发病机制迄今尚未明确，既往有种植学说、淋巴或静脉播散学说、体腔上皮化生学说、诱导学说、遗传学说、免疫学说等。学说虽多，但无一学说能圆满地解释各个部位所发生的子宫内膜异位症。目前通过分子生物学、遗传基因学等诸多方面的研究，认为子宫内膜细胞发生异位种植需要经过黏附、侵袭和局部血管生成三个步骤，即"3A模式"（黏附attachment、侵袭aggresion、血管生成angiogenis），我国著名妇产科专家、工程院院士郎景和及其团队，提出了"在位内膜决定论"，因而针对EMT"3A"发病模式提出了抗黏附、抗侵袭、抗血管生成新的治疗策略。目前已明确认为EMT是一种雌激素依赖性疾病，上述EMT发病过程中的三个步骤雌激素起了关键介导调节作用。近年来又提出了"干细胞学说"，认为内异症起源于干细胞，从源头上对EMT的发病机制做出了全新的诠释。体外实验已证实了卵巢子宫内膜异位囊肿中存在干细胞，干细胞学说可归纳为"种子"与"土壤"学说，认为各种来源的干细胞为"种子"，而局部的微环境为"土壤"。当"种子"与"土壤"同时存在时内异症就会发生，而随着"土壤"的不同，EMT的发生类型也会不同，由此可以解释存在于子宫基底层的子宫内膜干/祖细胞脱落，逆流入腹腔而种植、生长，支持经血逆流学说；来源于骨髓、子宫内膜或其他组织的干细胞在腹腔微环境改变下可分化为内异症病灶，支持体腔上皮化生学说；干细胞可持续存在于残余苗勒管中，在血浆因子和雌激素的刺激下，可形成异位病灶，符合胚胎残余学说；少数干细胞或本身即存在于循环中的骨髓干细胞可能在适宜的微环境及诱发因素下，在远处组织器官发生种植生长,可解释远隔部位内异症发生的原因,支持淋巴及静脉播散学说。就是说,不同类型的内异症实质就是相同或不同来源的干细胞在不同壁龛调控下所显示出的差异表现。此外,内异症之形成,腺上皮和间质细胞相互作用,缺一不可,共同促进黏附种植,新血管形成而发生新病灶。内异症的发生目前研究发现,氧化应激与许多病理变化,如心血管病变、神经退行性病变、癌症等也是EMT的发生、发展的重要因素。

二、症状与体征的新认识

1. 疼痛 子宫内膜异位症最常见的症状是疼痛,可表现有痛经、性交痛、盆腔疼痛等,其中长期慢性盆腔疼痛对患者造成严重的身体与心理负担。依据疼痛分级:轻度,有疼痛但可忍受;中度,疼痛明显,不能忍受,需服止痛剂,疼痛影响睡眠;重度,疼痛剧烈,不能忍受,需注射止痛剂,严重影响睡眠,可伴有自主神经功能紊乱或被动体位。现研究证明内异症病灶内反复的出血刺激导致局部无菌性炎症形成,病灶内及周边神经的异常生长可导致中枢及外周神经敏化,这是内异症疼痛的主要发生机制。病灶内有神经生长,伴随血管生成也有神经生长。此外内异灶周期性出血产生大量含铁血黄素的巨噬细胞,导致慢性炎症,以及巨噬细胞释放多种细胞因子和生长因子、前列腺素等致痛活性因子。

2. 盆腔粘连 盆腔粘连是EMT的重要特征,有手术统计,80%的EMT患者在初次手术时就发现有粘连形成,术后3个月再粘连的发生率可达50%,粘连之后致发慢性盆腔痛、痛经、不孕等病证。关于粘连的形成,有学者认为EMT是一种免疫炎性疾病,异位病灶引起腹腔液体中成分的变化,腹腔液中大量的炎性细胞因子可介导炎性反应,致盆腔纤维化和粘连形成。此外转化生长因子β(TGF-β)存在于组织细胞中,是一族具有多功能的蛋白质多肽,其中TGF-β参与粘连的形成,促使胶原纤维和纤维蛋白的形成,还与细胞侵袭、增殖、血管形成,浸润生长等有关。在EMT患者中血清及腹腔液中呈高水平表达,则使粘连加剧。纤溶相关因子(μPA)中包括有尿激酶型纤溶酶原激活物,组织型纤溶酶原激活物(TPA),尿激酶型纤溶酶原激活物受体(μPAR)等是存在于人、动物尿和血浆中的丝氨酸蛋白酶,能激活纤溶酶原成为纤溶酶,使之降解纤维蛋白,在EMT患者中促使异位内膜转移、黏附、侵袭、生长,对内异症发生发展,粘连起重要作用。目前在药物研究方面,药物通过抑制μPA活性、基因表达而发挥作用,这在动物实验基础上已准备进入Ⅰ期临床试验。

3. 不孕症中孕激素抵抗　子宫内膜异位症是一种雌激素依赖性疾病,其不孕症发生率为50%。正常的月经周期主要由雌、孕两种激素调控,雌激素可促进异位内膜细胞生长和炎症过程,孕激素能抑制异位内膜的生长和炎症反应。研究发现,在位内膜与异位内膜均存在孕激素抵抗。孕激素在子宫内膜容受性及妊娠的维持方面起着重要作用,孕酮浓度不足或子宫内膜对孕酮反应不良均可导致不孕和流产发生。孕激素与细胞内受体结合通过特异性基因的表达而发挥生理功能,人的孕激素受体有PRA和PRB,两者是来源于同一基因的不同蛋白产物,其功能不同。PRA与生殖及不孕关系密切, PRB与乳腺发育相关性强。EMT内膜异位病灶的PR总表达量下降,影响内异灶对孕激素的反应,产生孕激素抵抗,致使EMT患者对生理浓度甚至大剂量孕激素反应不良,导致不孕、流产,及孕激素治疗失败。

三、子宫内膜异位症有关检查及临床意义

1. CA125　CA125是来源于上皮组织的一种高分子糖蛋白,EMT患者升高是诊断女性附件包块的一个重要标记物,但不同来源的恶性肿瘤,包括卵巢癌、子宫内膜癌、胰腺癌、乳腺癌、大肠癌等组织均有高表达。同样癌抗原724(CA72-4)也表现增高,但敏感性不如CA125,也不受怀孕及月经周期的影响。还有一个检测指标,人附睾蛋白4(HE4),在卵巢癌和良性盆腔肿块、肺腺癌等有

很高的敏感性,高于CA125,子宫内膜异位症者HE4升高不明显,故常选用CA72-4、HE4来鉴别卵巢癌与子宫内膜异位症。

2. 异位内膜间质干细胞中的白细胞介素(IL)-1β和环氧化酶(COX)-2的基因表达水平较同源在位内膜外高,使得异位内膜间质干细胞的迁移和侵袭能力明显增强,异位内膜干细胞表面分子标志物很多,认为黑色素瘤细胞黏附分子(CD146)为候选标志物,但并非其是特异标志物。

3. 白介素8(IL-8) IL-8是单核细胞分泌产生的,腹膜间皮细胞和内异位灶间质细胞共同分泌,子宫内膜上皮细胞不表达IL-8。内异症者腹腔中IL-8主要来源于腹腔液中的巨噬细胞,巨噬细胞还可产生IL-1,又进一步诱导子宫内膜间质细胞表达IL-8,此外巨噬细胞的增多又分泌更多的细胞因子,如TNF-α等,使腹腔液中的微环境发生改变,更易于异位内膜滋生。所以临床上观察EMT的病常检测IL-8。

4. 肿瘤细胞坏死因子(TNF-α) TNF-α是单核巨噬细胞所释放的细胞因子,既参与了异位内膜的黏附、侵袭、生长等环节,又与疼痛密切相关,尤其是神经源性疼痛。TNF-α能直接作用于神经元引起痛觉敏化,还可影响神经内分泌途径来刺激感觉神经纤维传导痛觉,作用于痛觉神经传导通路的疼痛。当疼痛程度加重,TNF-α则表达升高,高表达的炎症介质TNF-α可导致脊髓中枢继发炎性改变,致使慢性盆腔疼痛持续和泛化。在EMT中E₂水平与TNF-α的表达呈正相关,较高水平的E₂可诱导巨噬细胞释放TNF-α而在慢性盆腔疼痛中起作用。

5. 可溶性CD23 CD23是表达在β细胞、嗜酸性粒细胞、单核细胞、树突细胞和血小板等多种细胞表面的IgE低亲和力受体。在CD23表达于细胞表面之后,其胞外C端可以被蛋白质水解酶水解形成可溶性的SCD23,它参与了子宫内膜异位症病理生理过程的发生发展,SCD23还可诱导单核细胞释放TNF-α、IL-12等细胞因子在局部免疫异常中发挥作用。EMT患者腹腔中SCD23明显升高,因而可作为一种应用于临床的生物标记物,在预测复发和指导预后方面起作用。

6. 血管内皮生长因子(VEGF) 又称血管通透性因子(VPF),认为是至今作用最强、特异性最高的促血管形成因子。研究发现VEGF及VEGF受体与EMT病变区微血管密度增高有关,在血清中及腹腔液有表达上调的相关性,是决定内膜成功种植与生长的因素之一。检测一些趋化因子和细胞因子,如IL-8、TNF-α、IL-6、IL-10、巨细胞炎症因子(MIP-12、MIP-2)等均是增强病灶生长、血管生长信号。

7. 水通道蛋1(AQP1) AQP1参与新生血管的形成,其高表达可能是子宫腺肌病形成的原因之一。

8. 雌激素 雌激素在神经纤维的生长发育、神经递质的合成、神经元的存活、髓鞘和轴突再生过程中起到重要作用。内异症病灶内的神经出芽现象可导致痛觉过敏,E_2可促使病灶神经生长,从而增加神经过敏,起到周围神经敏化的作用,同时中枢神经系统中广泛分布着雌激素受体,雌激素与受体结合后,可以从多个水平改变伤害性刺激信息传导通路,及传导通路中多种神经递质,更使中枢敏化。E_2水平不同,对于疼痛刺激的反应不同,当E_2达到一定水平后,可明显提高机体对疼痛刺激的敏感性。E_2在病理状况下能在神经系统中发挥其作用,导致中枢神经系统对疼痛的持续记忆,致慢性盆腔疼痛的存在。

9. 孕激素受体(PR)与黏蛋白-1(MUC-1) 子宫内膜因素在孕育中起着极为重要的作用,在EMT患者在位内膜的雌孕激素受体分布异常,表明内膜间质细胞和腺细胞的旁分泌调节有异常,降低了孕激素与受体的反应性致内膜容受性降低,不适合胚胎种植。胚胎植入是妊娠的关键步骤。胚胎从植入到定位、黏着、植入内膜、侵入到基质蜕膜层,子宫有一个极短的敏感期允许受精卵着床,此时期子宫内膜具有容受性,此期称为容受期。即从月经周期的第20~24天。容受期的形成除受雌、孕激素的协调作用外,还有多种分子参与调节,其中粘蛋白-1(MUC1)是其中之一。MUC1是分布于腺上皮细胞跨膜糖蛋白,为黏蛋白家族成员,该蛋白称为多形上皮黏蛋白。MUC1主要分布于腺细胞表面,或以分泌形式存在于腺腔内。受精卵与子宫内膜上的MUC1结合,进而启动着床的过程。但EMT患者在位内膜表达周期性变化不明显,表达量少于正常人。正常人子宫内膜MUC1水平随月经周期而发生周期性变化,反复流产者子宫内膜中MUC1明显降低,子宫内膜功能受损,EMT患者MUC1表达减少,易发生流产。EMT者多有黄体功能不足,黄素化卵泡不破裂综合征(LUFS)。子宫内膜上的孕激素受体B型(PRB)在与相关配体作用后能产生对MUC1蛋白表达促进作用,孕激素受体A亚型(PRA)则起相反的抑制作用。研究发现EMT患者PRS异常改变,导致MUC1表达减少,EMT内膜容受性降低,能导致胚胎着床困难,进而致EMT患者不孕或流产的原因之一。故而检测PR及子宫内膜MUC1表达量可了解子宫内膜的状态,而进行有针对性的治疗可改善子宫内膜的容受性。检测PR,EMT患者在位内膜MUC1表达的变化与PRB呈明显的正相关,而与PRA无明显相关性。

10. 人类同源盒(HOX)基因　HOX基因受性激素水平所调控,在子宫内膜中有动态表达,介导性激素的功能,在子宫内膜生长、分化,子宫内膜的容受性,胚胎着床等方面发挥重要作用。HOX基因在胚胎着床后的蜕膜组织中继续高表达。HOX基因家族有39个基因,与子宫、子宫下段相关的是HOXA10、HOXA11,可用来评估子宫内膜容受性的分子标记。当EMT中孕激素受体表达改变或降低时,内膜组织对孕激素反应不良,导致HOXA表达减低。EMT患者的在位内膜组织中HOXA10、HOXA11基因表达在月经周期分泌期低于正常对照组。

11. 硫氧还蛋白(TRX)和硫氧还蛋白结合蛋白(TBP)-2　TRX和TBP-2的含量在EMT中起着重要的作用。TRX在细胞抗氧化、抑制细胞凋亡及多途径促进肿瘤细胞生长和增殖,促进肿瘤血管形成以及肿瘤组织浸润中起作用。而TBP-2能阻断TRX的活性,从而达到促进凋亡的作用。当EMT病情加剧，机体氧化与还原调节平衡失调，肿瘤细胞增殖、浸润、血管形成时TRX会增高。近年来TRX作为肿瘤治疗的新靶点，抑制肿瘤的研究靶点而受到关注。

12. 端粒酶卡哈尔体蛋白抗体（TCAB1） 端粒酶卡哈尔体蛋白抗体是从人肿瘤细胞中发现的端粒酶蛋白，异常表达于多种恶性细胞中。端粒酶参与细胞凋亡发生，而且TCAB1与恶性肿瘤等细胞增殖密切相关。尽管EMT是良性疾病，但其远处种植和生长特性与恶性肿瘤相类似，由此推测TCAB1可能参与了内异症的形成与发展。经研究发现内异症在位内膜表达较正常内膜显著上调，推测异常表达于在位内膜中的TCAB1在逆流子宫内膜进入盆腹腔后的异位生长、种植中发挥作用。

13. 胎盘蛋白14（PP14） 胎盘蛋白14是一种子宫内膜分泌的免疫抑制性蛋白，它能抑制自然杀伤细胞（NK）的免疫活性。研究发现，内异症病灶存在与内膜分泌反应有关的PP14蛋白表达，经丹那唑及高效孕激素治疗后显著下降。EMT病灶组织中PP14与子宫内膜异位症发生、发展及治疗中病情变化的关系具有一定的临床意义。内异症患者中PP14与血清CA125是一致的，均显著升高，经手术或GnRHa治疗后，两者均显著下降，可作为监测内异症疗效的有效指标用于临床。

14. 芳香化酶（P450） P450 arom是细胞色素P450酶系的一种，是由血红蛋白和酶蛋白构成，是细胞色素P450产物中唯一由单基因编码的酶，为雌激素合成的末端酶和限速酶。P450 arom的主要作用是将雄烯二酮和睾酮转化为雌酮和雌二醇（E_2）进入血循环和卵泡液中。生理情况下产生的P450 arom对维持正常生理内分泌功能及对人体不同部位雌激素的合成调节具有重要意义。EMT患者腹膜的巨噬细胞能增加P450 arom的表达水平和活性。巨细胞来源的产物如生长因子、细胞因子促进了组织中前列腺素E_2（PGE_2）的产生。PGE_2是EMT中P450 arom表达最有力的刺激因子，能明显诱导P450 arom的活性。P450 arom活性被PGE_2激活后，使异位内膜组织局部雌激素合成增加,局部雌激素浓度增高,又形成了一个利于异位内膜种植生长的微循环。EMT患者腹腔液中有更高水平的细胞因子,如IL-6、TNF-α是调节P450 arom活性的重要因子,研究发现EMT在位和异位内膜标本中IL-6、IL-11均有表达,而对照组无表达,提示P450 arom是受到这些细胞因子的调节而高表达的。不同部位EMT者P450 arom的表达量不同,卵巢EMT者异位子宫内膜P450 arom表达量是腹膜EMT者的8倍。临床可将P450 arom作为诊断指标用于临床。

15. 巨噬细胞移动抑制因子(MIF) MIF是一种免疫炎性因子,参与了免疫应答、炎症反应、血管生成等多种生理生化过程。其与内异症的发生有密切相关。MIF在EMT血瘀型组、气滞血瘀型组、肾虚血瘀型组在位内膜及正常对照组间比较,肾虚血瘀组中在位内膜与正常组比较差异,有统计学意义,其他各组间比较差异无统计学意义。现研究发现MIF与EMT的不孕有关。MIF导致不孕的机制可能是:①MIF使排卵、受精卵着床受阻;②MIF致巨噬细胞浓度增加,吞噬精子能力增强。所以肾虚血瘀者检测MIF与EMT不孕有一定关系。

四、治疗

1. 米非司酮 米非司酮是作用于孕激素受体的一种类固醇药物,阻断内膜对体内孕激素的反应性,对子宫内膜的生长进行干扰,阻碍其生长,达到减少及抑制病灶生长,使患者内膜萎缩、变性、坏死,缓解痛经,还可通过抑制黏附分子、免疫与炎症因子、肿瘤坏死因子等,使异位的内膜得以抑制。米非司酮效果优于孕三烯酮。研究发现EMT者血管内皮生长因子(VEGF)能促进诱导新生血管形成。肝细胞生长因子(HGF),在间质细胞-上皮细胞间起着重要的调节作用,子宫内膜在月经周期中增生及血管细胞生成、脱落与凋亡起着参与及调控作用,EMT者两者均增高,经用米非司酮后,两者均明显得以抑制,因而明显抑制了内膜血管的增生。同样用米非司酮后，作为肿瘤标志物的CA125也明显得以抑制，使之下降。

2. 促性腺激素释放激素激动剂（GnRH-α） 能降低痛觉敏感，以及减少神经原细胞膜后放电，所以能够止痛。人体正常组织细胞和变异组织中广泛存在有转化生长因子β（TGF-β）是一族具有多功能的蛋白多肽，参与腹膜损伤修复和粘连形成过程，其中TGF-β1主要参与粘连的形成，还参与细胞侵袭、增殖、血管形成等。当内异症患者的在位及异位内膜、血清、腹膜液TGF-β1呈高水平表达，应用GnRH-α治疗后TGF-β1水平降低，减轻粘连。

3. 左炔诺酮宫内节育器（LUS-IUD） 左炔诺酮宫内节育器，主要作用于子宫内膜，使子宫内膜萎缩变薄，阻碍受精卵着床，达到避孕目的。严重内异症者，以及深度浸润型内异症（DIE）使用LUS-IUD后使疼痛明显减轻，病灶缩小，在子宫内膜局部发挥作用，因宫腔局部的浓度是血循环浓度的1000倍，故作用显著。

4. 芳香化酶抑制剂（AIS） 是一种新的药物，其治疗机制一是通过抑制卵巢和卵巢外组织P450 arom的活性，降低血清和局部病灶雌激素的浓度；二是降低异位病灶局部P450 arom的表达，从而抑制或阻断上述不利的正反馈，达到治疗目的。AIS已广泛应用于治疗乳腺癌，近年来也应用AIS（如阿那曲唑1mg或来曲唑2.5mg，每天1次口服）治疗内异症，可止盆腔疼痛或减少病灶体积。

5. 姜黄素 姜黄素是从中药姜黄、三棱、莪术等药物中提取的一种黄色酸性酚类物质，可溶于甲醇、乙醇等有机溶剂，该药具有抗炎、抗氧化、抗凝、降血脂、抗动脉粥样硬化、抗肿瘤等药理作用，该药毒副作用小，价廉，服用方便等优点。药后能降低雌二醇（E_2）、雌激素受体（ER）、细胞增殖核抗原（PCNA）和血管内皮生长因子（VEGF），抑制异位内膜的生长和血管生成，起到治疗内异症的作用。

6. 大黄素 大黄素是中药大黄中的重要有效成分之一，属蒽醌类衍生物，具有抗炎、抗肿瘤、调节免疫、改善微循环、降低血黏度、抗氧化及清除自由基、促进肠道水的分泌、增强肠蠕动、抑制胰酶分泌、保护肝肾等功能。在内异症方面，大黄素可抑制血管生成，促进细胞凋亡，减弱细胞黏附及侵袭能力。实验研究大黄素能抑制血管内皮生长因子（VEGF），主要作用于内异症异位内膜间质及上皮细胞。

7. 补肾活血方　药物组成：菟丝子20g，桑寄生20g，川断15g，丹参20g，红花10g，桃仁10g，赤芍15g。实验研究能改善血内分泌功能，改善盆腔局部血液流变性，改善微循环，通过调节血管内皮生长因子（VEGF）、TNF-α及转化生长因子（TGF-β）的表达增强了子宫内膜的容受性，因而提高了EMT不孕的妊娠率。

8. 清热解毒、活血化瘀中药　基本方：金银花藤20g，三七10g，猫爪草15g，丹参15g，五指毛桃20g，王不留行10g，香附15g，陈皮6g，甘草6g，从月经第1天起服，至基础体温升高5天停药，去金银花藤、猫爪草、王不留行，加桑寄生15g、巴戟天10g、熟地黄20g至月经来潮。治疗Ⅲ~Ⅳ期内异症不孕症患者腹腔镜术后疗效观察，治疗组50例，对照组30例（对照组用促性腺激素释放激素GnRH-a），治疗组在痛经、不孕等方面疗效均优于对照组。

9. 米非司酮联合当归四逆汤　米非司酮5mg/d。中药当归四逆汤，药物组成：当归15g，桂枝15g，白芍15g，细辛3g，炙甘草10g，通草10g，大枣40g，乌药15g，熟附子12g，生姜10g。联合治疗后缓解了疼痛（89.7%），复发率低（3.4%），无不良反应，无阴道出血，无转氨酶升高，对性激素无明显影响，检测肿瘤标志物CA125下降。

五、对子宫内膜异位症的认识与治疗

1. 学术观点——肾亏瘀阻　从子宫内膜异位症的临床与体征分析，主要表现疼痛呈持续性加剧，盆腔粘连，月经不调，不孕症等，病理内异灶有出血，患者血液出现浓黏稠聚的特点。肾是生长发育的物质基础，胞脉系于肾，治疗不孕多用补肾法，取得良好的疗效。内异症的病理特征，在内异灶部位子宫内膜腺体及内膜间质出现出血,陈旧性如巧克力状,该出血中医认为是离经之血,血不循常道,溢于脉外,离经之血形成瘀血,瘀阻脉络,不通则痛,瘀阻加重出现盆腔包块。通过多年的临床实践及动物实验证实补肾祛瘀法治疗子宫内异症有很好的疗效,也支持了西医学所认为的子宫内膜异位症是一种雌激素依赖性疾病,与免疫异常关系极为密切,故而我提出了"肾亏瘀阻"的学术观点。

2. 内异消方(自创方)

药物组成:三棱、莪术、穿山甲、路路通、地鳖虫、苁蓉、菟丝子、巴戟天、淫羊藿、苏木、夏枯草、水蛭。

应用本方时应注意:①月经过多时经期停服;②阴虚内热或湿热较甚者慎用;③长期服药者可致胃痛,故应注意和胃护胃。

功效:活血补肾,祛瘀消癥。

方解:三棱、莪术理气又活血散瘀。三棱:甘辛、平,归肝、脾经,有破血行气、消积止痛之功。《开宝本草》:"主老癖癥瘕结块"。《日华子诸家本草》:"治妇人血脉不调,心腹痛,落胎,消恶血,补劳,通月经,治气胀,跌扑损瘀血,产后腹痛,血晕并宿血不下"。莪术:苦、辛、温,归肝、脾经,有破血行气,消积止痛之功,治气之滞,血瘀所致癥瘕积聚,经闭以及心腹瘀痛,食积脘腹胀痛。《本草图经》:"莪术,今医家治积聚诸气为最要之药。与荆三棱同用之良。妇人药中亦多使。"《药性论》:"治女子血气心痛,破痃癖冷气,以酒醋磨服效。"三棱偏血分,莪术偏气分,三棱配莪术,气血兼施,活血化瘀,行气止痛,化积消块力彰。两药合用增强攻逐力,是我常用的药对之一。仙灵脾、苁蓉、巴戟天补肾壮阳;菟丝子益肾增精,养肝健脾;穿山甲、路路通破瘀散结通络;地鳖虫、水蛭活血破血,散结除癥。水蛭咸、苦、平,有毒,入肝、膀胱经,有破血祛瘀、通经消癥功效,治血滞经闭,一切瘀血内阻的疾患,如子宫肌瘤、子宫内膜异位症等癥瘕积聚之症。地鳖虫:咸、寒、有小毒,入肝经,有破血遂瘀,疗伤止痛之功效,治血滞经闭,跌打损伤,及一切瘀阻于内的症候,如子宫肌瘤、子宫内膜异位囊肿、盆腔粘连等癥瘕积聚之症。二药相配,破血逐瘀,消癥散结力明显增强,止痛力佳。苏木活血通络。夏枯草清热散结。全方组合补肾活血祛瘀消癥。子宫内膜异位症属顽症,非一般活血化瘀所能取胜,故方中选用搜剔通络,破瘀散结之虫类药才能显效。本方既调节内分泌,改善免疫功能,还能祛瘀散结止痛。

适应范围:①子宫内膜异位症、痛经;②输卵管梗阻;③盆腔炎;④癥瘕结聚。

临床和试验研究:用内异消方临床治疗子宫内膜异位症258例,结果总有效率92.64%,止痛率88.6%,其中不孕109例,治愈68例,不孕治愈率为62.39%。体检有结节者,消失与缩小率为17.09%和69.23%。子宫肌瘤消失率与缩小率分别为11.54%和76.92%,卵巢巧克力囊肿消失率与缩小率分别为16.45%和75.31%。临床还进行实验检查,结果84例患者血人流变学指标除高切全血比黏度外,治疗前比正常值明显增高($P<0.05$),而治疗后又高于治疗前外,其余均获显著改善($P<0.01$)。血清内分泌激素含量测定,用放免法测定排卵期(经期第14天)血清卵泡刺激激素(FSH)、黄体生成素(LH)、雌二醇(E_2)、孕酮(P)、睾酮(T)、泌乳素(PRL)含量测定,109例患者有内分泌失调,即PRL升高,LH、E_2低下,经内异消治疗后PRL下降,LH、E_2升高,与治疗前相比有明显差异($P<0.05$)。由此说明内异消还有调整内分泌与增强免疫功能。从临床观察,子宫内膜异位症的患者临床发现其血液具有"浓"、"厚"、"聚"的特点,所以用内异消方进行用药前后的对照比较,结果:治疗后血流变学、内分泌功能、体液免疫等方面的异常指标都得到了显著的改善。除临床观察外,还用家兔进行实验,设立内异消治疗组与丹那唑对照组,结果在改变异常的血液流变学方面,治疗组与对照组相比,全血黏度、血浆黏度、红细胞压积、血沉等指标显著降低,说明能改善异常的血液流变。同时病理观察种植灶异位子宫内膜重量显著减轻,组织有萎缩迹象,说明经内异消方治疗后异位的子宫内膜显示腺体萎缩蜕变,有抑制异位内膜生长的作用。在调节内

分泌方面,内异消有双相调节作用,对低下的FSH、E_2能显著升高,对内异灶ER(雌激素受体)压积使其缩小,在盆腔镇痛方面β-内啡呔和前列腺素(TXB2、6-Keto-PG1)、β-EP低水平、前列腺素高水平,使低者升高,高者下降起到镇痛作用,综合说明补肾祛瘀之内异消其作用是多效应的,降低血黏度,调节了内分泌,调整免疫功能,抑制异位内膜生长,提高了不孕的治愈率。

小结:对于子宫内膜异位症的治疗是个世界性的课题,致力于研究的人员很多,有了很多新的研究成果与治疗策略,我认为我们中医应从中医治疗方面多下功夫,利用中医药的优势,参考西医研究的理论,创立一些有效的方药,达到镇痛、改善卵巢功能、调整免疫功能、提高子宫的容受性,提高不孕治愈率,更好地为广大妇女姐妹服务。

(李祥云)

李祥云教授学术思想和临床经验

一、重新认识天癸之实质

"天癸"一词首见于《素问·上古天真论》:"女子七岁,肾气盛,齿更发长;二七而天癸至,任脉通,太冲脉盛,月事以时下,故有子……七七,任脉虚,太冲脉衰少,天癸竭,地道不通,故形坏而无子也……""丈夫八岁,肾气实,发长齿更;二八,肾气盛,天癸至,精气溢泻,阴阳合,故能有子……七八,肝气衰,筋不能动;八八,天癸竭,精少,肾脏衰,形体皆极,则齿发去。"历代医家都对"天癸"作了不同的解释,有的认为是精,有的认为是月经,有的认为是肾水。李教授则根据自己的临床体会及对文献资料的深刻研究后,认为"天癸"不单指某一物质或某一器官或某一功能,而是一种男女均有的有形物质,有综合的功能作用,对人体的生殖、生长、发育和筋骨的盛衰有极大的影响,其实质:①是肾气的产物。所谓肾气盛,"天癸"至;肾气衰,"天癸"竭。②具有肾脏的功能。因为"天癸"至,男子精气溢泻,女子,月事依时而下,此时期如果男女交媾,就能受孕有子,这些功能又是肾的主生长发育之功能。③相当于西医学所指的激素。人体的生长、发育、衰老全靠丘脑垂体前叶所分泌的生长激素、生乳素、促性腺激素、促肾上腺皮质激素、促甲状腺激素作用的结果,若分泌正常,则人体的生长、发育就能持续正常,反之则不正常,这和《素问·上古天真论》所描写的"三七,肾气平均,故真牙生而长极;四七,筋骨坚,发长极,身体盛状","四八,筋骨隆盛,肌肉满壮"所描写的状况极为一致。而当女子"七七,天癸竭,地道不通故形坏而无子也。"这一描述和西医学所说的更年期女性卵巢功能衰退,卵巢对垂体促性腺激素反应性降低,卵泡停止发育,卵巢所分泌的雌、孕激素减少,因而对子宫内膜的周期性变化影响减弱,月经停止,进而乳房萎缩,生殖器官不同程度的退化,进一步到子宫卵巢的周期活动也停止的情况极为一致。联系起来看不难理解"天癸"相当于西医学所指的激素了。④是受神经系统所支配。《素问·评热病论》曰:"月事不来者,胞脉闭也,胞脉者属心而络于胞中,心者君主之官,神明出焉。"这就说明天癸是受心脏所控制,即受西医的中枢神经系统所控制,所以应该从广义地去认识,它与五脏有着密切的联系,是人体生殖、生长、发育、健康的重要动力。

二、提出肾亏瘀阻之观点

李教授在其五十余年的教育,科研和临床工作中,不断总结,不断创新,尊古而不守古,根据妇科疾病的特点,在理论上提出了"肾亏瘀阻"之观点,这一理论应用于临床取得满意的效果。中医的肾与西医所指的肾是不相同的两个概念。在中医理论中肾是水脏,有主生长、发育、生殖,主骨生髓,主水液之功能。肾脏的这些功能主要有赖于肾所藏的精气的充盈与否,对女子而言精气充盈则冲任胞宫得以濡养,血海依时满盈,经水调畅,易受精有子,如果肾亏经少,肾气不足,则冲任胞脉,失于濡养,冲任往往气血不畅,停滞而瘀阻,瘀阻脉络影响两精相搏,以致不孕。由此可见在生理病理上,肾亏与瘀阻关系密切。另外,在临床上瘀血阻滞形成的疾病如内异症、多囊卵巢综合征、输卵管梗阻、子宫肌瘤、肿瘤等都可以在其症状中见到肾亏精少的征象,如性功能减退,腰酸膝软,眩晕耳鸣,眼眶发黑,婚后不孕或孕后易流产,月经稀发,经行量少,舌淡。这些症状的出现或因久病或因活血祛瘀攻伐太过而损伤正气,伤及精血,妨碍血液流畅,加重瘀血的形成。且李教授在用补肾祛瘀法治疗后都取得令人满意的疗效。

三、补肾祛瘀、创立新方剂

李教授根据妇科疾病的特点及肾亏瘀阻之理论,创立了许多新方剂。如治疗输卵管梗阻的"峻竣煎"主要药物有三棱、莪术、地鳖虫、香附、丹皮参、当归、赤芍、路路通、仙灵脾、红藤、菟丝子;治疗内异症的"内异消"主要药物有三棱、莪术、地鳖虫、水蛭、仙灵脾、苁蓉、夏枯草;调理月经周期的"桃红通经方"主要药物有桃红、红花、当归、川楝子、附子、桂枝、川芎;促排卵的"促排卵方"主要药物有生熟地、山药、当归、川芎、香附、菟丝子、仙灵脾;治疗黄体功能异常的"助黄汤"主要药物有熟地、当归、杞子、红花、苁蓉、菟丝子、仙灵脾、鸡血藤。另外还有"保胎方"、"带下方"、"通乳方"、"止露方"、"外洗方"和"灌肠方"。这些治病良方都在临床上取得明显疗效,有的还通过了实验室的验证,并全部在李教授编著的专著或有关杂志上发表刊出。有些观点及处方被同行所认可,如"补肾祛瘀方"就被收录在全国中医院校《中医妇科学》5版教材内。当然临床上在应用这些良方时还要结合临床表现进行辨证施治,因为辨证施治是中医的特点和精髓。笔者近年来在为李教授侍诊中深刻体会到李教授组方用药紧紧围绕肾亏瘀阻,久病化热,久病化瘀,久病伤正的理论而展开。其中活血祛瘀之品有桃仁、红花、当归、川芎、三棱、莪术、牛膝、赤芍、鸡血藤、丹参、泽兰;补肾之品有仙灵脾、苁蓉、菟丝子、胡芦巴、杜仲、狗脊、杞子、覆盆子、锁阳；扶正之品有党参、黄芪、生地、熟地、黄精、怀山药；清热解毒之品有红藤、败酱草、蒲公英、紫花地丁、夏枯草、银花。

四、血肉有情之品的临床应用

血肉有情之品是相对草木无情之品而言，是指人及动物身上的某些具有药效部位，因它们的组织结构与人体的组织结构相似或相同，用于治病更易被人体所吸收。在妇科病中，许多疾病多因精亏血少，冲任不固引起，此时已非一般草木之品用来益气补血，补肾壮阳所能奏效，因为形不足者补之以气，而精不足者需补之以味，即血肉有情之品。李教授总结临床经验认为血肉有情之品有填精补髓，补益气血，滋养肝肾，调理冲任，破癥除瘕之功能，可应用于妇科经、带、胎、产各种疾病中出现精亏血少、气血不足、肝肾不足、冲任失调及癥瘕积聚的病症。常用药方有河车大造丸、左归丸、右归丸、乌鸡白凤丸、复方胎盘丸、龟鹿二仙膏、鳖甲煎丸；常用药物有龟板、鹿角、鳖甲、穿山甲、阿胶、坎炁、龙骨、牡蛎、乌贼骨、蚕茧、紫河车、海狗肾、蜈蚣、地鳖虫、水蛭。

五、治病调经相互结合

中医认为月经的产生是脏腑、气血、经络作用于胞宫的正常生理现象，所以月经失调也反映了脏腑、气血、经络和胞宫的病变。因此李教授认为在治疗妇科疾病时要充分考虑治病和调经的辩证关系，调经不忘辨证，而治病不忘调经。如治疗子宫肌瘤、输卵管梗阻等疾病时因为应用了大量的活血化瘀之品，因此，在行经期如仍应用会引起月经过多之苦，故不宜再用而应该用温经止血之品。而在月经结束之后，应在活血化瘀之中加入促卵泡生长发育和促排卵、助黄体的药物，如此治疗才会使病程缩短，疗效明显。

（冯锡明）

李祥云教授治疗妇科病的学术思想

一、治病求本、燮理阴阳

治病求本是李教授治疗妇科病的重要学术思想,所谓本就是疾病的本质,辨证求本,审因论治是主要内容之一,病因为本,症状为标,必伏其所主,而先期所固。中医学认为,人是一个有机的整体,整体观念和辨证施治是中医学的重要特点。李教授认为在临床必须通过四诊掌握患者婚育、年龄、形体的强弱、阴阳的偏盛、四时季节气候之常变、饮食嗜好、情志之苦乐等,所以有同病异治,异病同治,谨守病机,各司其属,这是辨证施治掌握常变的重点。把病机理论搞明白了,就不会出现阴阳混淆、表里不分、寒热颠倒、虚实不明等盲目施治,而能做到知常达变,治病求本。李教授强调,临案把脉须审因度势。妇科病较复杂,主要与经、带、胎、产有关,以血证为例:有时症状相同而原因各异,非辨证施治不易奏效,医者倘若急切图功,不辨症因,单纯止血,往往事与愿违,得不到预期效果,甚至贻误病机。如曾治一女性患者,18岁,经行淋漓,1年未净,多方求医,中西医均治疗,血仍未止。前来找李教授求诊,观前用药,有运用健脾养血止血、育肾养血止血、清热止血,甚至用西药黄体酮等方法均未见显效。李教授考虑,经行1年,时来已久,必有瘀停,致血不归经,瘀血日久必化瘀热,热扰血动,不能安伏,故治则考虑活血清热止血为法。药选丹参9g,当归9g,丹皮9g,炒地榆12g,川芎5g,益母草12g,黄芩9g,黄柏9g,乌贼骨12g,生茜草6g,炒荆芥6g,服药5剂。二诊时诉3剂药后,血即明显减少欲净,三诊守法继服7剂后,淋漓1年的经血即止,后改用补肾养血调经巩固调理3个月而愈。李教授还主张遣方用药针锋相对,主张"审其阴阳,以别柔刚,阳病治阴,阴病治阳","治病而求其本"。如治疗更年期患者,因肾气渐衰,导致肾阴阳失调,在临床上往往出现肝阳上亢,肝郁化热,心阴不足,营卫失调的症状。临床应抓住疾病本质以调肾阴阳为主,兼顾清热养心和营卫的法则,切忌一味用疏肝泻火,苦寒发散之药,以免犯虚虚实实之戒。

二、肾亏瘀阻,周期调治

李教授在学术上率先提出了"肾亏瘀阻"的观点治疗妇科疾病,疗效显著。认为"肾主生殖"对女性的一生有重要的影响。中医认为,肾为"先天之本","肾为天癸之源"。肾精是人体生长发育、生殖和维持其他脏腑正常生理活动的物质基础。《素问·上古真天论》曰:"女子二七天癸至,任脉通,太冲脉盛,月事以时下,故有子"。肾主胞宫,为冲任之本,冲任是奇经八脉中的两脉,均起于胞中。冲为血海,为十二经气血汇聚之所,任主胞胎,为阴脉之海,冲任二脉的功能受肾气主宰,要在肾气盛的条件下才能发挥其生理作用。如果肾亏精少,精血不足,则冲任胞脉失于濡养,冲任气血运行不畅,血流缓慢,甚则停滞,瘀血乃成,瘀阻胞宫则致月经不调、闭经、痛经、子宫内膜异位症、卵巢囊肿、多囊卵巢综合征、宫外孕等。瘀阻日久,久病伤正,或因活血化瘀,攻伐太过而损伤正气,伤及精血,更妨碍血液流畅,加重瘀血的形成。由此可见,在生理病理上,肾亏与瘀阻关系密切,互为因果。据此理论,临床上李教授采用补肾活血法治疗不孕症、子宫内膜异位症等取得了满意的疗效。在此基础上李教授还强调周期调治,在女性的生理特点中,最突出的是月经周期性变化,故治疗经水之病勿忘周期,尤其是对一些不孕症的治疗,李教授尤重周期。一般经前期血海满盈,应按时泻下,故用药多以活血调经为主,因其活血促使子宫内膜坏死脱落,则经血调畅,且多以温经活血药为主,少用寒凉之品,以防寒凝;月经中期则主要促卵泡成熟而使其排出,采用活血补肾,黄体期则根据不同的病情辨证用药,但注意顾护肾气。因在临床中,李教授常补肾活血,活血调周贯穿于多种疾病的治疗中。

三、用药灵活，敢为人先

李教授临证时，思维敏捷，用药灵活多变，他主张临床用药要"师古而不拘泥古"，有时辨证论治，有时则辨病论治，是为审症求因，治病求本，关键时候要勇于闯禁忌，敢为他人先，大胆创新。如他在治疗输卵管不孕时，每用益气清解之峻竣煎方，但如合并输卵管积水时则大胆加用芫花、葶苈子等，芫花每每用到3~9g，葶苈子则用到15g，此芫花被认为有毒性的中药，妇科临床少用之。李教授根据药理作用，芫花有抑菌杀虫，且有明显的利尿泻下作用，与葶苈子配合应用，对输卵管积水者，非此药不能胜任之。如曾治某患者，婚后4年不孕，造影检查提示两侧输卵管不通，左侧输卵管严重积水，李教授采用自拟峻竣煎方配黄芪、党参，加用芫花3~6g，黑白丑3g，葶苈子15g，随症加减，治疗半年而受孕。李教授认为输卵管积水多与炎症感染有关，致使瘀血阻滞，阻于脉络所致，故宜采用清解活血，祛瘀通络之法。单采用峻竣煎效果不显时，往往加用芫花、葶苈子等取效。又如，目前复发性流产患者发病率逐年上升，李教授主张孕前治疗，孕后保胎都非常重要，孕后尤其重视。过去观点均主张补肾健脾安胎为主，随着疾病谱的变化，发病因素变得复杂，且多次流产，虽有明显肾虚，但每多夹瘀，故常常加用当归、丹参、鸡血藤、赤芍等养血活血，祛瘀之品，不仅不会伤胎元，反而可以通过活血药达到改善局部微循环，从而更有利于胚胎着床，使得保胎成功率明显提高，尤其是免疫抗体阳性，血小板聚集指数增高的患者。此外，李教授尚喜用虫类药，尽管此类药多伴有毒性，但对某些癥瘕、聚类病症，如子宫肌瘤、卵巢肿块、子宫内膜异位症等仅用桃红，三棱，莪术等一般活血祛瘀之品往往难速建功效，李教授大胆选用虫类药，而达到满意疗效，如用水蛭、穿山甲、地鳖虫等治疗肿块，用蜈蚣、全蝎等治疗内异症引起的顽固性痛经，每每取效迅速。因此类药大多有毒，应用过程中注意中病即止，同时配以扶正药等可避免毒副作用。他常告诫后辈，既要胆大心细又要灵活多变,如此才能应对临床复杂多变的病情,从而取得较好疗效。

四、衷中参西,辨病施治

随着疾病谱的不断变化,李教授主张必须了解现代医学的理论技术进展及诊断检查手段等,与时俱进,采用中西医理论相互佐证去认识和治疗疾病,方可使眼界扩大,思路开拓,才能更好地解决病人的痛苦。如发病率逐年上升的某些复发性流产患者,中医往往无证可辨,但其发病原因已不再那么简单,此时必须通过现代医学全面检查,针对病因,辨病与辨证相结合施治。如免疫抗体阳性则用"抗体汤";凝血功能障碍的不忌活血化瘀,染色体异常的常用补肾清解利湿法;持续排卵障碍者,李教授尚结合西药促排卵,每在补肾活血调周期的基础上加用小剂量氯米芬诱发排卵,可提高疗效。李教授认为女性疾病,有其特殊性,有些病无全身症状而仅仅表现局部症状,故重视探索具有针对性的专病专方,再根据全身情况结合辨证。如李教授认为子宫内膜异位症是肾虚精血亏少,则成血瘀癥瘕,从而出现月经失调,瘀血阻滞,不通则痛,出现痛经等症,采用补肾活血,自拟内异消方,应用临床取得满意疗效。又如输卵管炎性阻塞不孕,往往无明显临床症状,仅仅表现为不孕,且子宫输卵管碘油造影(HSG)提示输卵管不通畅,李教授采用益气清解,活血通络,自拟峻竣煎方,辨证加减,使患者喜得贵子。此外单纯无排卵性不孕症,往往表现黄体功能不全者则用助黄汤加减,均取得满意疗效,治疗多囊卵巢综合征则用龙胆泻肝汤加减,孕后的"保胎方"等在控制临床症状助孕保胎等方面均有明显的疗效,篇幅所限,在此不予赘述。

(付金荣　张　琼)

▌▌李祥云教授运用补肾活血法异病同治不孕症 ▌▌

不孕症以"患者有正常性生活、不避孕而未受孕"为特征。造成不孕症的原因很多,最主要的是排卵障碍性不孕和输卵管炎性不孕,另外尚有子宫内膜异位症、免疫性、生殖道原因,以及原因不明性不孕等。

虽然西医学对不孕症的病因和病理生理划分很细,但是李教授根据各类不孕症的病理特点"胞宫难以摄精受孕",认为各类不孕症的病机关键在于肾气不足,冲任气血运行失调,简言之为"肾虚血瘀"。

一、肾虚血瘀的理论依据

《素问·上古天真论》记载"女子七岁,肾气盛,齿更发长;二七而天癸至,任脉通,太冲脉盛,月事以时下,故有子……丈夫八岁,肾气实,发长齿更;二八,肾气盛,天癸至,精气溢泻,阴阳和,故能有子"。可见肾中精气充盛与否是男女能否正常生育的起源。肾精充足可以促使"天癸"成熟而发挥正常生理功能,令男女生殖器官发育成熟,具备生殖能力,同时能使生殖轴功能协调,是女子行经、男子排精和男女授精受孕的先决条件。

在女子生殖领域,月经按期满溢是胞宫能够摄精受孕的标志。肾为先天之本,藏精、主生殖,是天癸之本源,月经产生的动力;肾精化血,是月经产生的物质基础,《傅青主女科》认为"经原非血,乃天一之水,出于肾中","经水出诸肾"。目前已经公认肾中精气在女性月经生理、病理中的主导作用。如果肾精充沛,阴阳平衡,天癸泌下,冲任、胞宫受肾精濡养,冲任通畅,气血和调,胞宫充盈,血海依时满盈,经水调畅,则可受孕有子。反之,如果肾精亏少,肾气不足,冲任、胞脉失养,血海不充或气血阻滞,经水逾期不至或临经淋漓不止,则种子受阻,或胎元不成,而不能有子。

肾为气血之根,若肾亏精少,肾气不足,一则推动乏力,气血运行不畅,可致瘀滞内生,王清任云:"元气既虚,必不能达于血管,血管无气,必停留而瘀";二则胞脉失于濡养,冲任气血不足,运行不畅,留滞冲任而瘀阻。而瘀血阻滞冲任、胞脉日久,累及肝、脾、肾诸脏,损耗脏气,致使脏腑功能失司,穷必及肾,损伤肾气,又加重肾虚,如此往复,导致恶性循环。可见,肾虚与血瘀存在是一种互为影响,互为转化的辩证关系。

二、不同疾病的病机和治则特点

李教授认为"肾虚血瘀"是各类不孕症的共性,但是在不同病因的不孕症中,在虚、实、寒、热、气病、血病、阴阳失衡等方面有其侧重面,下面以子宫内膜异位症、多囊卵巢综合征、输卵管炎性不孕、卵巢早衰为例,逐一分析。

1. 子宫内膜异位症　子宫内膜异位症(内异症)以痛经、癥瘕、不孕症为主证。内异症往往有一个渐进性痛经、盆腔内异病灶的发病过程,病程较长,短者数年,长者十数年。其病因多种多样,或素体气虚推动乏力,血瘀冲任;或情志不舒致肝气郁结,气机不畅,冲任瘀血内阻;或瘀热互结冲任;或寒邪内侵冲任,寒凝血滞;或肾气受损,冲任瘀血内滞。子宫内膜异位症病机存在以下特点:

(1)久病及肾,肾虚为本:内异症病程积年。李积敏之《肾虚血瘀论》曰:"久病及肾,久病则虚……虚者肾虚也……五脏六腑之虚,经络阴阳之虚,气血津液之虚,机体官窍之虚,四肢百骸之虚,百虚皆以脏腑之虚为要,脏腑之虚则以肾虚为本。本者,其根本也"。可见,疾病病程既久,必伤及正气,致使脏腑功能失司、阴阳失衡,穷必及肾。肾气不足,冲任、胞脉失于濡养,且冲任气血运行乏力、流通不畅,导致冲任失司,气血瘀阻。

(2)病久成瘀,瘀滞冲任为标:内异症在病初多表现为经行腹痛,随着病程的加深,会出现进行性痛经加剧、排卵期腹痛、性交痛、慢性盆腔痛等痛症表现。随着各类致病因素与冲任、胞宫之血胶结,日久积聚成癥,出现卵巢巧克力囊肿、盆腔内异灶等器质性病变。《素问·调经论》曰:"病久入深,营卫之行涩,经络时疏故不通",叶天士亦认为:"初气结在经,久则血伤入络"。冲任、胞宫气血瘀阻,脉络阻滞,影响两精相搏,或胎元不能内居胞宫着床,而致不孕。

(3)虚瘀相兼,病机错杂:综上所述,内异症患者机体处于肾虚与血瘀兼夹状态,肾虚可致气血不畅,瘀滞内生;瘀血损耗正气,加重气虚;并可同时见原始致病因素的影响,或肝郁、或寒凝、或热结,病机错综复杂。故而宜益肾祛瘀,阴阳调和的治法方为有效。

2. 多囊卵巢综合征 多囊卵巢综合征以月经稀发或不规则、无排卵或稀发排卵、高雄激素血症或高雄表现(痤疮、脱发)为特征,另外多囊卵巢综合征患者还可伴有高胰岛素血症或胰岛素抵抗。目前公认多囊卵巢综合征病因病机以肾虚为本。

以月经失调为主诉的多囊卵巢综合征患者临床可表现为月经后期、闭经、月经过少、崩漏。肾藏精,为先天之本。《素问·上古天真论》曰:"女子七岁,肾气盛,齿更发长;二七而天癸至,任脉通,太冲脉盛,月事以时下",可见肾主宰天癸,只有肾气充盛,天癸才能至达,才能任通冲盛,月经正常满溢。肾精、肾阴是月经来潮的物质基础,肾气、肾阳是月经来潮的动力,肾之阴阳有所失调,必然导致月经周期紊乱等病变。肾阴不足,常可出现月经后期或过少、月经稀发、闭经、崩漏等病证;肾阳不足,命门火衰,常可出现月经后期、经量或多或少、月经稀发、崩中、漏下等。

多囊卵巢综合征的另一个重要特征是卵巢多囊性改变(PCO),表现为卵巢增大如癥瘕之状,其后果是卵巢稀发排卵或不排卵。卵子是女子之生殖之精,卵子的成熟与肾精充盛与否关系密切,而卵子的正常排出又有赖于肾阳的鼓动。肾精亏虚则卵子无以滋养,难以成熟;肾阳亏虚推动乏力,既不能化生肾阴,又不能运行气血促使卵子自卵巢"破壳而出"。可见,肾虚是排卵障碍的根本原因。肾虚还导致冲任气血失常,气血瘀滞,壅阻冲任胞脉成癥,卵巢增大、包膜增厚,加重卵子难以排出。因此,李教授认为,多囊卵巢之形成,总病机为肾虚血瘀阻滞冲任,凝结成癥。

具有异质性特征的多囊卵巢综合征的病机尚存在肝火、痰浊、气郁等诸多变证,因此辨证论治时当全面考虑。李教授在以肾虚血瘀辨治多囊卵巢综合征基础上,还酌加清肝、或化痰、或疏肝治疗。

3. 输卵管炎性不孕　输卵管炎性不孕在中医学属于"癥瘕"、"热入血室"及"腹痛"等范畴。本病病因复杂,与湿热、寒湿、痰湿、情志、肾亏、气血凝滞等均可有关。外感湿热之邪侵犯胞宫胞脉,与血胶结,阻滞气血;或经行产后受寒,血遇寒凝滞;或脾肾不足,痰湿内生,阻滞胞脉气血;或情志抑郁,气机不畅,气血阻滞;或房事不节,肾气受损,冲任气血运行乏力;或脏腑虚损,气血阻遏;或手术创伤,冲任受损,血不归经,离经之血成为瘀阻,以上种种均能够导致输卵管炎症,出现或管腔阻塞,或蠕动不利,输卵管运送精、卵功能失常。

无论哪种病因,简言之,李教授认为本病属于外邪侵袭冲任胞宫,阻滞气血,恶血不去,羁留胞宫、胞脉;或脏腑功能不调伤肾,肾亏精少易致瘀,气血凝滞,阻滞冲任、胞脉,致使输卵管不通,卵子和精子不能相搏受孕。上述两个因素在输卵管因素不孕症中均非常重要,肾虚可以是输卵管血瘀的病因,也可以与其他原因所致血瘀同时出现。

李教授认为辨病与辨证结合是治疗本病的主要取向。在辨证上谨守"瘀阻胞宫、冲任"的病机,以补肾活血,化瘀通络为主。在具体治疗过程中,李教授强调辨证论治外,还需要配合灌肠等综合治疗,以提高疗效。同时遣方用药还注意月经周期的不同阶段,治有侧重,择时佐配补肾、益气、养血之品,以培根本。

4. 卵巢早衰和卵巢储备功能低下　中医虽无卵巢早衰和卵巢储备功能低下的病名,但其发病特点在中医古籍中已有记载,属

"血枯"、"血隔"、"不孕"、"经水早断"等范畴。

李教授认为肾虚为卵巢早衰的根本病机。肾为先天之本,元气之根,主藏精气,是人体生长发育和生殖的根本,而且精又为化血之源,直接为胞宫的行经、胎孕提供物质基础。《素问·上古天真论》中的女子七七理论充分地反映了肾主生殖理论,肾气的旺盛、肾精的充足对天癸的成熟、功能的发挥起着直接的影响作用,对月经的产生起着主导和决定作用。如果肾阳气不足,不能温化肾精以生天癸,冲任气血不通,胞宫失于温养,肾-天癸-冲任-胞宫轴功能低下,月水难生;如果肾阴不足,精亏血少,冲任血虚,肾-天癸-冲任-胞宫轴缺乏物质基础,致天癸不足,冲脉精血亏虚,任脉之气衰竭,胞宫胞脉失养,经水渐断。因此,肾虚会出现生殖器官发育不全或退化,初潮来迟、月经停闭、不孕等。正如《医学正传》所言:"月水全赖肾水施化,肾水既乏则经水日以干涸"。本病的肾虚既非单纯的肾阴虚,也非单纯的肾阳虚,而是阴阳两虚,以肾阴虚为主,兼肾阳不足。

同时,肝气郁结是卵巢早衰的重要病机。当今社会发展快,工作压力大,人们的精神负荷过重,特别是女性,容易情志郁结,影响健康。《万氏妇人科》云:"忧愁思虑,恼怒怨恨,气郁血滞,而经不行"。《临证指南医案》也认为:"女子以肝为先天,阴性凝结,易于拂郁,郁则气滞血亦滞"。临床上,卵巢早衰患者除了月经改变外,还表现出众多的肝气失调症候,如焦虑、抑郁、失眠、心烦易怒等。

肾虚日久,或肝失疏泄,均可导致瘀血形成。血瘀则冲任不畅,气血无以顺利下行,胞宫、胞脉、胞络失去滋养,血海不能满溢而致月经减少、稀发甚则停闭。而瘀阻脉络,又有碍肾气的生化、肾阳的鼓动、肾阴的滋养及肝的疏泄等,从而使病情进一步加重。唐容川《血证论》云:"女子胞中之血,每月一换,除旧生新,旧血即是瘀血,此血不去,便阻气化"。因此,气滞血瘀亦为卵巢早衰的重要病理环节。

卵巢储备功能低下所致的月经失调,临床常见病因病机有气血虚弱、肾气亏虚、阴虚血燥、气滞血瘀或虚实错杂,治疗时虚者补而通之,实者泻而通之,虚实夹杂者补中有通,攻中有养,其治疗目的是恢复或建立规律性月经周期,或正常连续自主有排卵月经。

三、以"补肾祛瘀"为大法的异病同治特点

李教授从中医精亏血瘀、肾主生殖理论着手,独辟蹊径,提出妇科疾病与"肾虚血瘀"密切相关的独特见解。盖肾藏精、精化血,精亏血虚,血蓄溢失常,瘀血内生,则气机不畅,瘀阻脉络则不孕。治疗则以"补肾祛瘀"为大法。瘀有轻重,治则不同,轻者仅活血行血即可,用当归、川芎、丹参等;中者为活血化瘀,用桃仁、红花、益母草;再者祛瘀通络,用三棱、莪术;重者逐瘀散结,可用搜剔之虫类药,水蛭、地鳖虫、牤虫;通管则以穿山甲、路路通为要药。

李教授临诊,在"肾虚血瘀"的基础上,首先根据发病病史和伴随证候,寻求血瘀的具体成因,分别予以理气行滞,或温经通络,或清瘀散结,或活血破瘀,或化痰软坚等方法的治疗。其次,李教授主张辨病与辨证相结合辨治不孕症。比如针对输卵管因素不孕症,必须采用西医检查手段与方法(HSG、SSG和宫腔镜、腹腔镜等)明确输卵管病变的部位、类型和程度,为辨证供必需的信息。在治疗方面则以中医辨证论治这个核心结合输卵管血瘀的病理变化来处方用药,才能取得好的效果。再次,根据月经周期微调用药,以适应不同月经时期气血阴阳的变化。

在用药方面,李教授喜用仙灵脾、锁阳、胡芦巴、巴戟天、苁蓉补肾助阳;附子、桂枝助阳散寒;党参、黄芪、茯苓、怀山药、炒扁豆健脾益气;三棱、莪术、水蛭、地鳖虫、穿山甲、路路通活血化瘀;夏枯草、象贝母、威灵仙软坚散结;地丁草、蒲公英、红藤、败酱草清热化瘀;当归、川芎、桂枝、香附、延胡、川楝子等加强疏肝理气、活血散瘀。

对于虚多瘀少的病例,李教授首选经验方仙灵脾30g,菟丝子12g,肉苁蓉12g,熟地12g,枸杞子12g,鸡血藤15g,肉桂3g,当归9g,

香附12g,红花9g。方中以仙灵脾为君药,温补肾阳,强筋骨、祛寒湿;菟丝子、肉苁蓉为臣,助仙灵脾温补肾阳;熟地、枸杞子为臣,补益肝肾,肝肾同源,肝血足则肾精旺;肉桂补火助阳,引火归原,助仙灵脾温补之功;鸡血藤补血活血,舒筋活络,与当归、熟地配伍,养血调经;香附疏肝理气,调经止痛,善治肝郁气滞诸症,为疏肝理气解郁之要药;红花性温、味辛,活血通经、散瘀调经,促进卵子"破壳而出",全方共奏补益肝肾,温经活血之功效。

对于以血瘀为主,肾虚为辅的患者,李教授使用三棱9g,莪术9g,苏木9g,水蛭12g,地鳖虫12g,夏枯草12g,菟丝子12g,仙灵脾12g,肉苁蓉12g,巴戟天12g为主方。方中以水蛭、地鳖虫为君药,水蛭咸苦平,归肝经,功擅破血逐瘀消癥,《神农本草经》云:"主恶血、瘀血、月闭,破血癥瘕聚,无子,利水道";地鳖虫咸寒,入肝经,性善走窜,作用较强,善逐瘀血、消癥瘕、通经闭,《神农本草经》曰:"主心腹寒热洗洗,血积癥瘕,破坚,下血闭";两药相须而用,破血逐瘀、消癥散结力明显增强。三棱、莪术为臣,破血行气消积;菟丝子甘温,入肝肾脾经,既能补肾阳,又能益阴精,不燥不滞,为平补肝脾肾之良药;仙灵脾补肾阳,强筋骨;巴戟天、肉苁蓉甘温,归肝肾经,补肾阳,益精血,同为臣药;苏木活血祛瘀,消肿定痛;夏枯草清肝、散结,为佐药。全方共奏活血破瘀散结,温补肾阳作用。

在调理月经中,在辨证论治的基础上,当根据月经周期中气血阴阳的变化,不断调整用药侧重以适应诸多变化。在卵泡期以滋阴补肾的促养卵泡方(当归9g,川芎4.5g,生熟地各12g,鸡血藤12g,香附12g,仙灵脾15g,菟丝子12g,怀山药12g,川楝子12g,紫石英12g,白芍9g)为主方,辨证论治促进卵泡生长。若伴痰湿内阻加苍术、白芷、青礞石、全瓜蒌、石菖蒲等;伴阴虚内热加地骨皮、丹皮、天花粉等;伴肝气郁滞加柴胡、川楝子等;伴肝郁化火加山栀子、龙胆草等;伴脾气虚弱加党参、白术、白扁豆、姜半夏等;伴肾阳不足加附子、桂枝、肉苁蓉、锁阳、胡芦巴等。临近排卵前,宜补肾活血,促进排卵,常选用助黄汤:仙灵脾30g,菟丝子12g,肉苁蓉12g,

熟地12g,枸杞子12g,鸡血藤15g,肉桂3g,当归9g,香附12g,红花9g。排卵后进入黄体期,宜补肾健脾调经,酌加鹿角片、龟板、紫石英、锁阳、胡芦巴等滋补肾精、肾阳,促进黄体功能。行经期则温经活血,行气止痛法,选用当归9g,川芎4.5g,香附12g,附子(先煎)9g,桂枝4.5g,桃仁9g,红花9g,川楝子12g,丹皮9g,丹参12g,延胡12g,熟地黄12g加减,使经行通畅。

对于输卵管炎性和内异症不孕,李教授以活血化瘀为主,补肾调经为辅,根据辨证选择内异消和峻竣煎加减。李教授多用峻竣煎治疗肾虚血瘀兼夹湿热未清的病症,方中红藤30g,败酱草30g,三棱9g,莪术9g,赤芍9g,丹皮各12g,水蛭12g,香附12g,路路通9g,黄芪12g。红藤、败酱草清热消肿,活血祛瘀;赤芍、丹皮清热凉血祛瘀;丹参活血调经,凉血消肿;三棱、莪术破血行气消积;水蛭破血逐瘀消癥;路路通主入肝经,活络通络;香附疏肝理气;并在破瘀药中加入黄芪补中益气,以扶正祛瘀。另外,李教授常嘱病人多煎150ml保留灌肠,以便从直肠黏膜直接吸收,配合口服,增强药效。再者,李教授选用穿山甲为疏通输卵管梗阻的要药。《医学衷中参西录》云:"穿山甲,味淡性平,气腥而窜,其走窜之性,无微不至,故能宣通脏腑,贯彻经络,透达关窍,凡血凝血聚为病,皆能开之"。可惜随着社会的发展,人口数增长,需求量增加,穿山甲的价格节节攀升,100g的价格达到千元左右,已不能作为常规药物使用。

（徐莲薇）

▌▌▌ 李祥云教授治疗月经病经验 ▌▌▌

一、寒热虚实,详精辨证,推崇四物

月经不调范围广,分型多,故应根据月经的期、量、色、质及伴

随的证候结合舌苔脉象,详精辨证,分辨寒热虚实。一般来说,月经提前、月经过多、经色深红,质稠者属热;月经后错、月经过少、经色紫黯,质地较稠者属寒;月经或前或后、经量或多或少、经色淡,质稀者属虚;月经过期或先后不定期、经色黯红夹有血块、经行不畅者属实。根据寒热虚实,再从中分出属于何型,选方用药并随症加减,每易取得疗效。李教授推崇应用四物汤加减变方来治疗月经病。四物汤来源于《和剂局方》,能补血活血,是妇科之圣方,有"血家百病此方通"之说。《医方集解》曰:"当归甘温入心脾,能养营活血,为血中之气药,能通血滞,补血虚,生血为君;生地甘寒入心肾,滋血养阴为臣;芍药酸寒入肝脾,敛阴为佐;川芎辛温入手足厥阴,润肝燥而补肝阴,升清阳而开诸郁,通上下而行血中之气为使也。"而且四物搭配合理,动静结合,活血和营,能共起补血调经之功,其中归芎组方为归芎散,活血调经为气药,与血药地芍相配,能行血而不伤血,地芍得归芎之助,则补血而不滞血,养五脏之阴而调经补血,四物相配,滋而不腻,温而不燥,刚柔相济,阴阳调和,使血自生。血为月经的主要成分,血的寒热虚实均可致病,以四物汤为基础方加减变化,如血虚者用四物汤加人参、黄芪组成为圣愈汤或加四君子汤(党参、白术、茯苓、甘草)为八珍汤;血瘀者加桃仁、红花为桃红四物汤或加益母草为四物益母丸;血实热者加黄芩、黄连为芩连四物汤;虚热者加地骨皮、丹皮为地骨皮饮子;血寒者去生地加人参、肉桂、莪术、牛膝、丹皮、甘草为温经汤或加艾叶、吴茱萸、肉桂、香附、续断、黄芪为艾附暖宫丸等。这样通过四物汤的加减变化,对于月经病的寒热虚实之证均可应用之。

二、注重理论,调理脏腑,阶段用药

李教授治疗月经病,重视基本理论,强调肝、脾、肾三脏的调理。叶天士云:"女子以肝为先天",调肝中以养肝疏肝为主,使肝疏泄条达为用,常选用逍遥散、四逆散加白芍、玉竹等养肝润肝之剂。脾为后天之本,是气血生化之源,脾气旺盛,运化水谷功能正常,后天水谷之精微可更充养天癸,使天癸成熟,更好地发挥作用。脾气宜升应以健脾升阳为主,常用四君子汤、参苓白术散等方,使脾健生血统血。肾为先天之本,肾藏精,精血同源,精可化血,肾主宰天癸,只有肾气盛,才能天癸至,肾气盛才能任通冲盛,月经正常。《素问·上古天真论》曰:"女子七岁,肾气盛,齿更发长;二七而天癸至,任脉通,太冲脉盛,月事以时下。"《傅青主女科》曰:"经水出诸肾"。肾以补肾填精为要,常用方药有右归丸、左归丸等,补肾中还注意阴阳互补,因为孤阴不生,独阳不长,只有使肾中阴平阳秘,才能精血俱旺,则月经自调。除上述治疗外,补肾中还应注意先后天互补,肝肾同源,精血互补,共同达到填精生血的目的。李教授尊崇刘河间在《素问·病机气宜保命集·妇人胎产论》中所言:"妇人童幼天癸未行之间,皆属少阴;天癸既行,皆从厥阴论之;天癸已绝,乃属太阴经也"的理论指导,临床上根据年龄来用药,青春期重在补肾,育龄期重在调肝,更年期重在健脾。当然也不能一成不变,还应以正确辨证治之。如青春期的少女所出现的月经不调多为肾气未充,冲任不足,故治疗应采用补肾益冲之法。常用生地、熟地、菟丝子、山萸肉、怀山药、枸杞子。如果治疗收效不显应加入血肉有情之品,如龟板、鹿角胶、脐带等,如经行量多加乌贼骨、生茜草,如此补肾益精,填补冲任,多能奏效。

女性"二七"后,肾气渐充,天癸成熟,任脉通,冲脉盛,月事来潮,在女子生理特点中,最重要的就是月经的周期性变化。李教授在治疗月经病中,根据月经周期用药,他认为行经期应顺经而下,宜行宜温,多用温经活血,行气止痛法,常选用附子、桂枝、乌药、小茴香、桃仁、红花等,使经行通畅;卵泡期宜充养发育,补益因经行血下所致的气血不足,此时多用健脾补肾养血法,常选用怀山药、黄精、石楠叶、仙灵脾、香附、鸡血藤等;在氤氲期(排卵期)宜补肾活血,促进排卵,常选用经验方助黄汤(熟地黄、枸杞子、肉苁蓉、菟丝子、仙灵脾、鸡血藤、红花、肉桂、香附等);黄体期宜填补因卵子排出后之空虚,多填精补肾,健脾调经,常选用菟丝子、肉苁蓉、锁阳、仙灵脾、巴戟天、怀山药、鸡血藤等。并且根据不同的病情辨证施治,灵活用药,但要注意顾护胃气。除了注重月经各个不同时期的用药,同时还应注意经期重治标,以缓解其症状,经后重治本,以调整脏腑功能,以期达到调整月经的目的,使月经周期、经期、量、色、质正常。

三、分清先后,重内外因,调经治本

月经病的发生是受多种因素所影响的,有外因,也有内因,如外感六淫,即风、寒、暑、湿、燥、火,其中妇科病以寒、热、湿尤为重要。内伤七情,即喜怒忧思悲恐惊之内伤。此外劳倦过度、饮食所伤、房劳损伤,或先天肾气不足,跌仆外伤等,都可伤及气血、脏腑、经络而产生病变。故调经应当分清先病后病,经不调而后生诸病者,当先调经;因他病而后致经不调者,当先治他病。如崩漏大出血后引起眩晕症,当先止血,益气止血后,血向上濡养清窍,眩晕就能好转。再如因患有某一慢性疾病,如患隐匿性肾病,导致月经失调,月经过少,甚至闭经,就应当先治好慢性疾病,待疾病控制好转,精血有源,气充血旺,则经血自会如常。治疗月经病时还要注意急则治其标,缓则治其本,如痛经剧烈时应先止痛以治标,待疼痛缓解后再辨证分型而治之;暴崩时应先塞流,缓解后再行澄源和复旧;再如血虚闭经,只能缓治补血治本,切记不能速攻破血以通经,以免犯虚虚实实之弊。

四、针灸并用,内外合治,不拘一法

李教授用药不拘一法,除了内服中药外,他还结合药物外敷、灌肠、针灸、耳穴、理疗等。譬如采用中药保留灌肠法,将口服中药多煎150ml灌肠,保留1小时为宜,经期停用,在治疗输卵管不通及子宫内膜异位症上效果显著。中药灌肠旨在通过药液的温热效应和肠黏膜吸收药液进入盆腔组织,使药力直达病所,提高局部病变

组织的药物浓度,有利于药物的吸收和粘连组织的吸收消散。输卵管阻塞经中药灌肠后在加强输卵管蠕动功能的同时,巨噬细胞明显增多,加强消炎和分解粘连。子宫内膜异位症通过内外合治后,经动物实验证明能调整激素水平直接作用于异位内膜腺体,使之萎缩减少,提高下丘脑中β-内啡肽(β-EP)水平,产生中枢性镇痛作用,提高外周血浆中β-EP的含量协调子宫功能活动。中药外敷疗法是将加热好的中药药包(口服中药的药渣),置于下腹部,通过药包的热蒸气使局部的毛细血管扩张,使血液循环加快,利用其药效和温度达到清热利湿,化瘀通络的目的。治疗痛经除了中药内服外还配合经行时王不留行子贴耳穴,取内分泌、子宫、交感等,加上针刺气海、关元、三阴交等,止痛效果非常明显,有事半功倍之能。崩漏可以针刺冲脉、关元、中极、三阴交等,以调整月经周期,耳穴取子宫、内分泌、皮质下,用于崩漏中各型的止血,还可用艾条灸隐白穴,治崩中出血。其他尚有月经先期加太冲、太溪,月经后期加天枢、归来并艾灸,月经先后不定期加肾俞、脾俞、足三里,可针、灸并用。

五、血肉有情,填精补髓,补人三宝

血肉有情之品是与草木无情之品相对而言的,即指人与动物等的血与肉之类的有情感之物。这些有情之品可以补助人的精、气、神三宝,填补人体之下元,达到调整阴阳、补益气血、补益冲任之目的。

李教授擅长使用动物类药物,尤其在月经病的治疗中善用血肉有情之品。他自拟的经验方:加味龟鹿方(党参、黄芪、龟板、鹿角粉、杞子、阿胶、百草霜、乌贼骨、生茜草、煅龙骨、煅牡蛎、脐带),功效补气益血,填精补髓,固涩止血。治疗月经过多,淋漓不净;经期提前,经色淡红;面色㿠白,舌淡;体虚月经不调等。

其他月经病如崩漏常用阿胶、乌贼骨,卵巢早衰导致的月经过少、闭经等常用龟板、鹿角片、紫河车等。

六、锻炼强身，食疗验方，预防为先

李教授在治疗疾病的同时经常关照病人：管住嘴，迈开腿，勤锻炼，畅心扉。对于月经病应当尽早及时治疗，避免精神刺激，保持乐观情绪，正确对待疾病。强壮体质，注重锻炼，增加营养，注意食疗。身体虚弱，气血不足者，多吃牛奶、瘦肉、猪肝、鸡蛋、红枣等。阴虚内热者，多食黑木耳、百合、藕、梨等。脾胃虚弱经行腹泻者多食山药、白扁豆、莲子、芡实等。痛经患者除了注意保暖，忌食生冷外，平时可以常常吃些当归生姜羊肉汤；月经过多患者除了注意休息外，可以常吃阿胶瘦肉粥、艾叶煮鸡蛋等；自我推拿足三里、三阴交、隐白等穴，可以起到强身调经的作用；推拿三阴交、合谷可以治疗痛经；艾灸至阴穴可防止月经过多；艾灸关元、足三里可治月经过少。注意冷暖气候变化，勿赤足，勿涉冷水，防寒邪侵袭致病。节制饮食，勿过食生冷及辛辣刺激、膏粱厚味之物，保护脾胃功能。注意经期卫生，适当休息，劳逸结合。

（李俊箐）

▮▮▮ 李祥云教授治疗绝经前后诸症经验 ▮▮▮

妇女绝经前后，围绕着月经紊乱或绝经，出现诸如轰热汗出、烦躁易怒、潮热面红、眩晕耳鸣、心悸失眠、腰背酸楚、情志不宁等，称为"绝经前后诸证"。在西医学称之为"围绝经期综合征"，既往称之为"更年期综合征"，是指因雌激素水平波动或下降所致的以植物性神经系统功能紊乱合并神经心理症状为主的综合征，多发生于45~55岁之间。约1/3的妇女可以平稳过渡，没有明显不适，约2/3的妇女出现程度不同的一系列自主神经功能紊乱为主的症候群。这些证候轻重不一，参差出现，持续时间或长或短，短者仅数月，长者迁延数年，影响了女性的生活和工作，降低了生活质量，危

害身心健康。

李祥云教授本着中医辨病与辨证相结合的原则,通过整体论治,对绝经前后诸症的治疗积累了丰富的经验。现将李教授治疗本病的经验整理如下:

一、病因病机

李教授认为绝经前后诸症的发生正处于妇女七七之年,肾精亏虚为这一时期妇女的内在本质,一旦体内原有的阴阳动态平衡被打破,不能建立新的平衡时,则疾病丛生,症状百出。因此,提出该病的发生以阴阳失调为关键。

1. 肾精亏虚为病之本　正如《素问·阴阳应象大论》所云:"年四十而阴气自半也,起居衰矣",指出人到四十,肾中阴精已经衰减一半,机体开始衰老。肾为先天之本,内藏真阴而寓元阳,为五脏之根,肾中之精气与人体生长发育和生殖功能的盛衰密切相关,主导着妇女经、带、胎、产的生理功能。《素问·上古天真论》云:"七七任脉虚,太冲脉衰少,天癸竭,地道不通,故形坏而无子也。"强调了妇女处于围绝经期(在当今社会工作忙累、压力大或因手术、人流损伤冲任、胞宫),肾精渐亏,天癸将绝,冲任二脉虚损,失去生殖功能。因而,李教授认为绝经前后诸症是在肾中精气亏损的基础上发生发展而成的,肾精亏虚是该病的本质。

2. 阴阳失调为发病的关键　据现代调查统计,中国妇女平均自然绝经年龄为49.5岁,与《黄帝内经》所提出的"七七之年"相吻合。此期正值妇女肾衰精亏,血海化生不足,月经向断绝阶段过渡的必经过程,机体一时不能适应,而致肾-天癸-冲任-胞宫生殖轴失调,阴阳失衡、脏腑功能紊乱,继而出现一系列的临床综合症候群。常因精血不足,不能涵摄阳气,而出现轰热汗出、焦虑烦躁、多梦寐差等"阴不足,阳有余"特征的临床症状。李教授认为,肾精亏虚既然为所有围绝经期妇女的共同生理特点,是一个自然过程,不可逆转。在此过程中,原有的阴平阳秘状态被打破,并受到情志等因素的影响,不能建立新的平衡状态,故而出现一系列的临床症状。认为必须通过损其有余,补其不足,燮理阴阳,达到新的阴平阳秘,才能使诸症得减,疾病得愈。

3. 虚火亢盛、气郁痰阻为病之标　李教授从中医学整体观念出发,认为围绝经期综合征为"本虚而标实"之证。肾为水火之宅,先天之本,肾中精气充沛则五脏得养,肾中精气虚损则五脏阴阳失调,变证百出。

(1)虚火亢盛:首先,肾与心,水火相济,若肾水不足,不能上济心阳,心火无以制约,独亢于上;精血同源,若肾精亏虚,则心血不足,心神失养,五志化火,则出现面赤心烦、夜寐不安、焦虑烦躁、心悸怔忡等症状。其次,根据"乙癸同源"理论,肝肾同源,精血同源,肾精亏虚则肝血不足,水不涵木,肝体阴而用阳,肝阴不足,则肝火亢于上。临床常见头晕目眩、急躁易怒、血压升高等表现。

(2)气郁痰阻:女性内分泌是通过性腺轴的正负反馈调控实现的,而该性腺轴又受中枢神经系统的调控,同时中枢神经的兴奋和抑制与情志活动关系极为密切。中年妇女面临家庭、生活、工作的诸多变化与压力,但肾精渐亏的生理状态,致使精力大不如前,容易产生压抑悲观、情绪波动。肝主情志,又主疏泄,精血不足,肝失所养,疏泄失常,加之情志不畅,而至肝郁气滞,气机不畅,气化功能失常,气不化津,聚湿生痰。同时肝肾相火失约,热伤津液,灼液为痰,痰阻气郁。故该病为既有"虚火浮越"的躯体症状,又有"气郁痰阻"的精神心理症状的一系列临床综合症候群,如咽部感觉异常、喜怒无常、神志恍惚等,古称之为梅核气、脏躁。

二、治则治法

李教授认为,该病的治疗总则是抓本治标以肾为本,燮理阴阳。临床处方以滋肾填精为主,佐以宁心清肝,或理气化痰,或活血祛瘀等治疗。随证灵活加减用药,以使机体适应新的生理环境,达到新的平衡协调状态。

（1）从肾论治，燮理阴阳："天癸至"则"月事以时下，故有子"，"天癸竭，则地道不通，故形坏而无子也"，可见天癸主宰着月经的来潮和闭止，生殖功能的成熟与丧失，主导着生、长、壮、老的生理变化。肾主生殖，主藏精气，为元气之根，而且精又为化血之源，直接为胞宫的行经提供物质基础。马莳《黄帝内经素问注证发微》中有论述："天癸者，阴精也，盖肾属水，癸亦属水，由先天之气蓄极而生，故谓阴精为天癸也。"可见肾中精气的盛衰与天癸的成熟和枯竭有着极为密切的关系，故而与妇科疾病的发生、发展有着密切的联系。李教授指出肾虚当是本病之本，临床多见耳鸣健忘，腰膝酸软，月经紊乱等症状。提出补肾法为治疗本病的第一大法，补肾重在调补以平衡肾之阴阳，使之恢复相对的平衡，补肾法应贯穿于治疗之始终。选方左归饮、六味地黄丸、二至丸等化裁运用。同时肾为五脏之根，肾虚则五脏皆有所虚，故治疗在补肾的同时当兼顾肝、脾、心、肺。

（2）从虚火论治：妇女七七，阴精亏损，肾水不足，肾水不能上济心火，则五心烦热、多梦寐差；肾水不能滋养肝木，则情志不畅、易惊易躁、口苦咽干；君相火旺，虚阳上亢，清窍受扰，而见头晕头昏、面目灼热；虚阳外浮，迫使玄府开阖失调，汗液时时外泄，而见轰热汗出。李教授特别提出"轰热汗出"，有别于临床常用的"烘热汗出"。虽然古人将"轰"与"烘"通用，但在现代汉语中"烘"是使热、使干的语意，有逐渐加热之意；而"轰"有雷鸣、轰击、爆炸的语意，有阵法、一阵之意，在表达上"轰"对围绝经期妇女特有的潮热汗出的强度、时间的描述更为形象、更为准确。在临床上常以天王补心丹、知柏地黄丸、丹栀逍遥散配合地骨皮、青蒿、白薇等清虚热之药运用治疗，颇有收效。

（3）从痰、瘀论治　在该病"肾虚火旺"的病理基础下，津液不能四布，被灼为痰，则出现咽中如有痰阻，吐之不出，咽之不下的梅核气。同时临床常见女性从围绝经期开始出现痰湿体质，具体表现在代谢紊乱的出现（苹果型身材；血脂、血糖、血压的波动等）。

而痰久必瘀,痰瘀交阻,百病丛生。因此,李教授非常重视化痰祛瘀治疗,以黄连温胆汤配合半夏厚朴汤,适当加入丹参、香附、赤芍等,疗效颇佳。

三、病案举例

陈某,女,51岁。2011年12月29日初诊。患者月经先后不定期10个月。末次月经:2011年10月6日,量少,7天净。平日轰热汗出,忧虑烦躁,夜寐差,骨节疼痛,头晕心慌,神疲乏力,二便调畅。舌黯、苔薄白,脉弦。妇科检查无异常。12月30日内分泌检测:促卵泡激素(FSH):112IU/L;雌二醇(E$_2$):181pmol/L。诊断:绝经前后诸症。证属肾虚火旺,气郁瘀阻。治以滋肾清热,理气化瘀,燮理阴阳。处方:枸杞子15g,生铁落30g,女贞子12g,旱莲草12g,生地黄12g,知母12g,黄柏12g,地骨皮12g,丹参12g,牡丹皮12g,淮小麦12g,络石藤12g,柴胡10g,川楝子10g,枳壳6g,羌活9g,独活9g。

二诊(2012年01月15日):服药后诸症均见减轻,轰热汗出、神疲乏力较前好转,头晕、心慌改善,夜寐安,骨节酸痛仍有。舌质仍黯、苔薄,脉弦。原法进治,前方去枳壳、柴胡、生铁落,加夜交藤30g,郁金10g,千年健12g,丝瓜络12g。

三诊(2012年01月30日):患者症状显减,前方续服,巩固疗效。

四、结语

李教授从中医学整体观念出发,认为围绝经期综合征在症状上具有多样性与变化性;病机特点上也不是孤立的,而是互为关联、相互影响;治疗也并非只一味补肾,当兼顾火、痰、瘀等标实之证,同时考虑到脏腑功能的复健,以及阴阳平衡重新建立。当在全面考虑的基础上,先后缓急地步步推进。同时由于围绝经期女性处于生理的特殊阶段,加之目前社会节奏加快、压力增大、传统生活方式的变化等因素,对精神、心理及机体适应能力的严重冲击都易使她们产生自身应对能力的不平衡,出现机体病理性改变。因此,及时沟通疏导,调畅情志,鼓励患者做好饮食、运动的自我管理有助于提高临床疗效。

(岑　怡)

▌▌李祥云教授安胎经验▌▌

对于胎漏、胎动不安、滑胎等病症,中医学积累了丰富的保胎治疗经验。随着现代医学的发展,辅助生殖技术虽被广泛应用,但孕育过程却艰辛且风云多变;由于子宫肌瘤、盆腔炎等妇科疾病的持续高发,此类妇女妊娠后亦是喜忧参半;都市白领女性高龄妊娠,同时伴随的工作、社会压力易造成孕后状况百出……此类情况,均为胎元不固之因素,李教授认为,凡妊娠期间,只要有胎元不固的因素存在,不管目前有没有胎漏或胎动不安的情况,均宜安胎治疗。

一、辨证论治

1. 肾气亏损　先天肾气不足,或孕后房事伤肾,或屡孕屡坠数伤肾气,肾虚冲任不固,胎失所系,胎元不固而致胎漏、胎动不安或滑胎。

主症:曾有堕胎史,或妊娠后阴道少量下血,血色淡黯,腰酸如折,下腹坠痛,头晕耳鸣,小便频数,舌淡苔薄,脉细弱。

治则:补肾填精,益气安胎。

方药:所以载丸(《女科要旨》)加减:党参、白术、杜仲、桑寄生、茯苓、狗脊、阿胶、怀山药等。

加减:腰酸剧加菟丝子、川断;出血多加熟地、仙鹤草;小便频数加益智仁、覆盆子;小腹坠痛加升麻、白芍。

2. 脾肾亏虚　素体脾弱,生化乏源,生血不足;先天肾气不足,或房劳伤肾或久病伤肾,脾肾亏虚,脾虚气血虚弱,肾虚无力系胎而致胎漏、胎动不安或滑胎。

主症：妊娠期阴道出血，量少色淡，腰酸肢软，少腹隐痛，胃纳不佳，大便溏薄，面目浮肿，舌质淡胖，苔白腻，脉沉细滑，迟脉弱。

治则：健脾益气，补肾安胎。

方药：安奠二天汤（《傅青主女科》）加减：党参、白术、白扁豆、怀山药、炙甘草、熟地、枸杞、山萸肉、杜仲、桑寄生等。

加减：出血多加阿胶、艾叶；腰酸加菟丝子、川断；小腹坠痛加白芍、升麻；大便溏薄加补骨脂、肉豆蔻。

3. 气血虚弱　素体血虚，脾胃虚弱，生化乏源，气血不足，血虚不能养胎而致胎漏、胎动不安或滑胎。

主症：妊娠期少量阴道出血，血色淡红，质地稀薄，面色萎黄，神疲乏力，头晕眼花，心悸气短，少腹胀痛，胎动下坠，舌质淡，苔薄白，脉细滑。

治则：益气升提，补血安胎。

方药：补中益气汤（《脾胃论》）加减：党参、黄芪、熟地、白术、陈皮、升麻、炙甘草、糯米、柴胡等。

加减：出血多加阿胶、仙鹤草；头晕加何首乌、枸杞子；腹痛加苏梗、白芍。

4. 血热伤胎　妊娠之后聚血养胎，全身阴血相对不足，阴亏生热，或情志不舒，郁结化热，或外感邪热，或素体阳盛，内热炽盛，热扰冲任，损伤胎气致胎漏、胎动不安或滑胎。

主症：妊娠期阴道下血鲜红，少腹坠痛，心烦不安，手足心热，有时潮热，唇干咽燥，口干不欲饮，大便秘结，小便黄赤，舌质红，苔薄黄，脉滑数。

治则：养阴清热，凉血安胎。

方药：保阴煎（《景岳全书》）加减：生地、白芍、怀山药、黄芩、黄柏、苎麻根、麦冬、旱莲草等。

加减：出血多加大蓟、小蓟；阴虚加石斛；大便秘结加柏子仁、火麻仁；热甚口腔溃疡加黄连、山栀。

5. 瘀血阻滞　情志不畅,肝郁气滞,气滞血瘀,或素体热甚,血受热灼,或感受寒邪,血遇寒凝,气血不畅,脉络阻滞,气血难达胞宫,胎养无资而致胎漏、胎动不安或滑胎。

主症:妊娠之后阴道出血,量少色黯,少腹疼痛拒按,面目不华,心胸烦闷,苔薄舌边尖紫斑,脉细滑。

治则:理气活血,祛瘀安胎。

方药:桂枝茯苓丸(《金匮要略》)合四物汤(《太平惠民和剂局方》)加减:当归、川芎、生地、桂枝、赤芍、五灵脂、鸡血藤、丹参、香附等。

加减:情志不畅加合欢皮、石决明;阴道出血加龙骨、牡蛎;腹痛加佛手、延胡索;偏热加丹皮、山栀;偏寒加炮姜、小茴香。

6. 冲任直伤　跌仆闪挫,或过力劳动,或服有损胎元的药物,直接损伤冲任,气血失和,胎元不固而致胎漏、胎动不安或滑胎。

主症:妊娠之后有外伤内挫史,或服有损胎元的药物,腰酸楚,腹坠胀,有时阴道出血,苔薄质淡红,脉滑无力。

治则:调和气血,补肾安胎。

方药:密斋胎漏方(《万氏妇人科》)合圣愈汤(《兰室密藏》)加减:熟地、白术、三七、苎麻根、菟丝子、川断、党参、黄芪、艾叶、当归、川芎等。

加减:出血多去当归、川芎,加阿胶;腰酸剧加杜仲、桑寄生;腹痛加苏梗、白芍。

二、其他疗法

1. 草药单方

(1)南瓜莲蒂汤:南瓜蒂3个,莲蒂5个,水煎服,治疗各种原因引起的胎动不安、滑胎。

(2)苎麻根汤:苎麻根30g(鲜根60~90g),水煎服,治疗因热导致的胎漏、胎动不安、滑胎。

2. 食疗验方

（1）黑豆菟丝子粥：黑豆50g，菟丝子30g，煮水取汁熬粥服用，有补肾养血安胎的功效。

（2）安胎鲤鱼汤：苎麻根30g，煮水取汁，放入鲤鱼熬汤服用，有补肾健脾，清热安胎的功效。

3. 按摩疗法

取穴上脘、中脘、下脘及气海、关元、中极、脾俞、肾俞等，采用按、压、点、揉、推等手法，具有疏通经络、调和气血的功能，达到健脾补肾，养血安胎的作用。

三、经验体会

1. 补肾系胎，关键所在　"女之肾脉系于胎，是母之真气，子之所赖也，若肾气亏损，便不能固摄胎元。"肾藏精，主生殖，且胞脉系于肾，肾气具有载胎之功能。肾气旺盛，五脏六腑功能协调，冲任得固，则胎安不坠。肾气亏虚，冲任不固，胎失所养，则胎漏、胎动不安；若肾精被耗，胎失运载则堕胎、小产或滑胎。李教授认为安胎之法，首当补肾，只有肾气充实才能胎安不坠，肾阴旺盛可养胎至产，无胎萎滑胎之忧，肾阳温煦而胎元发育成长。故补肾之法除益肾填精外，还要兼顾肾阴、肾阳。临床补肾系胎李教授常用寿胎丸、所以载丸等方加减。

2. 益气升提，补血安胎　朱丹溪云："血气虚损，不足以荣养其胎，则自堕"。所以，胎孕得固，除先天肾气之载养外，又赖后天脾胃水谷精微之滋长。若脾虚血弱，阴血不足，则冲任失养、胎元不固，亦会导致流产，故益气健脾养血安胎是安胎中的重要环节。对于素体虚弱或病后不久即怀孕者，李教授提倡在益气补血之中加入升提药，如升麻、柴胡等。升麻微苦微凉，有升举阳气、清热解毒之功，配用党参、黄芩、柴胡，可加强补气、升阳举陷之力。现代药理实验发现升麻有镇静作用，能抑制妊娠子宫，故能起到保胎作用。对妊娠者采用益气升提，补血固胎，是重要的安胎方法，若有流产史者，该法并配用系胎补肾法，收效更佳。

3. 经水逾期,保胎先行　有流产史者,遇有经水逾期,有妊娠可能者,先予以保胎。若月经过期不至,特别是基础体温高温相大于18天者,已有受孕可能,尽管尚无妊娠反应,李教授主张应及早重视中药保胎。对于肾气亏损不能系胎,或气血虚弱不能养胎者,极易出现先兆流产,此时若给予中药保胎,未雨绸缪,往往会取得满意的效果。李教授喜欢常用的药物有:党参、黄芪、杜仲、菟丝子、白术、白芍、黄芩、苏梗等。保胎服药时间应超过以往流产天数至少10天以上,在无胎漏、胎动不安征象后方可停药观察。

4. 测量基础体温,提供信息　受孕之后,由于孕激素的分泌增加,基础体温会维持在高温相。孕早期(孕10~12周之前)基础体温一直是稳定的,高低没有很大的悬殊,即使有变化,上下应该在0.2℃之间,一般不会超过这个范围。如果体温忽高忽低,常常提示黄体功能不足,有流产的迹象,可以在保胎过程中引起注意,故李教授建议患者孕后继续监测基础体温,以供治疗时参考。

5. 活血安胎,观念转变　尽管早在汉代,张仲景就提出了化瘀安胎的治疗经验,但以往安胎,无论病家还是医者,对活血祛瘀类药物还是慎之又慎。如今,现代医学的各类检测方法为我们诊断瘀血阻滞之证提供了许多依据,如B超,不仅可以诊断妊娠合并子宫肌瘤等癥瘕之疾,还可以了解子宫动脉血流是否受阻,还有凝血机制的测定,均为临床辨证提供了有力证据。因此,活血安胎在当下又开始受到重视。李教授认为瘀血阻滞,血行不畅,新血不生,胎失所养,则胎孕不固,此时唯有化瘀才能胎安,此即所谓"有故无殒,亦无殒也",老师常用当归、赤芍、鸡血藤、丹皮、丹参、香附等药物理气活血安胎,常用桂枝茯苓丸加减治疗合并癥瘕之胎漏、胎动不安。但同时指出施治时一定要谨慎为之,中病即止,剂量适当,忌用破气、破血等药性峻猛类药物。

6. 屡孕屡堕,孕前调养　有流产史者,特别是滑胎者,身体必然受到耗损而虚弱,脾肾气血受到影响,"预培其损"就必须得重视孕前调养。孕前李教授主张补肾调冲,待母体强健、肾气充沛之后,才可考虑摄精成孕,那时气旺胎牢,才不会重蹈胎堕之辙。补肾调冲,李教授认为对于那些准备采用辅助生殖技术的患者在孕前也同样重要。

7. 因人制宜,个化方案 《景岳全书·妇人规》云:"安胎之方不可执,亦不可泥其月数,但当随证随经,因其病而药之,乃为至善。"由于个体差异、生活环境、年龄等诸多因素不同,造成胎元不固的缘由也各不相同,以致妊娠后的状况纷繁复杂,虽同是胎漏、胎动不安,但实际诊疗过程中还是得因人而异,因人制宜,结合四诊,提倡个性化诊疗方案。

四、预防

1. 重视孕前检查 母体免疫功能异常、生殖器官异常、弓形虫感染以及某些病毒感染如巨细胞病毒感染、单纯疱疹病毒等容易引起流产。由此做好孕前检查,对于预防先兆流产非常重要。

2. 起居调摄,合理饮食,增强体质,提高机体抗病能力 适当休息,避免劳累,孕早期预防感冒、腹泻发生。

3. 治疗旧疾 既往有慢性肾炎、糖尿病、高血压,或甲减、黄体功能不足等疾病,孕前及孕早期给予积极治疗,特别是习惯性流产者,要查明流产原因。

4. 重视环境,通畅情志 孕期避免接触放射性或其他甲醛、苯、氯丁二烯等有毒有害环境,保持心情愉悦,静心养胎。

5. 妊娠期严禁房事,避免阴道检查及刺激。

（陈 霞）

▌▌▌ 李祥云教授调理产后病的经验体会 ▌▌▌

中医非常注重产后调理,尤其注重满月的调理,民间俗称"坐月子",由于生活水平的提高,非常重视产后"双满月"（60天）,尤甚者重视"大满月"（100天）的调理。在胎儿、胎盘娩出后子宫马上会缩小，但要生殖器官完全恢复至孕前的正常的生理状态需要6周的时间。这一段时间临床上称为产褥期。产褥期如果作息调理不当，就会出现一些病症，如产后发热、产后腹痛、产后身痛、产后恶露不绝、产后排尿异常、产后自汗盗汗、缺乳、乳汁自出等，与西医学的产褥期感染、子宫复旧不全、胎盘残留、产后潴留症等相似。在古代医籍中，对新产疾病有颇多记载，治法很多，极为重视。如何进行产后调理，如何产后用药，李教授尊古创新，有个人的一些看法和心得。现将李教授治疗经验介绍如下。

一、产后特点

1. 产后多虚　李教授指出主要为气血不足，治疗宜气血双补。因在孕期聚血养胎，全身相对气血不足，偏于血虚，又产时用力耗气伤血，如果产程延长，更易致气血不足，加之分娩时的出血，如果是进行剖宫产更加重了出血，造成气血亏损，从上述诸多因素来看，产后是多虚之体，多为气血不足，正如《陈素庵妇科补解》曰："产后以百日为准，凡百日内得病，皆从产后气血双亏，参求用药。"

2. 产后百节空虚　李教授指出虚者乏力，空者易外邪入侵，百节多指关节，故治疗宜益气温经通络。产时由于分娩用力，加之胎儿、胎盘娩出，子宫突然空虚，全身会发生生理性改变，骨盆、肢节等有种松软的感觉，故古人有"产后百节空虚"之说，此时易感受风寒之邪，出现产后发热、产后身痛等病症，治疗宜温经散寒通络。

3. 产后多瘀　李教授指出瘀之来源为多种，应审因治之。分娩时受寒，或产后调理不当，饮食生冷，血遇寒凝而致瘀。产后情志不畅，肝郁气滞，气滞可血瘀。如果素体血虚，加之产时失血加重血虚，血虚血流缓慢，血流不畅而致瘀。产后恶露不绝，日久而留瘀。再者如果胞衣不下，或剖宫产胞衣残留，皆为瘀阻。如果产后过早性生活则又可致瘀。还有产后感染也可致瘀。综上所述产后多瘀。瘀之宜通宜化,在通瘀化瘀时又多加用温药,温药能通利气血,又有助于化瘀。

二、产后病用药特色

1. 勿拘于产后,亦勿忘于产后 《医宗金鉴》云:"古之胎前无不足,产后无有余,此其常也,然胎前虽多余之症,亦当详察其亦有不足之时,产后虽多不足之病,亦当详审其每夹有余之症也。"产后是多虚多瘀之体,所以在治疗疾病时应考虑其产后的特点,体虚不可过补,以免补虚过度而留瘀,又产后有瘀,有瘀应祛之,如祛瘀过分则有损于机体的康复,因而要攻补适度,但又不可拘于产后而不敢用药。李教授对于治疗产后外感风寒,出现发热恶寒咳嗽头痛等症,此时就不拘于产后,应用祛风散寒,解表止咳之品,而解表散寒时亦勿忘于产后,用药不可过度,这才是治疗产后病的原则。

2. 产后宜服生化汤 这是产后多虚多瘀之需要,《医醇賸义》:"新产之后,以祛瘀为第一,无病服生化汤,有病则于治病药中加生化汤"。因生化汤有生新和化瘀两方面的作用,方中当归活血补血、祛瘀生新为主药,川芎行气活血为辅药,桃仁活血祛瘀,炮姜温经止痛均为佐药,甘草调和诸药为使药,所以有生化汤为"血瘀圣药"之说。临床上生化汤应用广泛,其目的是促进气血流通,加速子宫的收缩,利于机体的康复,在此基础上引申变化有数种,如加参生化汤,即生化汤加人参、红枣,用于产时用力过多,劳倦伤脾的逆冷而厥、自汗盗汗等;生血止崩汤,即生化汤加荆芥、乌梅、炒蒲黄、红枣,用于产后血崩;加味生化汤,即生化汤加荆芥、大枣,治疗产后血晕;另外还有参归生化汤、养荣生化汤、黄芪生化汤等等,李教授在根据患者不同症候,辨证施治,在生化汤基础上加减变化灵活应用,均取得良好的疗效。

3. 用药攻补适度,勿犯虚虚实实之弊 《景岳全书·妇人规》云:"产后气血俱去,诚多虚证。然有虚者,有不虚者,有全实者。凡此三者但当随证随人,辨其虚实,以常法治疗,不得执行诚心,概行大补,以致助邪。"产后是多虚多瘀之体,用药攻补应适度,选用药宜清轻,用药量不可过重,同时还应考虑药后是否会影响乳汁或婴儿,如消导药生麦芽可回乳,又如生大黄,母体用药后可通过乳汁会使婴儿腹泻。所以产后用药宜慎重。李教授认为产后选方用药必须照顾气血,行气勿过耗散,消导注意扶脾,散寒不宜过用温燥,清热不宜过用寒凉,滋补兼顾胃气,祛瘀养血。用药宜谨慎,勿犯虚虚实实之弊。

三、产后病证验案举隅

病案一 产后恶露不绝

汤某,女,21岁。

主诉:恶露不净2个月余。

现病史:患者剖宫产术后2个月余,恶露不净,量时多时少,色黯红,无腹痛。7月4日行剖宫产。8月30日产后B超示:子宫内膜6mm,宫腔分离,微量积液,目前因乳汁少,行人工喂养,腰酸乏力。舌红苔薄,脉细。

病机:气虚血亏,冲任不固,瘀血内阻,新血不归。

治则:补益气血,益肾固冲,清热止血。

方药:党参12g,黄芪12g,白术芍(各)12g,大小蓟(各)12g,仙鹤草30g,乌贼骨12g,生茜草6g,炒槐花9g,蒲公英30g,炒地榆15g,煅龙牡(各)30g,五倍子6g,黄芩柏(各)9g,红藤30g,紫花地丁30g,鹿含草30g,石榴皮12g,艾叶6g。7剂,水煎服。

患者告之服上药后第3天恶露已净,刻下无明显不适,为巩固疗效给予八珍汤治之。

病案分析:《医学心悟·恶露不绝》曰:"产后恶露不绝大抵因产时劳伤经脉所致也。先去其瘀,而后补其新,则血归经矣。"患者因剖宫产而冲任气血受损,气血亏虚,肾气不足,冲任不固,统摄无权,则恶露不止,并见腰酸乏力,故治疗原则为补益气血,益肾固冲,清热止血。患者服药后第3天恶露已净,因气血本亏,脾胃也虚弱,故为巩固疗效给予八珍汤益气健脾补血治之。

用药分析:方中党参、黄芪大补气血,山药、白术芍健脾生血,鹿含草止血益肾;恶露日久留瘀化热,故用红藤、紫花地丁、黄芩柏清解除热;重用止血药以图迅速止血,速战速决,故方中煅龙骨、煅牡蛎、仙鹤草、五倍子、石榴皮收敛止血,大小蓟、炒地榆凉血止血;而乌贼骨配生茜草为四乌贼骨一蒽茹丸的主要组成,既能益肾填精,又可通瘀止血,一箭双雕,综合全方配伍共奏益气固冲,清热止血,故止血迅速显效。

病案二 产后汗出

陈某,女,30岁

主诉:产后多汗3个月。

现病史:患者于2013年3月16日足月顺产一胎,产后不久出现自汗、盗汗,动则尤甚,常湿透衣服,一日换衣数次,畏风怕冷,神疲乏力,纳差,夜寐欠安,二便正常,带下多,色白。舌红苔薄白,脉细数。

病机:产后气随血流,阴阳两亏,气血亏虚。气属阳,血属阴,气虚卫阳不固,腠理不实,则自汗;阴血虚,阴虚内热迫汗外出,则盗汗。

治则:补益气血,养阴敛汗。

方药:龟板18g,鹿角片9g,知母9g,煅龙骨30g,煅牡蛎30g,桂枝6g,黄芪30g,太子参30g,鸡血藤30g,碧桃干12g,浮小麦30g,五味子6g,升麻9g,白术15g,白芍15g,红枣12枚。

二诊:药后汗出即减。舌红苔薄白,脉细。

方药:上方加麻黄根9g,乌贼骨12g,五倍子6g,生茜草6g。

三诊:药后汗出已止,仍有畏寒。舌红苔薄白,脉细。

方药:6月25日方加附子(先煎)9g,党参30g,麻黄根9g,糯稻根30g。

药后汗出未作,畏寒消失。

病案分析:《大全》曰:"产后虚汗不止者,由阴气虚而阳气加之。里虚,阳气独发于外,故汗出。血为阴,产则伤血,是为阴气虚。气为阳,其气实者,阳加于阴,故令汗出。"产后气随血流,阴阳两亏,气血亏虚,气属阳,血属阴,气虚卫阳不固,腠理不实,则畏风怕冷、自汗出,阴血虚,阴虚内热迫汗外出,则盗汗;气血两亏失于濡养,则神疲乏力、失眠、纳呆。舌红脉细数,为气阴两虚之征,故治疗大法为补益气血,养阴敛汗。

用药分析:方中龟板滋阴走任脉,鹿角温阳走督脉,一阴一阳,相互为用,调补阴阳;黄芪、太子参、党参、白术健脾补气养血;知母清内热;桂枝发散风寒,温经通脉,配伍白芍、大枣为桂枝汤之组成,调和营卫;碧桃干、糯稻根、浮小麦、五倍子、五味子能收敛止汗。纵观全方,主要应用龟鹿二仙汤,补益气血,调整阴阳,温经散寒敛汗,故药后汗即止,疗效明显。

病案三 产后乳少

胡某,女,34岁。

主诉:产后2个月余,乳汁少。

现病史:患者顺产一女婴,恶露42天净,平素体健,产后乳汁少,色清淡,乳房柔软,无结块,纳可寐安,二便正常。舌红苔薄白,脉细。

病机:产后七情所伤,肝失调达,气机不畅,气血失调,以致经脉涩滞,阻碍乳汁运行,又木郁克土,脾失健运,气血生化不足,无以化乳,因而缺乳。

治则:疏肝健脾,活络通乳。

方药:党参12g,黄芪12g,白术12g,陈皮6g,香附12g,茯苓12g,枸杞12g,柴胡9g,王不留行子9g,通草6g,路路通9g,漏芦9g。

药后乳汁明显增多,停药后乳汁又减少,无结块,纳可寐安,二便正常。故于上方加熟地12g,桔梗6g继服,乳汁正常分泌。

病案分析:缺乳,见清代许廷哲《保产要旨》。《傅青主女科》:"少壮之妇,于生产之后,或闻嫌淬,逐致两乳胀满疼痛,乳汁不通,人以为阳明之火热也,谁知是肝气之郁结乎!夫阳明属胃,乃多气多血之府也。乳汁之化，原属阳明，然阳明属土，壮夫妇产后，虽云亡血，而阳明之气，实未尽衰，必得肝木之气以相通，始能化成乳汁，未可全责之阳明也。盖乳汁之化，全在气而不在血。今产后数日，宜其有乳，而两乳胀满作痛，是欲化乳而不可得，非气郁而何……治法宜大舒其肝木之气，而阳明之气血自通，而乳亦通矣。"患者平素体健，产后乳少色清，脉细，此均为肝气郁滞之候，故治疗法则为疏肝健脾，活络通乳。

用药分析：方中柴胡、陈皮、香附疏肝解郁；枸杞养血滋液；黄芪补气；党参、白术、茯苓为四君子汤之组成，补气健脾，调和气血；王不留行子、漏芦、路路通活络下乳；通草宣络通乳。纵观全方，疏肝健脾，活络通乳，配伍得当，药后乳汁明显增多，效果佳。

四、产后调护

1. 调情志、慎起居、调饮食　情绪安定，精神愉快，生活应有规律，哺乳应定时，注意寒暖，随时增减衣服，天热房间温度适中，多开窗使房间空气流通，但避免当风直吹，饮食宜多样化，勿食生冷、香燥、油腻、辛辣刺激之物，可吃活鲫鱼以及通乳之品，可多吃新鲜蔬菜、水果。饮食不宜过饱或过饥，多吃富含营养的食品，并可适当补充维生素。

2. 勤卫生　产后注意卫生，牙齿每天刷，阴部每天洗，尤其是会阴有伤口者，应用极淡的高锰酸钾水洗，适当洗头、洗澡、勤换衣服，尤其是汗出之后，不要穿湿冷衣服。乳头最好是每次喂乳前、后均清洗。

3. 禁房劳　即禁房事与不要过度疲劳，产后未满月之前严禁房事，以免感染，此外不可过度疲劳，要好好地休息，以利于生殖器官的复原及机体的康复。

4. 排恶露　恶露应在20天内干净，为使恶露尽快排出，产后宜服生化汤，恶露及时干净，可避免产后感染，并利于生殖器官的尽快复原。

5. 需避孕　产后在哺乳期一般来说是不会排卵的,但是例外情况也有之,故产后即应注意避孕。有的产后无乳,或产后未能哺乳,这时更应注意避孕,以防再次妊娠。

（周　琦）

▌▌ 李祥云教授临床常用药对探析 ▌▌

1. 海螵蛸-茜草　海螵蛸、茜草为对,出自《黄帝内经》"四乌鲗骨一藘茹丸"。《素问·腹中论》"岐伯曰:病名血枯。此得之年少时,有所大脱血,若醉入房,中气竭,肝伤,故月事衰少不来也。帝曰:治之奈何? 复以何术? 岐伯曰:以四乌鲗骨一藘茹,二物并合之,丸以雀卵,大如小豆,以五丸为后饭,饮以鲍鱼汁,利肠中及伤肝也。"方中乌鲗骨即海螵蛸,味咸、涩,性微温,入肝、肾经。有收敛止血、固精止带之功。藘茹即茜草,味苦,性寒。归肝经。有凉血止血,活血祛瘀之功。李教授认为两者配伍,能通能止,即既能通经,又能固经止带。临床常用于月经不调,或月经过多,或崩漏,或闭经,或带下不止。

临床应用:根据《黄帝内经》是四与一之比,李教授临证多用海螵蛸:茜草为2.5:1,取海螵蛸15g,茜草6g,常用于治疗:①闭经:常配伍熟地、白芍、当归等同用。②月经过多:常与陈棕炭、仙鹤草等同用,对月经过多者止血作用较好,并且止血不留瘀。③止带下:常配伍牡蛎、椿皮、鸡冠花等,用于肝肾不足所致带下效果好。④助孕:常配伍菟丝子、胡芦巴、肉苁蓉,能促排卵、改善黄体功能,有助于受孕。

2. 穿山甲-路路通　穿山甲性味咸,微寒。归肝、胃经。有活血通经,下乳,消肿排脓之功。张锡纯《医学衷中参西录》指出穿山甲"气腥而走窜,其走窜之性无微不至,故能宣通脏腑,贯彻经络,透达关窍,凡血凝血聚为病,皆能开之。"《本草从新》谓穿山甲"善窜,专能行散,通经络,达病所"。路路通,性味苦,平。归肝、肾经。有祛风活络,利水通经之功。穿山甲与路路通协同使用,有很好的通络作用。

临床应用:穿山甲常用量为5g(研末)。既往常用量为12g,因货源紧俏,价格昂贵,目前用量常改为粉剂冲服用于临床。路路通常用量为9g。本药对可用于:①输卵管不通:穿山甲配伍路路通为治疗本病的要药,临床及动物实验所证实,并常与三棱、莪术、地鳖虫、夏枯草、紫花地丁等同用,软坚散结,活血化瘀、清热解毒。②通乳:可配伍王不留、黄芪、通草、漏芦,用于产后乳汁不下。③通经:用于血滞经闭,常配伍川牛膝引血下行。

3. 当归-川芎　当归味甘、辛,性温。归肝、心、脾经。具有补血、活血、止痛、润肠功效。川芎味辛,性温。归肝、胆、心包经。有活血行气,祛风止痛之功。当归质润而腻,养血之中有活血之力;川芎辛温而燥,善于走行,有活血行气之功。当归偏养血和血,川芎偏行气散血。川芎与当归配伍,名曰佛手散(出自许叔微《普济本事方》)。二药伍用,活血、养血、行气三者并举,且润燥相济,当归之润可制川芎辛燥,川芎辛燥又防当归之腻,使祛瘀而不耗伤气血,养血而免致血壅气滞。共奏活血祛瘀、养血和血之功。李教授临床在经期、排卵期喜用此药对,补血活血。剂量上李教授通常当归:川芎1.5∶1,当归9g,川芎6g。现代药理研究表明,归芎药对1.5∶1水提物的总补血效应最好,醇提物的总调经止痛效应最好。归芎药对中芳香酸和苯酞内酯都对养血补血、活血化瘀和调经止痛功效具有贡献,芳香酸更偏重于养血活血,苯酞内酯更偏重于调经止痛。

临床应用:①月经不调:常配伍生熟地、白芍,养血调经。②痛经:常与桃仁、益母草、延胡索等同用,并可用于产后恶露腹痛。③人流后阴道出血淋漓:常与黄芪、炮姜等同用,促进子宫的收缩。

4. 龟板-鹿角胶　龟板味甘、咸,性寒。归肝、肾、心经。具有滋阴潜阳,益肾健骨,养血补心之效,适用于肾阴不足者。鹿角胶味甘、咸,性温。归肝、肾经。功能补肝肾、益精血,亦适用于肾阳不足者。龟板配鹿角,为血肉有情之品,是龟鹿二仙胶的主要组成,一阴一阳,补肾中之阴阳。李教授临床多用于肾精亏虚之证,龟板常用量为18g,鹿角胶常用量为9g。

临床应用:①卵巢功能早衰、绝经期综合征:常与紫河车同用,每多取效。②男性阳痿早泄,女性卵泡发育欠佳:常配伍山药、巴戟天、菟丝子、肉苁蓉、熟地补肾填精。③雌激素依赖性疾病,如乳腺增生等:该药对有对抗雌激素作用。

5. 阿胶-艾叶　阿胶始载于《神农本草经》,味甘,性平。归肺、肝、肾经。有补血止血,滋阴润肺之功,为良好的补血药,适用于临床血虚诸症。有"补血圣药"之美名。艾叶味苦、辛,性温。归肝、脾、肾经。具有温经止血,散寒止痛,安胎的作用。阿胶与艾叶合用,出自于《金匮要略》胶艾汤。阿胶长于滋阴补血止血,艾叶长于暖宫止血。二药合用,有养血止血,调经安胎之功。

临床应用:李教授临证一般用阿胶9g,艾叶6g。用于:①月经过多:常与仙鹤草、煅龙骨、煅牡蛎等同用;②产后恶露不净。③虚寒性胎动不安:此次阿胶不能用酒,当以水蒸。并常与白术、白芍、熟地等同用。

6. 生地黄-熟地黄　生地黄味甘、苦,性寒。归心、肝、肾经。有清热凉血,养阴生津之功。熟地黄为生地以酒、砂仁、陈皮为辅料,反复蒸晒而成,味甘,性微温。归肝、肾经。有养血滋阴,补精益髓之功。二黄散出自《保命集·下卷》,功效为"怀孕胎漏下血,或内热哺热,或头痛头晕,或烦躁作渴,或胁肋胀痛。"《本草正》谓其"阴虚而神散者,非熟地之守,不足以聚之;阴虚而火升者,非熟地之重,不足以降之;阴虚而躁动,非熟地之静,不足以镇之;阴虚而刚急者,非熟地之甘,不足以缓之。"

生地黄、熟地黄两者皆归肝肾经,俱可清肝肾虚火,补肝肾阴精,合用起协同作用,增强补益之力。其中生地黄偏于清热,熟地黄偏于养阴。李教授认为血虚患者易生内热,养血同时,适当配以清虚热之品能增强养血疗效,生地有清热之功,故常将熟地与生地合用。此外,熟地性滋腻,生地与熟地配用,能缓和熟地的滋腻之性。因此,生地与熟地,一寒一温,共入肝肾之经,补血调经之功更佳。

临床应用:①月经不调:属肝肾不足,阴血亏虚者。常与牡丹皮、丹参等同用。②不孕症:属肝肾不足,证见婚久不孕,月经不调,头晕耳鸣,腰膝酸软等。如伴见畏寒肢冷,熟地用量增加,既增精又补血。其他常与巴戟天、淫羊藿、紫石英等同用。③卵巢功能减退、绝经期综合征等。

7. 牡丹皮-丹参 牡丹皮苦、辛,微寒。归心、肝、肾经。清热凉血,活血散瘀。《本草纲目》曰:"和血,生血,凉血,治血中伏火,除烦热。"丹参苦,微寒。归心、心包、肝经。活血祛瘀,凉血消痈,养血安神。《本草纲目》:"活血,通心包络。治疝痛。"牡丹皮与丹参均性微寒,凉血活血祛瘀,两者相须为用,能增强凉血活血之功。

临床应用:牡丹皮、丹参常用量均为9~12g。用于:①调经:常与泽兰、泽泻、赤芍、当归等配伍。②慢性盆腔炎:常与红藤、败酱草同用,一方面活血化瘀,一方面清热解毒。③排卵障碍:常与红花、柴胡、党参、黄芪同用。④输卵管不通:常与穿山甲、路路通配伍使用。⑤男性前列腺炎:常配合萆薢、石菖蒲、龙胆草等。

8. 椿皮-墓头回 椿皮味苦、涩,性寒。归大肠、胃、肝经。有清热燥湿,涩肠,止血,止带之功。《本草备要》:"治湿热为病,泄泻,久痢,崩带,肠风,梦遗,便数。有断下之功。"墓头回为败酱科植物异叶败酱、糙叶败酱的根,野生于墓地及荒地边。性味辛、苦,微寒,入肝经,有泄热止血、收涩之功,主治温疟,妇女崩中,赤白带下,跌打损伤。煎煮时气味臭,但药入口时无臭味感。椿皮与墓头回合用,是治疗带下的要药,尤其是久治不愈的带下。李教授临床椿皮常用量为12g,墓头回常用量为9g,如湿热重可加倍应用。

临床应用:①带下:可配伍黄柏、苦参。②崩漏:可配伍生地、地骨皮、槐花炭、煅龙骨、煅牡蛎等。

9. 稽豆衣-玉蝴蝶　稽豆衣甘,平。归肝经。养血平肝,滋阴清热。玉蝴蝶又称木蝴蝶,始载于《滇南本草》。其味苦、甘,性凉,入肺、肝、胃经。具有清肺、疏肝、和胃的功效。

临床应用:稽豆衣与玉蝴蝶配伍,一方面可以养血疏肝,一方面可以润肺和胃,李教授临床多用于治疗面部痤疮,或面部色素沉着,有美容养颜之功。一般稽豆衣常用量为9g,玉蝴蝶质轻,常用量为3g。

10. 金银花-甘草　金银花味甘,性寒。归肺、胃、大肠经。有清热解毒之功。甘草味甘,性平。归心、肺、脾、胃经。功能补益脾气,润肺止咳,缓急止痛。甘草生用,还有解毒之功。金银花配甘草,出自银花甘草汤(《医学心悟》),功能清热解毒。现代药理研究,金银花的水提物能明显提高小鼠腹腔巨噬细胞吞噬巨红细胞的吞噬百分率和吞噬指数,并显著提高血清凝集毒物的抗体水平。其提取物对急性、慢性炎症和肉芽肿均有明显的抑制作用。甘草中甘草甜素是一种有效的生物应答修饰剂,可间接增加 γ -干扰素的分泌,以发挥干扰素诱导作用。甘草酸对小鼠NK细胞的活性具有明显的增加作用,对人末梢血中NK细胞活性也有类似的增加作用。

临床应用:李教授临床金银花常用9g,生甘草6g。用于:①清除体内产生的某些免疫抗体,如抗子宫内膜抗体、抗精子抗体、抗巨细胞病毒抗体、抗风疹病毒抗体等。常与荆芥、防风、羌活、独活等同用。②调节体内免疫反应,如降低升高的CA125,CA199到正常值。③口腔溃疡:常与野蔷薇花同用。④盆腔炎:常与红藤、败酱草等同用,以增强清热解毒力度。⑤尿路感染:常配车前子、瞿麦、萹蓄等通利小便之品。

(周毅萍)

李祥云教授常用止血药对在妇科血证中的应用体会

妇科出血证的常见病有月经过多、崩漏、妊娠出血、产后恶露不绝等病，治疗需采用止血法。但在具体使用止血药时，必须本着辨证求因和审因论治的原则，辨寒、热、虚、实，分清标本缓急，究其出血的原因。李教授治疗出血病症有着丰富的经验，擅长辨病与辨证，治标与治本，处方灵活，遣药精当，特别善于运用药对配伍来治疗妇科出血疾病，其运用中药配伍的相须相使，以增加原有疗效。本人随师侍诊2年，在学习止血药对的应用中受益颇多，李教授常用阿胶加艾叶来养血止血安胎，以石榴皮加明矾来加强固涩止血，用白芷加鸡冠花凉血止血，以五味子加五倍子敛汗止血。现将常用止血药对结合病案分析分别介绍如下：

一、胎漏（养血止血安胎）

【药对】阿胶、艾叶

妊娠之后，必须气血充盛，才能胎元牢固。胎漏病人，多属气血虚弱，肾气亏损。故需用阿胶加艾叶养血止血、温经散寒。阿胶甘，平。入肺、肝、肾经。有补血止血，滋阴润燥之功。治血虚证，吐血，尿血，便血，妊娠下血，崩漏，阴虚心烦失眠，肺虚燥咳等。艾叶苦、辛，温。入肝、脾、肾经。有温经止血，散寒止痛之功。治崩漏，月经不调，经行腹痛，带下。《本草述钩元》中云："古方调经，多用艾叶，与疗崩漏及妊娠下血，皆合阿胶投之，以阿胶入手太阴为气中之阴，艾叶入肝、脾、肾三经，为血中之阳，有升有降，和合以调气而即以固脱也。"阿胶功专滋阴补血止血，艾叶长于暖宫止血，两药合用出自《金匮要略》芎归胶艾汤，养血止血，调经安胎，标本兼顾。《本草纲目》云："胶艾汤治虚痢及妊娠产后下血，尤著奇效。"

典型病案：

茅某，女，40岁。

主诉：停经45天，尿HCG阳性，阴道少量出血3天。

现病史：患者结婚10年因卵巢功能下降在妇产科医院多次经西医调经和促排卵治疗，期间加中药补肾养血活血治疗半年，曾生化妊娠1次。末次月经2014年2月2日，自测尿HCG阳性，稍有晨起恶心，前天起阴道少量出血，淡红色，无腹痛。在上海妇产科医院测血HCG 17938mIU/L，P 40nmol/L，B超：子宫内见孕囊和卵黄囊，今来我处要求中医药保胎治疗。刻下诉腰酸乏力，头晕恶心，阴道少量淡红色血，舌质淡红，苔薄白，脉细。

诊断：胎漏。

病机：脾肾两亏，气血虚弱，胎元不固，发为胎漏。

治则：益气补肾，养血止血。

方药：艾叶6g，阿胶9g，党参12g，黄芪12g，白术12g，白芍12g，仙鹤草12g，杜仲12g，狗脊12g，桑寄生12g，苎麻根12g，南瓜蒂9g。

之后按上方随症加减，每周1次复诊，半个月后阴道出血止，保胎至孕16周，随访及产前登记检查，一切正常。

评析：本案患者年已四十，卵巢功能下降，属肾气虚弱，冲任不固，其在早孕期间出现阴道出血等胎漏迹象，极易发生流产。故用党参、黄芪、仙鹤草健脾益气养血止血安胎；再加以阿胶、艾叶养血止血，暖宫安胎。杜仲、狗脊、桑寄生补肾固胎，白术、白芍健脾养血，苎麻根、南瓜蒂加强清热安胎，全方共奏益气补肾，养血止血安胎的功效。

二、产后恶露不绝（固涩止血）

【药对】石榴皮、明矾

分娩时产程延长，过分疲劳，或分娩受寒，血瘀寒凝，血瘀于内，若气虚冲任不固，则恶露日久不止，治疗需加石榴皮、明矾固涩止血。石榴皮酸、涩，温。入大肠、肾经。有涩肠、止血、驱虫之功。治久痢久泻，便血脱肛，遗精滑泄，崩漏，带下，虫积腹痛。明矾酸、涩、寒。入肺、脾、胃、大肠经。有消痰燥湿,止泻,止血,解毒杀虫之功。治癫痫喉痹,胃与十二指肠溃疡,子宫脱垂,白带泻痢,鼻衄、水火虫伤等。

石榴皮与明矾在《医钞类编》介绍云:"治脱肛,石榴皮、陈壁土、白矾少许,浓煎熏洗,再加五倍子炒研敷托上之。"石榴皮与明矾二药均有酸涩收敛之功,一温一寒配伍相当,二药相配作用增强,共起着固涩止血止带的功能。

典型病案:

刘某,女,32岁。

主诉:剖宫产后阴道流血2个月。

现病史:患者为妊娠合并子宫肌瘤。于孕38周剖宫产,产后2个月阴道出血未净,呈褐色少量间断性出血,无腹痛。现哺乳期,乳汁通畅,产后42天检查,腹部伤口及子宫收缩良好,但阴道有少量出血,色黯红。刻下:神疲乏力,头晕目眩。苔薄黄,舌红,脉细数。

诊断:产后恶露不绝。

病机:气血亏虚,冲任不固。

治则:补益气血,益肾固冲,清热止血。

方药:石榴皮9g,明矾9g,党参12g,黄芪12g,漏芦9g,路路通9g,通草9g,大小蓟(各)12g,炒地榆15g,乌贼骨15g,生茜草6g,煅龙牡(各)30g,炒槐花9g,仙鹤草15g,山稔根15g,五倍子6g。

以上方随症加减,每周1次复诊,2周后阴道出血止。

评析:患者产后恶露一般在3周应干净。患者剖宫产术后2个月恶露仍未净,加上患者有子宫肌瘤病史,可能影响了子宫收缩。故其为虚和瘀引起的冲任受损,虚损收摄无力。本案以路路通、通草、漏芦活血化瘀通络下乳;党参、黄芪益气提升;明矾、石榴皮固涩止血;煅龙骨、煅牡蛎、五倍子收敛止血;乌贼骨配生茜草既益肾填精,又可通瘀止血;大小蓟、炒地榆、炒槐花、仙鹤草凉血止血。全方补益、化瘀、收敛、固涩、止血,用药全面合理。另提醒忠告,明矾含铝,中病即止,不宜久用。

三、经间期出血(凉血止血)

【药对】白芷、鸡冠花

经间期出血,多发生于两次月经的中期,历时数日,血量较少,主要因为平时湿热内伏冲任,月经中期以后,冲任脉道逐渐充盈,功能为阳,阳盛则热,引动内伏之湿热,湿热入于血络,则伤血动血,引起阴道出血,一般量少或白带中夹有血丝。故用白芷加鸡冠花清热燥湿、凉血止血。白芷辛,温。入肺、脾、胃经。有祛风解表、燥湿止带之功,治疮疡肿痛,带下增多,阴户瘙痒。《本草经疏》曰:"白芷,味辛气温无毒,其香气烈,亦芳草也。入手足阳明、足太阴,走气分,亦走血分,升多于降,阳也。性善祛风,能蚀脓,故主妇人漏下赤白。"现代研究证实,白芷有一定的抑菌作用。鸡冠花甘、凉。入肝、肾经。有凉血、止血之功,治吐血、便血、月经不止、带下、赤白痢。白芷配鸡冠花,一温一凉,作用一在表一在里,肺、脾、胃、肝、肾五经同治。

典型病案:

李某,女,31岁。

主诉:经间期出血3个月。

现病史:患者结婚2年,已剖宫产一女,产后放环半年。平时月经周期30天左右,尚规则,在两次月经的中间时期阴道出血,量中等,色红,无血块,2~3天后白带中夹有血丝,伴腰酸头晕,口渴尿黄。苔薄黄,舌红,脉细数。

诊断:经间期出血。

病机:脾肾亏虚,冲任不固,湿热内蕴,血热妄行。

治则:益气补肾,清热化湿,凉血止血。

方药:白芷9g,鸡冠花9g,党参12g,黄芪12g,鹿角片9g,龟板18g,杜仲15g,阿胶9g,煅龙牡(各)30g,大小蓟(各)12g,炒荆芥9g,炒槐花9g,仙鹤草15g,椿根皮15g,土茯苓30g。

以上方加减服药2个月后,期中未再出血。

评析：该案患者有剖宫产史，有放环后出现带下伴血丝及经间期出血，平时腰酸带下头晕，为脾肾亏虚、湿热内侵，累及任带，使任脉失固、带脉失约所致，本病为本虚标实证，虚在肾阴不足，实在湿热邪毒。故方中白芷配鸡冠花燥湿止带、固涩止血；椿根皮、土茯苓、炒荆芥清热利湿解毒；党参、黄芪、阿胶补气养血止血；鹿角片、龟板、杜仲补肾益精；大蓟、小蓟、炒槐花、仙鹤草凉血止血；煅龙骨、煅牡蛎固涩止血止带。全方攻补兼施，标本兼治，故出血白带即止。

四、围绝经期月经失调（敛汗止血）

【药对】五味子、五倍子

妇女绝经前后，由于肾气渐衰，冲任亏虚，精血不足，阴阳失调，脏腑功能紊乱，易出现月经失调，经期延长，经量多或淋漓不净，常伴有轰热汗出，失眠健忘，五心烦热，心悸怔忡等自主神经功能紊乱的症状。故用五味子、五倍子敛汗止血。五味子酸，温。入肺、肾经。有敛肺滋肾，生津敛汗，涩精止泻之功效。《本经》云：五味子"主益气，咳逆上气，劳伤羸瘦，补不足，强阴，益男子精。"治久嗽虚喘，津少口渴，体虚多汗，精滑不固，久泻不止。五倍子酸、咸，寒。入肺、肾、大肠经。有敛肺降火，涩肠止泻，敛汗止血之功效。《本草纲目》曰："其味酸咸，能敛肺止血，化痰，止渴、收汗；其气寒，能散热毒疮疡，其性收，除泄痢，湿烂。"治肺虚久咳，久痢久泻，痔血，便血，体虚多汗，便溏泄泻。五味子味酸收敛固涩，性温而不热不燥，益气生津，补肾养心。五倍子味酸性寒，有使血液凝固之作用。两药合用一温一寒相互配合又相互制约，有收敛止血、止带之功效。

典型病案：

石某，女，49岁。

主诉：经期延长伴淋漓出血3个月。

现病史：患者以往月经周期30天左右，尚规则，近3个月月经经期延长至10余天,周期23天左右,量中等,色红,无血块,经净数天后白带中夹有血丝,曾在某医院体检,排除宫颈病变和子宫肌瘤等器质性疾病。伴腰酸头晕耳鸣,轰热汗出一日数次,失眠健忘,口渴尿黄。苔薄黄,舌红,脉细数。

诊断:绝经前后诸证。

病机:肾阴虚冲任失调,心肾不交。

治则:滋阴潜阳,敛汗止血。

方药:党参12g,黄芪12g,怀山药12g,枸杞12g,菟丝子12g,鹿角片9g,龟板18g,杜仲15g,阿胶9g,煅龙牡(各)30g,乌贼骨12g,仙鹤草15g,五味子9g,五倍子6g。

以上方加减服药6周,行经7天净,轰热汗出明显减少,一日仅1~2次,其他诸证均有好转。

评析:患者年届七七,天癸渐竭,卵巢功能衰退,雌激素分泌水平降低,故出现月经不调,淋漓不净,伴轰热汗出、失眠健忘等绝经期前后诸证,证属肾阴虚损,冲任不固。故方中党参、黄芪、怀山药健脾益气,菟丝子、枸杞、鹿角片、龟板、杜仲补肾填精;阿胶、仙鹤草养血止血;煅龙牡、乌贼骨固涩祛瘀止血;五味子、五倍子敛汗止血;全方养阴补肝肾治本,敛汗止血中治疗围绝经期月经失调,标本兼治,故能奏效。

五、总结

中医治病,讲究理法方药,药是实现治疗目的的重要环节。而药对是根据中药七情"相须相使"之理论而产生的。妇科出血证病情多样复杂,不同的病因和辨证需要用不同的止血药,使用药对后使整张处方精而不杂,疗效显著,故常应用于临床可增强其疗效。

(张 琼)

█▌▌ 李祥云教授巧用虫类药治疗妇科病 ▌▌█

李教授承古治今，衷中参西，兼容并蓄，思路开阔，辨病审证精确，用药独特，对"女子以血为用"有自己独特的看法，认为无论是生理的经、孕、产、乳，还是病理的癥瘕积聚，都或多或少有血瘀之象，其率先提出"肾亏瘀阻"理论。治疗时主张根据瘀阻的轻重程度而适当加用活血药。如果瘀血内积日久严重者，仅用桃仁、红花、三棱、莪术等一般的植物类活血祛瘀之品往往难以速建奇功，清代吴鞠通说："以食血之虫，飞者走络中气分，走者走络中血分，可谓无微不入，无坚不破。"清代叶天士对仲景治络病用虫类药进行了高度评价："考仲景于劳伤血痹诸法，其通络方法，每取虫蚁迅速飞走诸灵，俾飞者升，走者降，血无凝着，气升宣通，与攻积除坚，徒入脏腑者有间"，指出虫类药搜剔疏拔，有"追拔沉混气血之邪"的独特疗效。李教授继承先人理论，结合现代医理研究表明虫类药含有草本药所不具备的抗凝及纤溶活性成分，故活血化瘀力强，李教授根据病情可单独使用，也可复方使用，从而使血脉通畅，恢复脏腑正常功能，每每达到事半功倍的效果。虫类药很多，现将李教授在妇科中运用的独到之处总结如下：

一、常用虫类药

1. 水蛭　性味咸寒，有小毒，归肝、膀胱经。功效破血逐瘀。因峻猛而不伤阴，内服外敷均可。主治血瘀经闭、癥瘕积聚、蓄血、损伤、瘀血作痛、痈肿丹毒等诸症。《本经》曰："主逐恶血、瘀血、月闭，破血积聚，无子，利水道。"张锡纯在水蛭解中曰："水蛭，味咸、色黑、气腐性平。为其味咸，故善入血分；为其原为噬血之物，故善破血；为其气腐，其气味与瘀血相感召，不与新血相感召，故但破瘀血而不伤新血；且其色黑下趋，又善破冲任中之瘀，盖其破瘀血者乃此物之良能，非其性之猛烈也……凡破血之药，多伤气分，惟水蛭味咸专入血分,于气分丝毫无损。"妇女以血为本,肝藏血,肝气疏泄不及则气滞血瘀,结聚不散,日久则生癥瘕积聚,因瘀块盘踞坚牢,阻碍气血运行而成顽疾。针对癥瘕形成机理,在辨证处方中选水蛭入药,取其入肝经血分,善穿透入络,消癥除瘕,临床收效颇佳。现代动物实验证明,水蛭内含有水蛭素,能抗凝,还具有扩血管、降低血液黏稠度的作用,是迄今为止世界上发现最强的凝血酶特效抑制剂,这完全符合它的"吸血"之功。李教授善将其与地鳖虫、三棱、莪术等配伍,治疗子宫内膜异位症、腺肌瘤等;配伍夏枯草、象贝母等治疗卵巢囊肿、子宫肌瘤;配伍葶苈子、芫花等治疗输卵管积水;配伍地丁草、红藤、皂角刺等治疗输卵管炎变阻塞;配伍桃仁、红花治疗月经过少、闭经;配伍当归、川芎、赤芍、凌霄花等,用于妇科盆腔手术后血栓性静脉炎、黄素化卵泡不破裂综合征、人流术后宫腔粘连等,收效显著。常用剂量为9~12g。李教授还根据《名医别录》所载水蛭"堕胎",常将水蛭用于稽留流产、宫外孕保守治疗等。

2. 地鳖虫 性味咸寒,有小毒,归肝经。功效下瘀血、消癥瘕、疗折伤、散瘀止痛。主治血瘀经闭、产后瘀阻腹痛、跌打损伤及癥瘕肿块,另可续筋接骨、疗伤止痛。《本草纲目》言其"行产后血积,折伤瘀血,重舌,木舌,口疮,小儿腹痛夜啼"。《药性论》言其"治月水不调,破留血积聚"。现代研究表明它对低切迹下的全血比黏度、红细胞压积、血浆比黏度等各项血液流变学指标有明显改善作用,对血小板聚集性、黏附性也有明显抑制作用。在妇科治疗范围内其功效与水蛭相似,专入血分,李教授在治疗子宫内膜异位症粘连剧,常配用水蛭、威灵仙;盆腔炎腹痛常配用红藤、皂角刺;经闭不行常配用桃仁、红花;产后腹痛常配用益母草、炮姜、山楂等。由于它破血逐瘀力强,取效快,临床发现它对瘀滞引起的疼痛也有一定的止痛效果。常用剂量为9~12g。

3. 穿山甲 性味咸寒,归肝、胃经。功效活血通经、下乳、消肿排脓。主治痈疽疮肿、风寒湿痹、经闭、乳汁不通、癥瘕积聚。因其善于走窜,性专行散,能通经络而达病所,故《医学衷中参西录》曰"……至癥瘕积聚、疼痛、麻痹……用药不效者,皆可加山甲作向导。"本品善于走窜,性专行散,既能活血祛瘀,又能消癥通经,配伍鳖甲、大黄、赤芍等可治疗癥瘕;配伍当归、红花、桃仁,可治疗血瘀经闭;单用研末以酒冲服或配伍王不留行、通草可通乳;加路路通为治输卵管不通之佳品;对于排卵不佳者配桃仁、红花、皂角刺等。因为山甲浸液有纤溶活性,常用于黄素化卵泡不破裂综合征,通过激活卵巢局部纤维蛋白溶酶,可引起卵泡自身消化,卵泡壁破裂而排卵。常用剂量为9~12g。本药因价格昂贵,目前改用5g研末吞服,功效亦甚佳。尤其在治疗输卵管不通上目前为临床治疗该病的要药。另外,多年来在穿山甲的使用过程中,发现个别患者出现过敏反应,故应加以注意。

4.蜈蚣　性味辛温,归肝经。功效息风止痉、解毒散结、通络止痛。主治急、慢惊风,破伤风,疮疡肿痛,风湿痹痛,头痛等。《名医别录》言蜈蚣"疗心腹寒热结聚,堕胎,去恶血"。蜈蚣虽有毒,但搜剔通络、散结力强,并能化瘀通络、解痉止痛。现代临床研究蜈蚣还具有杀胚、抗惊厥、抗肿瘤、镇痛抗炎、促进消化等多种药理活性。李教授常配伍水蛭、地鳖虫治疗宫外孕(保守治疗)有较好疗效。与乳香、没药配伍,用于治疗子宫内膜异位症引起的顽固性痛经,短期内即有奇效。对瘀血内阻引起的其他疼痛也有良好止痛效果,如经行头痛加白芷、蔓荆子,若头痛剧常配伍全蝎。常用剂量为2条,一般满2个月停用,目的防止久用邪毒内蕴,损伤正气。

5.地龙　性味咸寒,归肝、脾、膀胱经。功效清热息风、平喘、通络、利尿。主治壮热惊风、抽搐、痰鸣喘息、关节红肿热痛等。《本草纲目》云:"性寒而下行,性寒故能解诸热,下行故能利小便……通经络也"。地龙喜下行、善通络、利湿热,并能通过其主入肝经的药性引诸药归经入络、行肝经之瘀滞湿热,同时辅佐其他药物共奏通络止痛、清热除湿的作用。李教授常常配伍红藤、败酱草、地丁草等治疗盆腔炎、输卵管炎变等。现代药理研究发现地龙含有蚓激酶,能激活纤溶酶原,使纤维蛋白溶解,可防止血栓形成和溶解血栓。李教授将其与三棱、莪术、红藤等配用,能治疗输卵管阻塞不通;与夏枯草、海藻、海带合用,能治疗卵巢囊肿;与皂角刺、赤芍、露蜂房伍用,可治疗子宫肌瘤;配伍丝瓜络、桃仁、赤芍等治疗妊娠高血压综合征之后肢体偏瘫、活动受限;对产后四肢关节活动不利配伍千年健、羌活、独活、鸡血藤等也常能奏效,这归功于地龙能使瘀去络通,并有引药入病所之效。常用量为9~15g。

6. 露蜂房　性味甘平,有小毒,入肝、肺二经。功效祛风、攻毒、杀虫。主治惊痫、风痹、瘾疹瘙痒、乳痈、疔毒、瘰疬、蜂螫肿疼等。李教授在治疗外阴白斑,外阴湿疹时常以露蜂房配伍明矾、蛇床子、白鲜皮等外洗;配伍通草、王不留行子治疗乳痈;加铁刺苓、莪术等治疗妇科恶性肿瘤。李教授还常常在治疗男性性功能障碍上使用露蜂房,多配伍黄芪、红花、阳起石等。常用剂量为9~12g。

7. 蝉蜕　性味甘寒,归肺、肝经。功效疏风散热、透疹止痒、明目退障。主治风热感冒、咽痛喑哑、麻疹不退、风疹瘙痒、目赤翳障、惊风抽搐等。现代研究其有阻断上交感神经节传导和降低横纹肌紧张度的作用,使副交感神经兴奋,逼尿肌收缩,膀胱括约肌松弛,促使排尿。李教授在临床上常用于治疗产后尿潴留及保胎时过度使用黄体酮造成的尿潴留等。配伍白鲜皮、赤芍等治疗经行皮疹或妊娠皮疹;配伍椿根皮治疗带下;配伍荆芥、防风还可治疗经行头痛、产后痉病等。

8. 白僵蚕　性味咸,平,微温,有小毒,归心、肝、脾、肺四经。功效祛风解痉、化痰散结。主治中风失音、惊痫、头风、喉风喉痹、瘰疬结核、风疮瘾疹、丹毒、乳腺炎等。《本草纲目》云:"散风痰结核、瘰疬、头风、风虫齿痛、皮肤风疮、丹毒作痒、痰疟癥结、妇人乳汁不通、崩中下血、小儿疳蚀鳞体、一切金疮、疔肿风痔。"李教授常配伍白鲜皮、炒荆芥治疗经行疱疹、经前瘾疹;配伍金银花、蒲公英治疗急性乳腺炎等。常用剂量为9~15g。

二、常用经验方

李教授根据使用虫类药的经验,自创了许多含虫类药的经验方,现介绍如下:

1. 内异消 组成为三棱、莪术、穿山甲、路路通、地鳖虫、苁蓉、菟丝子、巴戟天、仙灵脾、苏木、夏枯草。气虚加黄芪、党参;腹痛发热加红藤、败酱草;症情较重者加水蛭。具有活血补肾、祛瘀消癥之功,适用于子宫内膜异位症、子宫腺肌症、痛经、输卵管梗阻、盆腔炎、癥瘕积聚等。

2. 峻竣煎 组成为三棱、莪术、路路通、丹皮、败酱草、穿山甲、红藤、黄芪、香附、赤芍。脾虚加党参、白术;腹痛加川楝子、延胡;输卵管阻塞严重者加地鳖虫、地龙。具有清解祛瘀、益气通络之功。主治输卵管阻塞不通、慢性盆腔炎等。

3. 外阴洗方 组成为蛇床子、白鲜皮、苦参、百部、蜂房、明矾、花椒。外阴如果有破损,去明矾、花椒;外阴红肿明显者加黄柏、一枝黄花;外阴慢性炎症伴苔藓样变加当归、防风、自然铜。具有清热燥湿,杀虫止痒之功。适用于外阴病,包括外阴瘙痒、外阴湿疹、外阴白斑病、外阴肿痛,萎缩性硬化性苔藓,外阴炎等。还适用于治疗阴道炎等各种阴痒。一般水煎1500~2000ml外洗阴部,水温以不烫手为度,已婚妇女如系阴道炎可戴上橡皮手套将食中两指伸入阴道内擦洗。

4. 灌肠方 组成为三棱、莪术、赤芍、苏木、皂角刺、露蜂房、蒲公英。带下若量多色黄,加红藤、椿根皮;伴发热者加地丁草、败酱草。本方具有清热解毒、活血消癥、行气止痛之功。适用于子宫内膜异位症;输卵管不通所致不孕症;盆腔炎症、肠粘连;盆腔内癥瘕肿块等。经期停止灌肠治疗;一般将肛管插入15cm左右,灌入温度适中的中药药液150ml,以保留时间超过1小时为宜(最好保留不排出),灌肠时避免气体灌入,配合内服药一起应用,疗效更加理想。

5. 皮肤斑疹方　组成为当归、赤芍、生地、红花、丹皮、地龙、白僵蚕、炒荆芥、刺猬皮、连翘。斑疹痕迹不退加紫浮萍、西河柳;皮肤瘙痒加地肤子(包煎)。此方具有清热凉血,活血止痒之功。适用于经行疱疹,即皮肤先起红斑,继则有水疱,皮肤奇痒,水疱疹消退后留有紫褐色斑痕;经前瘾疹(风疹块)等。一般经前10天起服本方,每次1剂,如配用香樟木外洗更佳。服药期间忌食鱼腥虾蟹、辛辣刺激之物。

虫类药大多有毒,李教授同时考虑"邪之所凑,其气必虚"及过于攻下必伤正气等情况,所以用药宜胆大心细。他常攻补兼施,因虫类药药性峻猛易于伤正,故李教授常加入党参、黄芪等扶正益气;又因虫类药大多有毒,性寒或苦,服后易伤肠胃,故李教授常加用姜竹茹、姜半夏等和胃健脾降逆之品。李教授辨治思路灵活巧妙,用药独具匠心,值得我们借鉴。

(李俊箐)

医案精选篇

求 嗣 案

▌▌ 月 经 后 期 ▌▌

顾某,女,26岁。

初诊:2014年3月28日。

主诉:月经经常延后5年,结婚半年未孕。

现病史:患者14岁初潮,20岁起月经失调,经期延后,最长3个月一行。基础体温显示单相,近3个月体重明显增加15kg左右。带下少,无拉丝状。2014年2月13日在某医院检查:抗巨细胞病毒抗体IgG 3.8AU/ml↑,抗风疹病毒抗体IgG 10.5IU/ml↑。

刻下:结婚半年,夫妻同居,未避孕而未孕。纳可,便调,寐安,苔薄,舌质红,脉细数。

月经史:14岁初潮,5/(25~90),末次月经3月24日,至今未净,将净,量中,色红,夹少量血块,无痛经。

婚育史:已婚,0-0-0-0。

中医诊断:月经后期。

西医诊断:月经稀发。

病机:肾精亏虚,肾气不足,冲任失调,痰湿内蕴,脂膜蕴积胞脉,胞脉受阻而不孕。

治则:补肾益精,调理冲任,祛痰化湿。

方药:生地12g,熟地12g,当归12g,川芎4.5g,香附12g,菟丝子12g,淫羊藿15g,鸡血藤12g,怀山药15g,首乌12g,石菖蒲12g,青礞石12g,茯苓12g,姜半夏9g,枸杞子12g。

医嘱:测BBT。

二诊：2014年4月12日。

时值期中，BBT未升，带下不多，色白。2014年3月31日月经周期第8天在某医院检查血内分泌结果如下：LH 3.55ng/L，FSH 8.00mIU/L，E_2 157.10pg/L，P 1.37ng/L，T 0.66ng/L，PRL 305mIU/L，均在正常范围。苔薄，脉细。

病机：脾肾不足，痰湿内阻。

治则：补脾益肾，助阳化痰湿促排卵。

方药：生地12g，当归12g，菟丝子12g，红花9g，杞子12g，淫羊藿30g，石楠叶12g，肉苁蓉12g，鸡血藤12g，熟地12g，肉桂（后下）3g，胡芦巴12g，石菖蒲12g，青礞石12g。

三诊：2014年4月25日。

药后BBT已上升6天，但上升幅值偏低。带下不多，余无其他不适，近日尿频。苔薄，脉细数。

病机：肾气不足，固摄无权。

治则：补肾益气固摄。

方药：淫羊藿30g，鸡血藤12g，肉桂（后下）3g，桑螵蛸12g，生地12g，当归12g，红花9g，枸杞子12g，熟地12g，菟丝子12g，肉苁蓉12g，乌贼骨12g，五味子6g，益智仁12g，党参12g，黄芪12g，紫石英（先煎）12g。

四诊：2014年6月7日。

末次月经4月28日—5月3日。现月经过期未行，患者于6月4日在外院检查血β-HCG 3420mIU/ml，P 73.2ng/L，确诊怀孕。昨日行B超检查报告提示"宫内妊娠"。3天前少腹时有隐痛，刻下有时腰酸，余无不适。苔薄，脉细。

病机：气血不足。

治则：补气养血安胎。

方药：党参12g，黄芪12g，白术12g，白芍12g，南瓜蒂12g，苎麻根12g，黄芩9g，苏叶9g，杜仲12g。

病案分析

病机分析：患者长期月经延后，基础体温单相，带下少，无拉丝状均提示此类月经为无排卵性月经，这是因为卵巢分泌功能受到影响所致。中医认为是肾精亏虚，肾气不足温煦失司，冲任失调。尿频为肾亏固摄无权。而体重明显增加为痰湿内蕴之故。所以总的治则是补肾益精，补气助阳，调理冲任，温阳固摄，化痰祛湿。

用药分析：患者初诊月经将净，经血流失后冲任气血渐复，故治疗以补益肾精，调理冲任为主，另因痰湿之体加用祛痰化湿之品。其中生地、熟地、杞子、首乌、当归、怀山药健脾补肾，滋阴生精；鸡血藤、川芎、香附活血化瘀，缩宫止血；菟丝子、淫羊藿补肾助阳；石菖蒲、青礞石、茯苓、姜半夏祛痰化湿；二诊时值期中，BBT未升，带下不多，治疗以补益肾气，助阳促排为主。药用生地、熟地、当归、杞子补肾益精；淫羊藿、肉苁蓉、菟丝子、胡芦巴补肾益气，助阳促排；鸡血藤、红花活血化瘀；肉桂温阳散寒；石楠叶补益肝肾；石菖蒲、青礞石祛痰化湿。三诊时BBT已升，但上升幅值偏低故治疗仍以补肾益气为主。药用生地、熟地、枸杞子补肾益精；菟丝子、肉苁蓉、淫羊藿、紫石英温肾助阳暖宫；因为肾亏固摄无权引起尿频，治疗用桑螵蛸、乌贼骨、五味子、益智仁收敛固摄；当归、党参、黄芪健脾益气养血；用肉桂温阳散寒。四诊时已确诊怀孕，治疗以补气养血安胎为主。药用党参、黄芪、白术、白芍健脾益气养血安胎；南瓜蒂、苎麻根、黄芩、苏叶安胎；杜仲补肾安胎。

验案忠告：素因卵巢功能障碍导致内分泌紊乱，出现月经失调，周期不准，呈现无排卵性月经，以致婚后不孕，所以治疗应调理冲任，并依据周期用药。肾是生殖发育的物质基础，故应该补肾益气为主，期中加活血药以促排卵。再者患者明显体胖，肥人多痰湿，故加用化痰湿之品。此外，当确诊怀孕后则应及时保胎亦很重要。

（冯锡明）

■■ 闭经（肺部畸胎瘤术后）■■

翟某,女,27岁。

初诊: 2013年4月17日。

主诉: 月经稀发5年,自然流产后1年未避孕,未再妊娠。

现病史: 患者2007年底因胸痛、胸闷、咯血,胸片发现左肺部有一肿块,在南京某医院就诊,诊断为肺部肿瘤,于2008年1月4日行肺部肿瘤摘除术,术后即予以药物化疗治疗。之后摘除物病理报告为畸胎瘤。自化疗后,月经开始稀发,最长间隔半年一行。2012年4月,停经2个月余,阴道有少量出血,当地县医院诊断为早孕,先兆流产,予HCG及孕酮治疗,仍有少量阴道出血,4月9日有组织物从阴道排出(未做病理检查)。2012年4月12日在外院就诊,查B超: 子宫前位,45mm×47mm×48mm,内膜厚6mm,回声欠均匀, LOV 34mm×23mm×18mm, ROV 34mm×22mm×20mm。 查血β-HCG 132.69IU/L, P 0.64nmol/L,予妇康片、安宫黄体酮口服治疗,阴道出血止。6月1日复查B超提示: 宫腔无残留。认为已完全流产,故未行刮宫治疗。6月2日查血生殖内分泌: LH 6.39IU/L, FSH 6.11IU/L, E_2 26pmol/L, PRL 12.06mIU/L, T 0.41nmol/L。自2013年起欲怀孕,就诊于某妇产科医院,予促排卵(药物不详)治疗,并行卵泡监测:

2013年2月7日: 子宫内膜4mm。LOV 31mm×15mm×18mm,卵泡直径3~7mm,多于12个; ROV 35mm×25mm×23mm,卵泡直径3~6mm,多于12个。

2013年2月16日: 子宫内膜13mm。LOV 28mm×25mm×18mm,卵泡直径8mm,余数个小; ROV 33mm×27mm×22mm,卵泡直径7mm,余数个小。提示予促排卵治疗效果不佳。遂前来我院门诊寻求中药治疗。

刻下: 畏寒肢冷,手足不温,纳可,自觉喉间有痰,二便调,夜寐安。形体肥胖,口唇毛发浓密。苔薄,脉细。

月经史:13岁初潮,3~7天/1~6个月,量少,色黯,夹小血块,无痛经,无腰酸,经前乳胀明显,末次月经4月9日—4月14日。

生育史:0-0-1-0。

妇科检查:外阴:已婚式。阴道:无异常。宫颈:重度糜烂。宫体:前位,正常大小,活动。附件:阴性。

中医诊断:闭经。

西医诊断:闭经(肺部畸胎瘤术后)。

病机:肝肾亏损,气血不足,冲任失养,血海不盈,故月经不调。

治则:补肾养血,调养冲任。

方药:红花9g,香附12g,当归9g,肉桂3g,鸡血藤15g,枸杞子12g,熟地12g,肉苁蓉12g,菟丝子12g,制附子9g,党参12g,黄芪12g,石菖蒲12g,青礞石12g,皂角刺12g,巴戟天12g。

医嘱:①测量基础体温。②低油、低糖饮食,控制体重。

二诊:2013年6月16日。

基础体温呈单相体温。月经5月13—19日,量中,无血块,夜寐梦多,大便干结。刻下经水未行。经行乳胀。苔薄黄,脉细。

治则:补肾活血通经。

方药:熟地12g,延胡索12g,牡丹皮12g,丹参12g,川楝子12g,红花9g,桃仁9g,香附12g,川芎6g,泽兰9g,泽泻9g,益母草30g,川牛膝12g,苏木9g,凌霄花9g,生大黄(后下)6g,马鞭草15g,橘叶9g,橘核9g,娑罗子9g,夜交藤30g。

医嘱:①测量基础体温。②忌生冷,避风寒。

三诊:2013年7月30日。

7月10日—7月13日经水来潮,量少。基础体温高低起伏。舌淡,苔薄白,脉细。

治则:补肾养肝,补血益精。

方药:熟地12g,肉苁蓉12g,菟丝子12g,制附子9g,龟板18g,鹿角片9g,香附12g,当归9g,黄精12g,石楠叶12g,肉桂(后下)

3g,鸡血藤15g,枸杞子12g,桔梗6g,女贞子12g,阳起石12g,何首乌12g。

医嘱:①测量基础体温。②指导排卵期房事。

四诊:2013年10月30日。

8月28日月经来潮。刻下经水过期未行。基础体温缓行上升已20天。今日测血β-HCG 137.17IU/L,P 67.96nmol/L,提示已受孕,苔薄,脉细。

治则:健脾养血,补肾安胎。

方药:党参12g,黄芪12g,白术9g,白芍9g,菟丝子12g,桑寄生12g,川断9g,苎麻根12g,南瓜蒂9g,苏叶9g,黄芩9g,黄连3g。

医嘱:①测量基础体温。②忌房事。③预防感冒。④清淡饮食,预防腹泻。

之后根据该方,随症加减至孕5个月。患者无阴道出血、腹痛等异常,孕期检查一切正常,B超提示胎儿宫内发育良好。2015年春节随访告知生一女婴,母女健康。

病案分析

病机分析:患者初始因肺部肿瘤,误认为恶性肿瘤,予以化学药物治疗,抑制了卵巢功能,造成性激素水平失调,月经稀发。中医学认为此属外邪伤肾,肾藏精,精血同源,精可化生为血,故肾虚,则冲任失养,遂致月经后期,甚至闭经。肾与肝为母子关系,肾虚,水不涵木,则肝失濡养,不能正常发挥调畅功能,肝气容易郁滞,表现为经前乳房胀痛。手足不温亦是肾阳虚的表现之一。综上分析,本证主要病机为肾虚肝郁,冲任失养。治宜温补肾养肝,调养冲任。

用药分析:本证初诊以经验方助黄汤为基础加减,补肾养肝。二诊经水过期未行,故治疗以通经为主,以桃红四物汤加味。随后的治疗中,患者基础体温起伏不定,故助黄汤基础上加用龟板、鹿角等血肉有情之品,增强补肾填精之功。患者怀孕后,治疗转为健脾补肾,养血安胎。以李教授经验方保胎方及泰山磐石饮加减治疗。

验案忠告：治疗不孕症的关键在于促进卵泡发育成熟，卵子排出，及时指导患者在排卵期房事。本证应注意以下几方面：①坚持基础体温监测，正确利用基础体温，指导患者房事，增加受孕几率。②本病起因源于肺部肿瘤摘除术后的化疗，主要表现为卵泡发育迟缓。化疗容易损伤卵巢功能，中医学认为这是外邪伤及肾中阴阳，故治疗重点在补肾，益血补精，促进卵泡发育，药物选择上宜用血肉有情之品，补益冲任之脉，血海充盈易于孕育。③孕后及早保胎治疗。一旦确诊早孕，即应及时保胎治疗，这是预防流产的关键。

（周毅萍）

▌▌ 闭 经 2 年 ▌▌

严某，女，26岁。

初诊：2013年5月4日。

主诉：月经停闭2年。

现病史：患者未婚，末次月经2011年年中，至今已停经2年。平时仅自觉神疲乏力，有时怕冷，其他并无特殊不适，亦无异常精神变化。带下中，有时色黄。曾多方求医，服用中西医物无效。2013年4月19日于某医院查血内分泌结果如下：LH 5.72mIU/L，FSH 12.16mIU/L，E_2 92.91pg/L，P 2.71pg/L，T 0.95ng/L，PRL 122.1mIU/L，TSH 2.24mIU/L。近期B超复查结果如下：子宫大小40mm×29mm×42mm，子宫内膜厚5mm，ROV 27mm×14mm，LOV大小30mm×13mm。

刻下：纳可，便调，寐安。苔薄，脉细数。

月经史：16岁初潮，5~7/30~不定，量中，色红，有时夹血块，有时稍痛经，无腰酸，无乳胀。

婚育史: 0-0-0-0。

中医诊断: 闭经。

西医诊断: 闭经。

病机: 素体虚弱, 肝肾不足, 寒凝瘀阻。

治则: 活血化瘀, 温经散寒。

方药: 桃仁9g, 红花9g, 当归9g, 桂枝5g, 附子(先煎)9g, 川芎5g, 川楝子12g, 泽泻9g, 泽兰9g, 益母草30g, 川牛膝12g, 苏木9g, 鬼箭羽12g, 党参12g, 黄芪12g。

西药: ①补佳乐片每天1次, 每次1片, 共服10天。②甲羟孕酮片每天1次, 每次10mg, 共服10天。

医嘱: 适当运动, 忌食油炸辛辣之品, 注意保暖。

二诊: 2013年5月18日。

服以上中西药后, 月经于5月12日来临, 至今未净, 将净, 量多, 色红, 夹血块, 无腹痛, 无腰酸, 无乳胀。苔薄, 脉细。

病机: 肝肾不足, 胞宫失养。

治则: 调肝补肾, 滋养胞宫。

方药: 党参12g, 黄芪12g, 生地12g, 熟地12g, 怀山药15g, 当归12g, 川芎5g, 香附12g, 菟丝子12g, 淫羊藿15g, 紫石英(先煎)12g, 鸡血藤12g, 胡芦巴12g, 补骨脂12g, 枸杞子12g, 首乌12g, 桑椹子12g。

西药: ①补佳乐片每天1次, 每次1片, 共服21天。②甲羟孕酮片每天1次, 每次10mg, 服补佳乐第17天起共服5天。

患者按以上中西医方法治疗2个月, 月经均按期而至。

三诊: 2013年7月27日。

患者末次月经2013年7月7日—7月14日, 自己停服西药, 刻下基础体温未见明显上升, 幅值起伏, 近日带下较多, 色白, 质稀, 无腰酸, 二便正常。苔薄, 脉细。

病机: 肾亏阳虚, 气血不足。

治则: 补肾助阳, 补气养血。

方药: 党参12g, 黄芪12g, 当归12g, 红花9g, 香附12g, 菟丝子12g, 淫羊藿30g, 胡芦巴12g, 锁阳9g, 首乌12g, 鸡血藤12g, 杜仲12g, 麦冬12g, 生地12g, 熟地12g, 肉桂(后下)3g, 附子9g, 紫河车粉(冲)9g, 桃仁9g。

患者按以上方案作周期治疗半年, 月经周期基本正常, 期间有反复则偶加用雌激素和孕激素使之行经, 治疗期间患者结婚, 经过如此治疗1年余后, 患者于2014年8月20日在外院检查尿检HCG阳性, 血检P 37.25ng/L, β-HCG 5668IU/L。确诊怀孕, 以后又经过中医药保胎治疗5个月, 经B超检查胎儿正常。

病案分析

病机分析: 患者可能禀赋不足, 以致素体虚弱, 气血亏虚, 肝藏血, 肾藏精, 精血同源, 肝肾失养, 推动无力, 瘀阻胞脉, 冲任失调, 经血无以下。气血亏虚除闭经外临床尚可见有神疲乏力, 畏寒怕冷之表现。

药物分析: 患者初诊因停经2年, 临床也仅有神疲乏力怕冷之表现, 临床治疗应该先以活血化瘀为主, 佐以补益气血, 同时给予补充雌孕激素, 意在急则治标, 顺势而为。药用桃仁、红花、泽兰、益母草、当归、苏木、鬼箭羽、川芎活血化瘀, 通经缩宫; 当归、党参、黄芪补益气血; 桂枝、附子温经散寒, 暖宫; 川楝子疏肝理气; 川牛膝活血调经, 引血下行。补佳乐片补充雌激素, 促进子宫内膜的生长; 甲羟孕酮片补充孕激素, 促进内膜的脱落, 形成月经。二诊时患者月经已结束, 此时治疗应该以调肝补肾, 滋养胞宫, 治本为主, 药用党参、黄芪、怀山药健脾益气; 生地、熟地、杞子、首乌、桑椹子、当归滋补肝肾, 养血调经; 川芎、香附、鸡血藤活血化瘀; 菟丝子、淫羊藿、胡芦巴、补骨脂补肾温阳, 平衡阴阳; 紫石英补肾暖宫。三诊患者BBT虽未上升, 但已处期中排卵期, 所以治疗以促排卵为主, 药用党参、黄芪、当归补益气血; 红花、香附、鸡血藤、桃仁活血化瘀, 促进排卵; 菟丝子、淫羊藿、胡芦巴、锁阳、杜仲温肾补阳促进排卵; 首乌、麦冬、生地、熟地滋阴补肾, 平衡阴阳; 肉桂、附子温经散寒; 紫河车粉为血肉有情之品, 能养血益精、调经。

验案忠告: 闭经为临床常见病, 但原因复杂, 有全身因素, 也有局部因素引起下丘脑-垂体-性腺轴调节功能发生障碍, 中医认为或者是气血不足, 或者是气滞瘀血, 或者是寒凝脉络, 临床治疗要结合月经周期用药, 患者闭经2年, 多方求医无效, 实为难治之, 因久治无效, 恐中药一时难以撼动顽疾, 故应用之同时给予西药治疗, 才能取得较好疗效, 但西药有一定副作用, 故不宜久用。

（冯锡明）

多囊卵巢综合征

吴某, 女, 32岁。

初诊: 2013年7月13日。

主诉: 流产后1年余未孕。

现病史: 婚后3年因肥胖, 月经不调, 每每后期, 经行量少, 不孕, 睾酮偏高（2011年11月外院查: T 2.63nmol/L）而来就诊。经治疗后于2012年4月妊娠, 孕80余天自然流产（宫内）并行清宫术。流产后至今1年余未避孕而未怀孕, 仍出现月经后期、量少等, 经外院诊断为PCOS（多囊卵巢综合征）又来我院就诊。

刻下: 患者形体丰满, 腰酸乏力, 经行量少, 纳谷尚可, 二便自调。舌淡红, 苔白腻, 脉沉细。

实验室检查: 妇检外阴已婚式, 阴毛浓密, 宫颈轻糜, 宫体前位, 正常大小, 附件（－）。2013年3月27日上海国际和平妇幼保健医院B超示: 子宫47mm×46mm×42mm, Rov 28mm×29mm×34mm, Lov 20mm×16mm×30mm, 双卵巢见多个小卵泡。2013年3月30日上海国际和平妇幼保健医院测性激素（经行第3天）: LH 2.09IU/L,

FSH 4.71IU/L，E_2 38pmol/L，P 0.91nmol/L，T 0.63nmol/L，PRL 12.89mIU/L。TSH 7.28mIU/L。巨细胞IgG（＋），风疹病毒IgG（＋）。

月经史：15岁初潮，5/30~35，末次月经7月11日，量少。

生育史：0-0-1-0。

中医诊断：月经后期。

西医诊断：多囊卵巢综合征。

病机：脾肾气虚，冲任失调；痰湿阻滞，络道欠畅。

治则：益肾健脾，化痰调经。

方药：党参12g，黄芪12g，白术9g，怀山药12g，紫石英（先煎）15g，胡芦巴12g，锁阳9g，菟丝子12g，熟地黄12g，生地黄12g，山萸肉12g，首乌12g，川楝子12g，香附12g，鸡血藤15g，川芎6g，石菖蒲12g，青礞石12g。

医嘱：①测量基础体温；②加强体育锻炼减轻体重；③忌食膏粱厚味甜腻之品。

二诊：2013年7月27日。

末次月经7月11日—7月16日，量少，经行无不适。现基础体温未升，腰酸，余无特殊，形体丰满，苔薄腻，脉沉细。2013年7月23日B超：子宫39mm×37mm×33mm，肌层回声均匀，ROV 30mm×28mm×22mm，见10多个直径3~6mm卵泡，LOV 28mm×26mm×21mm，最大卵泡12mm×11mm×11mm，并见多个直径3~5mm卵泡

治则：益肾养血，化痰除湿。

方药：熟地12g，枸杞子12g，肉苁蓉15g，菟丝子15g，淫羊藿15g，胡芦巴12g，肉桂（后下）3g，鸡血藤12g，红花9g，香附9g，桔梗6g，黄药子9g，蒲公英30g，薏苡仁15g，石菖蒲12g，青礞石12g。

三诊：2013年8月10日。

经水未至，腰酸乏力较前好转，基础体温已升8天。经行量少，余无特殊，苔薄，脉细。

治则：益肾养血，健脾祛湿。

方药：熟地12g，枸杞子12g，肉苁蓉15g，菟丝子15g，淫羊藿

15g,胡芦巴12g,肉桂(后下)3g,鸡血藤12g,红花9g,香附9g,白术9g,茯苓12g,桂枝6g,石菖蒲12g,苍术9g。

根据基础体温预计1周后经水将至,因考虑患者路途较远,来诊不便,故再开处方拟调理冲任,嘱经行期间服用。

治则:养血活血,调理冲任。

方药:熟地黄9g,丹参12g,丹皮12g,益母草30g,川楝子12g,红花9g,桃仁9g,香附12g,川芎6g,当归9g,月月红6g,泽泻9g,泽兰9g,川牛膝12g,苏木9g,茯苓12g。

四诊:2013年8月30日。

末次月经8月16日,前几天感受风寒发热,口苦,腰酸不明显,现一般情况良好,苔薄,脉细。2013年8月19日外院测性激素(经行第4天):LH 12.01IU/L,FSH 7.33IU/L,E$_2$ 54pmol/L,P 0.75nmol/L,T 0.65mmol/L,PRL 21.23mIU/L。

治则:益肾疏肝,健脾化痰。

方药:熟地12g,枸杞子12g,肉苁蓉15g,菟丝子15g,淫羊藿15g,鸡血藤12g,红花9g,肉桂(后下)3g,香附9g,柴胡9g,枳壳6g,桔梗6g,白术9g,白芍9g,党参12g,石菖蒲12g,蒲公英30g,地骨皮12g。

五诊:2013年9月14日。

经水过期,基础体温高相21天,尿HCG(+),于2013年9月2日查血β-HCG 24.93mIU/ml,P 30.86nmol/L。诊断为妊娠。刻下无特殊,苔薄,脉细,为防流产,予保胎治疗。

治则:健脾益气,固肾安胎。

方药:党参12g,黄芪12g,白术9g,白芍9g,菟丝子12g,川续断12g,狗脊12g,桑寄生12g,黄芩9g,陈皮6g,苎麻根12g,南瓜蒂9g。

于2013年10月5日测B超:宫内见孕囊32mm×26mm×15mm,见胚芽4.7mm,见原始心血管搏动。目前随访孕期检查均正常。

病案分析

病机分析:本案为多囊卵巢综合征导致的继发性不孕,常以排卵障碍而引起不孕。对于有生育要求的女性，西医主要采用口服避孕药调整月经周期，如氯米芬、HMG等促排卵治疗。因此调理月经、促发排卵为治疗该疾病之大法。中医认为该患者脾肾两虚是致病的主要因素。本案患者素体脾虚痰湿停留，故形胖，月经后期，流产术后，伤及肾气，肾藏精，主生殖，肾气的盛衰直接影响到妊娠。脾为后天之本，为气血生化之源，脾虚则气血乏源，女子以血为本，经、孕、产、乳都离不开血的滋养，故血虚见月经量少。脾虚运化失司，肾虚不能化气行水，必然导致水液在体内停滞，产生湿、痰等病理产物，阻碍气机，影响气血运行，则卵泡发育不良而致不孕。痰湿阻滞冲任二脉，有碍血海满盈，而致月经推后、量少。治疗健脾养肾，化痰调经。

用药分析：方中熟地为补肾养血之要药，《本草汇言》中谓"（熟地）入少阴肾经，为阴分之药，宜熟而不宜生……产后血分亏损当以补血滋阴、益肾填精之剂，熟地黄足以补之。"枸杞子、首乌、山萸肉益精血；菟丝子、肉苁蓉、淫羊藿、胡芦巴、锁阳温肾助阳，促进黄体生成、卵子发育；白术、茯苓、薏苡仁、党参、黄芪健脾祛湿；红花、香附、柴胡、枳壳疏肝理气活血，促使发育成熟卵泡排出；石菖蒲、青礞石化痰。同时，补肾亦是化水湿之法，因肾为水脏，开合有序，脾肾同治，祛湿化痰。痰湿得去，气血畅达，故能经调受孕。为防流产，继续健脾固肾以安胎之。

验案忠告：多囊卵巢综合征多因持续无排卵或稀发排卵引起不孕，首诊即嘱患者测量基础体温了解排卵情况，治疗以补肾健脾化痰调经为基本治则，方用助黄汤加减，有助黄体促卵泡发育之功；同时注意疏肝解郁，有助于卵泡排出。其次特别强调，加强体育锻炼减轻体重的辅助方法，忌食油腻膏粱厚味等对多囊卵巢的治疗有重要意义。孕后为防流产，继续保胎。

（付金荣）

月经失调（肥胖）

朱某,女,28岁。

初诊: 2013年6月5日。

主诉: 自然流产后1年未孕,形体肥胖20多斤。

现病史: 婚后2年,2012年7月孕40天自然流产,未清宫。2013年4月8日月经周期第27天外院B超示:子宫42mm×32mm×41mm,内膜7mm,ROV 35mm×22mm,LOV 38mm×21mm。月经素来不准,无固定周期,经行量中,伴痛经史,期中有时出血。既往有盆腔炎史,由于经水不行,每用黄体酮而行经。自流产后至今体重增加约10kg。外院曾拟诊患者为多囊卵巢综合征,但未予确诊。苔薄,脉细。

月经史: 13岁初潮,6/无定期,末次月经5月5日,量中,色红,夹小血块。

生育史: 0-0-1-0。

妇科检查: 外阴已婚式,阴毛较多;阴道:无异常;宫颈:轻糜;宫体:前位,正常大小,活动;附件(－)。

病机: 素来月经不调,冲任不足,现患者月经过期,冲任脉受阻,当理气活血,调冲行经。

中医诊断: 月经失调。

西医诊断: 多囊卵巢综合征。

治则: 理气活血,调冲通经,佐化痰湿。

方药: 当归12g,川芎6g,赤芍9g,桃仁9g,红花9g,香附12g,鸡血藤15g,泽兰9g,泽泻9g,益母草30g,三棱9g,莪术9g,苏木9g,橘叶9g,橘核9g,石菖蒲12g,青礞石12g。

医嘱: ①测基础体温; ②测血生殖内分泌、抗精子抗体、抗子宫内膜抗体; ③丈夫精液分析; ④B超。

二诊: 2013年6月29日。

经水过期仍未行,近来阴道分泌物增加,有血丝状,腰酸,乳胀。2013年6月23日外院B超：子宫40mm×35mm×41mm，内膜6mm，光点回声不均，ROV 28mm×21mm×26mm，右侧卵泡10mm×9mm、5mm×6mm各一枚；LOV 32mm×21mm×28mm，左侧卵泡6mm×7mm、5mm×6mm各一枚；LH 11.23U/L，FSH 6.09U/L，E_2 55.63pmol/L，T 58.4nmol/L，P 0.61nmol/L，PRL 12.8mU/L；抗子宫内膜抗体、抗精子抗体（-）。苔薄，脉细。

治则：疏肝理气，活血通经。

方药：桃仁9g，红花9g，益母草30g，苏木9g，川牛膝12g，香附12g，鬼箭羽12g，凌霄花9g，橘叶9g，橘核9g，当归12g，川芎6g，川楝子12g。

西药：安宫黄体酮，每片2mg，每次服5片，共服5天。补佳乐，每片1mg，每日服1片，共服5天。

三诊：2013年7月13日。

月经7月6日—7月12日，量中色红。夹小血块，少腹略有隐痛，口干内热，其他无不舒，苔薄，脉细。

治则：疏肝清热，养血调经。

方药：当归12g，川芎6g，鸡血藤12g，香附12g，熟地12g，淫羊藿30g，怀山药12g，川楝子12g，党参12g，黄芪12g，皂角刺12g，天花粉12g，全瓜蒌12g，龙胆草6g，山栀9g，柴胡9g，浙贝母9g，车前子（包）9g。

医嘱：继续测体温，指导期中排卵期行房事。

四诊：2013年8月10日。

月经8月2日—8月6日自行来潮，量中，色红，夹小血块，无痛经，带下中，大便烂，形体肥胖，无乳胀，苔薄，脉细。

治则：健脾补肾，养血调经。

方药：当归15g，川芎6g，鸡血藤15g，淫羊藿30g，肉桂（后下）3g，枸杞子15g，熟地12g，肉苁蓉12g，胡芦巴12g，黄精12g，巴戟天12g，石菖蒲12g，青礞石12g，红藤30g，炒扁豆12g。

五诊：2013年8月24日。

左少腹酸胀疼痛已几天，带下量中，测基础体温呈单相，8月16日

B超：子宫38mm×32mm×42mm，内膜7mm，LOV 28mm×16mm，ROV 34mm×19mm，双卵巢内均见十数个大小约5~6mm卵泡，苔薄，脉细。

治则：健脾养血，补益冲任。

方药：当归12g，香附12g，川芎6g，鸡血藤15g，淫羊藿30g，白术9g，白芍9g，胡芦巴12g，仙茅9g，龟板18g，鹿角片9g，锁阳9g，怀山药12g，熟地12g，黄精12g。

六诊：2013年9月7日。

月经8月30日—9月4日，量中，色红，夹小血块，腰酸，基础体温未升，月经第3天测血LH 10.2U/L，苔薄，脉细。

治则：养血调经，调补冲任。

方药：当归9g，川芎6g，鸡血藤12g，香附12g，淫羊藿15g，党参12g，黄芪12g，白术12g，白芍12g，巴戟天12g，肉苁蓉12g，胡芦巴12g，杜仲12g，龟板18g，鹿角片9g，黄精12g。

七诊：2013年10月12日。

月经9月26日—9月30日，量中，夹少量血块，色红，小腹坠胀，其他无不舒，苔薄，脉细。

治则：补肾益精，养血调经。

方药：当归12g，川芎6g，香附12g，鸡血藤15g，淫羊藿30g，熟地12g，肉桂3g，川楝子12g，怀山药15g，紫石英（先煎）15g，石楠叶12g，黄精12g，胡芦巴12g，龟板18g，鹿角片9g，寄生12g，小茴香6g，桔梗6g，紫河车粉9g。

八诊：2013年11月2日。

末次月经9月26日，现停经37天，目前无不舒。10月30日测血β-HCG 152.1U/L，P 26.42ng/ml，诊断为怀孕，刻下左下牵拉感隐痛，自感身热，苔薄，脉细。

治则：益气养血，补肾安胎。

方药：党参9g，黄芪9g，白术9g，白芍9g，川断12g，狗脊12g，黄芩9g，艾叶9g，苎麻根12g，南瓜蒂9g。

之后按上述药保胎至孕3个月，2014年6月患者送锦旗以示谢意,告知生一女孩,健康。

病案分析

病机分析:患者素来月经不调,无固定周期,且形体肥胖,测血生殖内分泌亦显示不正常。B超监测均为小卵泡,反映卵巢排卵障碍,故而月经不调,婚后不孕。中医认为,"冲为血海,任主胞胎"。患者不孕,孕后易流产,说明冲任脉不足,调节功能失调。冲任失调多与肝、脾、肾有关,治疗亦应疏肝理气,健脾理气调经,补肾益精填冲任治之。治疗根据月经周期的变化而采用不同的治疗方法,当月经过期不行经时,亦应理气活血通经为治。

用药分析:从初诊至怀孕,本案大致分为三个阶段,初诊月经不行,拟用桃红四物汤加减,加鸡血藤、益母草、三棱、莪术、苏木、泽兰、泽泻等活血通经,以经行为治。经行后为第二阶段,拟疏肝健脾,养血补冲,调月经为治。均以李教授的经验方为主,常用健脾养血药有党参、黄芪、白术、白芍、怀山药、黄精等;补肾药有淫羊藿、巴戟天、肉苁蓉、仙茅、胡芦巴等;调经药有当归、川芎、鸡血藤、香附等;补益任督药有龟板、鹿角、紫可车等。从三诊至六诊均能体现之。第三阶段是孕后保胎药,用健脾养血,补肾安胎之品。至于其他药味可灵活选用,如化痰湿加石菖蒲、青礞石、浙贝母、皂角刺;清肝火用山栀、龙胆草;口干养阴加天花粉等。

验案忠告:患者月经不调,既往常用西药黄体酮而出现撤药性出血,用黄体酮久之常出现依赖性。此次患者2个月未行经,用中药催经后仍不行经,故必要时还是应用一次黄体酮后使其经行,这便于以后中药调经,按照其月经周期规律用药易收效果。再者让患者测基础体温及必要的监测排卵,患者不是不排卵,而是不知何时排卵,故让患者测基础体温,帮助患者找出排卵期,再行指导房事,这易于受精,本案即是按照该方法指导而怀孕的。患者丈夫精液常规也不太正常,夫妻双方合治,也有益于妊娠。

(李俊箐)

卵巢功能减退

夏某,女,31岁。

初诊:2012年12月21日。

主诉:结婚7年,夫妻正常同居而未孕。

现病史:2012年5月测血清生殖内分泌: LH 22.56U/L、FSH 27.43U/L, E_2<73.3pmol/L, T<0.7nmol/L, P 1.3nmol/L, PRL 93.5mU/L;2012年11月B超检查提示:子宫50mm×43mm×45mm,内膜4.3mm, LOV 32mm×20mm, ROV 31mm×20mm,卵泡最大5mm×5mm。

刻下:头晕乏力,失眠健忘,腰膝酸软,急躁易怒,月经落后,经期延长,排卵期出血,带下量少,性欲淡漠。苔薄,脉细。

月经史:12岁初潮,10/25~90,末次月经10月30日—11月9日,量中,色红,夹小血块。

生育史: 0-0-0-0。

中医诊断:月经失调。

西医诊断:卵巢功能减退。

病机:脾肾不足,气血两虚,肝郁失畅,冲任失调。

治则:健脾益肾,养血荣络。

方药:党参12g,黄芪12g,白术9g,怀山药12g,紫石英(先煎)15g,川楝子12g,菟丝子12g,香附12g,鸡血藤15g,生地12g,熟地12g,川芎6g,龟板18g,鹿角片9g,淫羊藿30g,红花9g,益母草30g。另紫河车粉100g,5g/日,口服。

医嘱:①测BBT;②注意保暖;③勿食生冷;④注意休息,勿熬夜

二诊:2013年4月2日。

经水居期未行,基础体温低相未升,目前无特殊不适。月经第3天测血内分泌LH 1.75U/L、FSH 9.29U/L、E_2 25.07pmol/L、

T 0.64nmol/L、PRL 225.95mU/L；IL-2 3.6ng/L、IL-6 1.5ng/L、抗心磷脂抗体（ACL）（－），苔薄，脉细。

治则：疏肝理气，养血调经。

方药：熟地12g，延胡索12g，丹皮12g，丹参12g，川楝子12g，桃仁9g，红花9g，香附12g，川芎6g，当归9g，泽兰9g，泽泻9g，益母草30g，川牛膝12g，苏木9g，凌霄花9g，鬼箭羽12g，白芷9g，紫河车（冲）5g。

三诊：2014年5月20日。

末次月经4月11日，基础体温高相19天，测尿HCG（＋），诊断早孕。腰酸，略有泛恶。苔薄，脉细。

治则：益气健脾，补肾安胎。

方药：党参12g，黄芪12g，白术12g，白芍12g，菟丝子12g，杜仲12g，寄生12g，黄芩9g，苏梗9g，姜竹茹9g。

医嘱：①继续测BBT；②保胎药连服3个月；③劳逸结合，预防感冒、腹泻。

病案分析

病机分析：卵巢早衰属中医"闭经"、"不孕"、"血枯"范畴，患者月经延后，性欲淡漠，婚后多年不孕，此先天不足，后天失调，生化乏源，冲任失养，两精不能相搏成孕。治疗原则拟为健脾养血、益肾温阳、疏肝调经。

用药分析：初诊以李教授经验方"调经方"、"助黄汤"、"加味龟鹿方"为基础加减，促使卵泡成熟并正常排出，益母草、泽兰、泽泻等活血祛瘀调经；同时口服紫河车粉。使患者血清FSH前后对照有明显改善，终遂凤愿，自然妊娠，随访母胎孕育健康。

验案忠告：①本病治疗，重在调补气血，提醒患者保持良好心态，认真服药配合治疗。②注意饮食清淡，勿嗜辛辣动火之品。③正确测量基础体温，在排卵期间适时同房，争取受孕几率，一旦确诊早孕，及时服用中药保胎。

（马毓俊）

经间期出血（排卵期出血）、带下

陆某，女，30岁。

初诊：2013年5月28日。

主诉：反复期中出血4年。

现病史：期中时有阴道出血，出血时多时少。平素带下量多，色黄，畏寒肢冷，腰骶酸痛，面部痤疮，结婚1年未避孕未孕。基础体温双相，呈爬坡状上升。2013年3月（月经第3天）血生殖内分泌：LH 3.2IU/L，FSH 5.4IU/L，E_2 20.51pmol/L，T 1.3nmol/L，PRL 396.23mIU/L，P 0.3nmol/L。有慢性宫颈炎，TCT正常，HPV阳性，目前正在治疗中。

刻下：今晨少量出血，基础体温未升，苔薄，舌下静脉较粗，脉细小弦。

月经史：13岁初潮，5~6/28~32，量少，色黯，夹血块，经前乳胀、腹胀，末次月经2013年5月15日。

生育史：0-0-0-0。

妇科检查：外阴：已婚式；阴道：无异常；宫颈：中糜；宫体：后位，正常大小，活动；附件：右侧触及卵巢，压痛，左侧（－）。

中医诊断：①经间期出血；②带下。

西医诊断：①排卵期出血；②慢性宫颈炎。

病机：癸阴不足，肾阳亦弱，湿热瘀结，冲任不固。

治则：滋肾填精，补肾助阳，疏肝利湿，活血促排。

方药：龟板18g，鹿角片9g，紫河车粉（冲）9g，熟地12g，淫羊藿30g，鸡血藤12g，香附12g，枸杞子12g，红花12g，肉苁蓉12g，菟丝子12g，胡芦巴12g，桔梗6g，制大黄（后下）15g，土茯苓30g。

医嘱：①B超检查；②继续测基础体温；③阴道出血时禁房事。

二诊：2013年6月22日。

药后带下血丝现象即止，末次月经6月15日—6月20日，经量增多,刻下腰酸,苔薄,脉细。

治则:补益肝肾,调经固冲。

方药:生地12g,熟地12g,怀山药12g,茯苓12g,山萸肉9g,黄精12g,石楠叶12g,当归9g,川芎6g,白术12g,白芍12g,乌贼骨15g,生茜草6g,炒荆芥9g,赤石脂12g,椿根皮12g。

医嘱:基础体温由低转高时安排同房。

根据上述周期用药加减治疗3个月,经量增多,期中出血现象消失,2013年10月17日查血HCG 479.6IU/L, P 77.93nmol/L,确诊为早早孕。之后随访孕期一切正常。

病案分析

病机分析:患者雌激素水平较低,即癸水不充、冲任亏虚,故见经水量少,腰骶酸痛。癸水肾阴在高水平时,转化顺利,气血活动,排出精卵,即所谓"重阴必阳"。现重阴不足,转化欠利,反致气血活动加剧,氤氲乐育之气较盛,阴不能及时滋长,阴阳不得交接,损伤阴络,血溢于外,这是酿成本病的关键所在;阴阳互根,肾水不足,致肾阳亦不足,故平素畏寒肢冷,阳气亏虚,影响了氤氲期由静至动的顺利转化,故BBT爬坡状上升缓慢,期中出血时有淋漓;患者婚后氤氲乐育之时经常出血不能行房,影响交接育胎,致使情怀不畅,气滞冲任,久而成瘀,故见经前乳胀腹胀、经行色黯夹血块、舌下静脉紫黯。肝旺克伐脾土,土失健运,湿热下注,可见带下量多、色黄,湿毒久聚故宫颈糜烂、HPV(+)。同时血瘀、湿热不除,又能在氤氲之时损伤胞络、冲任,致期中出血时多时少,反复不愈。

用药分析:初诊正值氤氲出血之时,以经验方助黄汤合龟鹿二仙汤为基础方,填阴补精,温肾助阳。土茯苓、土大黄清热泄浊,配以桔梗,借其开提宣通之力促使卵子顺利排出。一旦促排成功,阴阳顺利转化,"不止血而血自止",这就是见血而"不止血"的原因。二诊正值经前,以桃红四物为主化瘀生新,理气调经。三诊时经水初净,"的候"之前,以四物汤合归芍地黄丸为主益肝补肾养血调冲;乌贼骨、生茜草能通能止;赤石脂、椿根皮收敛止血,配以炒荆芥这一"血中风药",苦温清血,意在止欲行而暂未行之血证。未雨绸缪,事半功倍,这也是"不见血反止血"的理由。

验案忠告:①排卵期出血一般因为出血不多,时间不长,所以许多患者对此不够重视,殊不知,反复不愈,不仅潜在感染的可能,而且会失去最佳受孕时机,导致不孕。②对于排卵期出血的治疗不是盲目止血,关键还是在于根据月经周期分别治疗:经净后补肾养血,排卵前可酌情收敛止血,预防在先,排卵期温肾活血促排,黄体期温肾助阳,月经期活血调经除旧迎新。

（陈　霞）

▌▌ 漏下（功能失调性子宫出血） ▌▌

高某,女,27岁。

初诊:2012年12月7日。

主诉:月经不调,淋漓漏下,甚至半月不净1年。

现病史:患者有子宫肌瘤史,已生一女,意欲续嗣。

刻下:手足多汗,腰膝酸软,体虚乏力,苔薄,脉细弦。

月经史:15初潮,15/30,末次月经11月15日—12月1日,月经1~5天,量中,之后淋漓。

生育史:1-0-0-1,2008年剖宫产一女婴。

中医证断:漏下。

西医诊断:月经失调（功能失调性子宫出血）。

病机:经行淋漓,漏下不净,证属脾肾两虚,气血双亏。

治则:健脾益气,温肾调经。

方药:白术9g,紫石英（先煎）15g,川楝子12g,怀山药12g,菟丝子12g,香附12g,鸡血藤15g,生地12g,熟地12g,川芎6g,党参12g,黄芪12g,乌贼骨15g,生茜草6g,首乌15g,橘叶9g,橘核9g。

医嘱:①注意保暖,勿淋雨涉水;②测BBT,观察排卵。

二诊:2013年3月29日。

因久不怀孕,于2013年1月14日外院血检:巨细胞病毒IgG(+),风疹病毒IgG(+),疱疹病毒IgG(+);月经3月23日,尚未净,量中,色红,夹小血块,腹胀,腰酸,乳胀,2013年1月15日宫颈活检,未见上皮内病变细胞或恶性细胞。

治则:疏肝益肾,调经止血。

方药:白术9g,紫石英(先煎)15g,川楝子12g,怀山药12g,菟丝子12g,香附12g,鸡血藤15g,生地12g,熟地12g,川芎6g,大蓟15g,小蓟15g,炒地榆15g,乌贼骨15g,生茜草6g,煅龙骨(先煎)30g,煅牡蛎(先煎)30g,炒荆芥9g。

三诊:2013年5月5日。

(月经第13天)B超监测:右侧最大卵泡20×19mm。5月7日(月经第15天)B超提示已排卵,基础体温高相。月经4月23日来潮,至30日经净,此次月经未再淋漓。目前带下不多,苔薄腻,脉细。

治则:温肾暖宫,活血调经促排卵。

方药:红花9g,香附12g,当归9g,肉桂(后下)3g,鸡血藤15g,枸杞子12g,熟地12g,肉苁蓉12g,菟丝子12g,党参12g,黄芪12g,胡芦巴12g,巴戟12g,首乌12g,川断12g。

四诊:2013年6月29日。

上药治疗至今,月经已正常,准备去做试管婴儿。末次月经5月21日,月经过期未行,自测尿HCG阳性,苔薄剥,脉细。

尚未行IVF,已自然怀孕,予保胎治疗。随访至2014年2月12日。如愿生一属马男孩,母子健康,产后因乳汁少,目前为人工喂养。

病案分析

病机分析:月经失调,淋漓漏下,属中医"崩漏"中"漏下"范畴。本病脾肾亏损,肝郁气滞为主要病机,治疗原则为健脾温肾,益气养血,疏肝调经。三诊后月经基本正常,患者续嗣心切,再从肝脾肾三脏入手,峻补气血以养冲任,终使药到病治,自然怀孕。

用药分析:初诊、二诊均以调经方为基础,三诊后再以助黄汤调理促孕。经云:"精不足者,补之以味。"分析本案全程用药过程,以龟、鹿、参、芪补肾益气为主,龙、牡、乌贼、菟、萸、杞、苁益肾固冲为辅,加之蒲公英、荆芥、红花、香附等补肾逐瘀清解活血,经半年调摄,使脾肾振奋,生化有源,经血顺畅,阴阳交通,未行试管,先自怀妊。

验案忠告:①经水期淋漓漏下,一定要止血。②排卵期指导房事,该患者即因此成功怀孕。③患者求嗣心切,心理紧张,一旦登记IVF,心情平静,通过积极心理疏导。加上经行时加止血药起到治疗效应,月经7天即净,故终得自然怀孕。

(马毓俊)

‖▌ 黄 体 不 健 ▌‖

兰某,女,33岁。

初诊:2012年10月16日。

主诉:自然流产后2年未避孕而未再妊娠。

现病史:结婚3年,于2010年10月20日自然流产1次,未行清宫,月经不规则,每每落后而行。经常腰酸,带下量多,色淡黄,畏寒肢冷。近一年来曾去上海多家医院诊治:2012年5月26上海瑞金医院检测血生殖内分泌,LH 5.78U/L,FSH 3.47U/L,E_2 213pmol/L,T 0.59nmol/L,P 0.25nmol/L,PRL 8.7mIU/L。2012年6月21日于外院在宫腔下行子宫输卵管通液术,提示双侧输卵管通畅。2012年8月12日月经第20天在外院查B超检查:子宫42mm×26mm×33mm,子宫内膜4mm。LOV 32mm×19mm,内见11mm×9mm小卵泡;ROV 18mm×15mm。在外院行甲状腺功能检测,均为正常值。

测基础体温,黄体期短,上升迟缓,显示黄体功能不良。苔薄,脉细。

月经史: 12岁初潮,3~6/30~60,末次月经9月24日—9月28日,量少色红,夹有小血块,有时痛经,经前乳胀剧。

生育史: 0-0-1-0。

妇科检查　外阴: 已婚式; 阴道: 无异常; 宫颈: 轻度糜烂; 宫体: 前位,正常大小,活动; 附件: 阴性。

中医诊断: 不孕症。

西医诊断: 继发性不孕症(黄体不健)。

病机: 脾肾亏损,阳虚血少,肝郁失畅,冲任失调。

治则: 健脾养血,补肾温阳,疏肝调经。

方药: 当归9g,川芎6g,生地12g,熟地12g,鸡血藤15g,香附12g,怀山药15g,菟丝子12g,附子9g,桂枝6g,紫石英(先煎)12g,石楠叶12g,黄精12g,白术12g,白芍12g。

医嘱: ①每天测基础体温; ②指导排卵期房事; ③注意保暖。

二诊: 2012年11月3日。

末次月经10月24日~10月27日,经行量中,色红夹小血块,经前乳房胀剧,无明显痛经,其他症状仍如上述。苔薄,脉细。

治则: 健脾补肾,疏肝调经。

方药: 当归9g,生地12g,熟地12g,枸杞子12g,肉桂(后下)3g,肉苁蓉12g,菟丝子12g,鸡血藤12g,柴胡9g,白术9g,白芍9g,紫石英(先煎)12g,石楠叶12g,枳壳6g,淫羊藿30g,黄精12g。

医嘱: B超期中监测卵泡发育,排卵时即房事。

三诊: 2012年12月1日。

末次月经10月24日,经水过期,BBT高相18天,无其他不舒症状,测血HCG 34.8IU/L,诊断为早孕,苔薄,脉细滑。

治则: 健脾养血,补肾安胎。

方药: 党参12g,黄芪12g,白术12g,白芍12g,寄生12g,菟丝子12g,狗脊12g,川断12g,苏叶9g,苎麻根12g,南瓜蒂12g。

医嘱：①忌房事；②预防感冒；③饮食清淡，预防腹泻；④继续测BBT。

之后根据该方，随症加减至孕3月止。随访2013年7月31日顺产一男婴，母子健康。

病案分析

病机分析：患者月经不调，每每落后而行，经行量少，此为冲任失调之故。冲任失调多与脾、肾、肝有关。脾虚者，生血不足，血虚乏源，脾虚运化失职，脾虚生湿则带下增多；腰为肾之府，肾虚则腰酸，肾者藏精，精可化血，脾与肾是后天与先天之本，两者互补，并生精生血，精血充盛可濡养冲任之脉；又肾与肝是母子关系，肾虚则肝郁，郁则乳房胀痛，故应补肾滋水，并应疏肝解郁。血虚者则畏寒肢冷，阳虚者也畏寒肢冷，血虚及阳虚均使气血运行缓慢，胞宫失于温煦，则腹冷痛经，经行夹有小血块。综上所述脾肾亏损，生化乏源，肾虚肝郁，冲任血海不足，则月经后期，经行量少，冲任失调，卵泡发育欠佳，致使黄体功能不良，故黄体期短，所以脾肾亏损，肝郁失畅为主要病机，治疗原则应为健脾养血，补肾温阳，疏肝调经。

用药分析：初诊以经验方调经汤为基础方加减。二诊因临近排卵期，以经验方助黄汤为基础方加减。方中当归、川芎、地黄、白芍为四物汤之组成，可补血调经；香附为调经之圣药，能疏肝理气，调经止痛；鸡血藤补血行血，舒筋活络，善治月经不调、血虚经少、经闭、痛经、肢体麻木痹痛等；怀山药、白术、黄精均补气健脾，气充脾健，益于生精生血；枸杞子补益肝肾；菟丝子、肉苁蓉、淫羊藿均补肾助阳，配用熟地、枸杞子，增强益肾补精之功，临床观察淫羊藿功能补命门，助肾阳，可温肾益火，温而不燥，是温肾阳的常用药物，久服无不良副反应；紫石英暖宫散寒，尤其阳虚宫寒不孕者是常用之药；石楠叶补肝肾健筋骨，又祛风通络；附子、肉桂(桂枝)为火热之剂，均温补脾肾，温补命门之火，疗下焦之虚寒，治阳气之不足，与紫石英相配，温营血冲任，助气化运行,祛气血之寒滞,疗宫寒之不孕最宜应用;柴胡疏肝解郁,是疏肝诸药之向导,配用白芍、当归疏肝解郁,调经止痛最佳;枳壳行气宽中,方中柴胡、白芍、枳壳实为四逆散之阻成,具有疏肝理气,行气解郁之功,使气行血行,同时还防止因方中补益药过多而产生壅滞之弊。患者怀孕之后,及早采用健脾补肾养血安胎之药,方中党参、黄芪、白术、白芍健脾养血,血足胎安;菟丝子、川断、寄生、狗脊,实为寿胎丸之加减,具有补肾益精,补任脉固胎元之功;苏叶和胃宽中且能安胎;苎麻根、南瓜蒂专为安胎固胎所设。

验案忠告:不孕症治疗之关键是促进卵泡发育成熟,卵子排出,及时指导患者在排卵期(氤氲的候之时)房事。本案经验忠告:①仔细分析病情:本患者自然流产后2年未孕,曾去多家医院诊治,均未取得显效,可能换医生太多,对病员指导不够有关。仔细温习患者病史之后分析,从一般病史资料来看,无明显不孕原因,细细分析患者,源于卵巢黄体不健全,卵泡发育欠佳所致不孕,抓住月经不调,经行量少,腰酸肢冷的特点,给予脾肾双补,益血补精,促进卵泡发育。二诊因近排卵期,故用经验方助黄汤(熟地、杞子、肉苁蓉、菟丝子、淫羊藿、鸡血藤、肉桂、香附等)促卵子成熟排出。②正确利用基础体温测量,指导患者房事,增加受孕几率。有些患者不知道自己的排卵期,尤其月经不规律者,帮助其找到排卵期,或利用B超监测排卵,此甚为重要。③及早保胎治疗,根据基础体温测量,若高相超过18天就有妊娠的可能,及早化验尿HCG,一旦确诊为早孕,就及早服用中药保胎治疗甚为关键。

(李祥云)

垂体微腺瘤

王某,女,25岁。

初诊:2013年6月8日。

主诉:结婚3年未避孕未孕,发现垂体瘤半年。

现病史:自2012年8月起经行延后,32~45天一行,测BBT多为单相。2012年12月外院查血PRL升高,为814mIU/L,查MRI示垂体瘤(直径3mm),担心对嗣育有影响,求医心切。2013年1月7日(月经第3天)于该院查:LH 4.36IU/L, FSH 6.01IU/L, E_2 199.8pg/m, T 0.97nmol/L, P 2.07nmol/L, PRL 840.1mIU/L↑。目前服溴隐亭1粒/日,略有溢乳。刻下:胃纳可,夜寐安,二便调,苔白质微红,脉细。

月经史:14岁初潮,4/30天,量中,色红,夹血块,腰酸,略痛。末次月经6月2日,4天净

生育史:0-0-1-0,2010年人流。

中医诊断:月经后期。

西医诊断:垂体微腺瘤。

病机:肾气不足,天癸不充,经水不能按时而下;肾精亏虚,冲任虚损,不能摄精受孕。

治则:补肾活血,回乳调经。

方药:淫羊藿30g,菟丝子12g,肉苁蓉12g,熟地12g,枸杞子12g,鸡血藤15g,肉桂(后下)3g,当归9g,香附12g,红花9g,党参12g,黄芪12g,茯苓12g,紫花地丁30g,生麦芽30g,生枇杷叶(去毛)9g。

医嘱:①调畅情志;②避免辛辣刺激食物;③测基础体温。

二诊:2013年7月27日。

末次月经7月3日,4天净,量中,夹血块,今日基础体温上升。6月9日至外院查HSG示双侧输卵管通畅。7月25日于该院查B超:子

宫44mm×42mm×36mm,子宫内膜8.6mm,左卵巢内见优势卵泡17mm×16mm×18mm,嘱今日同房。苔薄腻,脉细。

治则:补肾活血,回乳调经。

方药:熟地12g,枸杞子12g,淫羊藿30g,菟丝子12g,肉苁蓉12g,鸡血藤15g,肉桂(后下)3g,当归9g,香附12g,红花9g,党参12g,黄芪12g,首乌12g,胡芦巴12g,山萸肉12g,桔梗6g,石楠叶12g,生麦芽30g。

三诊:2013年8月10日。

末次月经7月3日,经水逾期未至,今日自测尿HCG阳性,时有少腹抽痛,基础体温高相20天,苔薄,脉细。诊断为早孕,而后行健脾补肾安胎治之。

治则:补肾安胎。

方药:党参12g,黄芪12g,白术12g,白芍12g,菟丝子12g,杜仲12g,狗脊12g,苎麻根12g,黄芩9g,南瓜蒂12g。

医嘱:①测基础体温;②慎起居,调饮食,避风寒,禁房事。

依据上方随症加减,保胎至孕3个月,之后随访孕检一切正常。

病案分析

病机分析:本例患者为垂体微腺瘤,临床表现为泌乳素偏高、溢乳、月经稀发,并且影响正常受孕,西医常以溴隐亭降低催乳素,可缩小垂体瘤体积。垂体微腺瘤在中医属于癥瘕范畴,能够导致月经量少或逾期不行、溢乳和乳胀之症。《胎产心法》云:"肝经怒火上冲,乳胀而溢"。高泌乳素血症临床多认为是本虚标实之证,本虚以肾(阴、阳、精、气)虚为主,标实则以肝郁为主。肾虚始终贯穿于整个病程变化之中,另肝主疏泄,是气血调节的枢纽,涉及精神、代谢、神经内分泌、血液运行、妇女月事一系列生理活动;同时考虑肝五行属木,脾属土,肝郁最易克脾,进而影响脾胃的运化功能;脾虚乳汁失统,加之肝失疏泄迫乳外泄。故在治疗本病时,李教授辨证得当,始终抓住肾虚这个主要病机,兼以健脾养血,调肝理气之法;前后用药守方居多,同时找到氤氲之期，指导正确同房时间，可得两精相搏而最终受孕有子。

用药分析：方中党参、黄芪补益肾气；菟丝子、淫羊藿、肉苁蓉、巴戟天入肾经，温肾壮阳，佐肉桂以温阳行气；当归、熟地补肾养血，枸杞子入肝肾经，补肝肾，益精血，为滋补肝肾、养血补精之良药；鸡血藤补血行血；红花、香附疏肝理气活血；并加入生麦芽治疗溢乳，药理研究显示，麦芽中含有麦角类物质，具有拟多巴胺激动剂样作用，可抑制泌乳素分泌，用于回乳治疗剂量宜大；《本草经疏》："经曰：诸逆冲上，皆属于火"，故予枇杷叶清热降气，此药性凉，善下气，气下则火不上升。

验案忠告：该患者有人流史，且患有高泌乳素血症、垂体腺瘤，长期服用溴隐亭治疗。高泌乳素血症的发生有药物性因素、病理性因素以及特发性因素有关，因此要仔细询问患者既往的用药史，如精神类药物、激素类药物、抗胃酸药可至溢乳，若有则需要停药或转用他药。患者虽有垂体瘤，但用药并非一定拘泥于化瘤散结中药，中医认为乳头属肝，乳房属胃，故应健脾疏肝回乳为治。来诊意欲受孕，根据患者病情，李教授辨治以补肾活血为主，佐以疏肝、健脾、回乳，结合其基础体温，指导其受孕时机。治疗不孕症是一个非常复杂的问题，需要综合患者的病情、生活习惯、情绪等方面，多方指导患者，方能快速得效。

（岑　怡　徐莲薇）

▌▌▌ 输卵管通而极不畅 ▌▌▌

李某，女，29岁。

初诊：2010年8月20日。

主诉：婚后3年未孕。

现病史：患者曾于2007年去上海红房子医院就诊，检查发现子宫颈重糜,于是在外院行聚焦超声波治疗4次。2009年1月10日于外院做子宫输卵管碘油造影(HSG)示:双管通而极不畅,双管有多量造影剂残留。2009年8月,经行第3天测血生殖内分泌LH 3.86U/L、FSH 5.7U/L、E_2 4.9 pmol/L、T 0.43nmol/L、P 0.71nmol/L、PRL 10.47mU/L;2010年1月红房子医院B超:子宫46mm×68mm×32mm;内膜12mm,ROV36mm×27mm×21mm,ROF16mm×16mm×11mm,LOV24mm×18mm,可见直径3~5mm的小卵泡5~6个。月经基本正常,现腰酸,二便如常,无乳胀,有经行行房事史,苔薄腻,脉细弦。

月经史:15岁初潮,6~7/28天,末次月经2010年8月15日至今,略痛经,量中。

生育史:0-0-0-0。

妇科检查:外阴:已婚式,阴道:无异常,宫颈:轻糜,宫体:前位,正常大小,活动,附件:左侧轻度增厚,伴压痛,右侧附件(-)。

中医诊断:不孕症。

西医诊断:不孕症(输卵管通而极不畅)。

病机:房事不节,瘀血阻滞,脉络不通,两精不能相搏而不孕。又有肾虚之征,经常腰酸,亦可致不孕。

治则:祛瘀通络,清解补肾。

方药:三棱9g,莪术9g,丹皮12g,丹参12g,败酱草30g,红藤30g,路路通9g,当归12g,香附12g,皂角刺12g,茯苓9g,桂枝6g,薏苡仁15g,锁阳9g,紫花地丁30g,半枝莲15g,党参9g,水煎服。中药多煎150ml行保留灌肠。另口服穿山甲粉5g/日。

医嘱:①测基础体温;②暂避孕3个月。

二诊:2010年9月4日。

基础体温已升,腰酸,经常少腹隐痛,带下少,苔薄,脉细。8月28日B超左卵泡16mm×15mm×13mm,8月30日B超,左卵泡已消失。

治则:破瘀通络,补肾调经。

方药: 紫花地丁30g, 地鳖虫12g, 石见穿15g, 杜仲15g, 浙贝母15g, 半枝莲15g, 党参12g, 三棱9g, 莪术9g, 红藤30g, 败酱草30g, 当归12g, 鸡血藤12g, 路路通9g, 丹皮12g, 丹参12g, 赤芍9g, 淫羊藿30g, 水煎服。中药多煎150ml行肛灌注, 保留灌肠。另口服穿山甲粉5g/日。

三诊: 2010年11月13日。

末次月经10月29日—11月4日, 经量经行前2天多, 色红, 略有痛经, 上次月经10月13日—10月18日, 房事后有腰酸, 现有期中出血, 苔薄, 脉细。

治则: 清解通络, 补肾止血。

方药: 三棱9g, 莪术9g, 丹皮12g, 丹参12g, 赤芍9g, 香附12g, 炙乳香6g, 没药6g, 红藤30g, 败酱草30g, 淫羊藿30g, 紫花地丁30g, 地鳖虫12g, 茯苓15g, 桂枝6g, 煅龙牡(先煎)各30g, 椿根皮15g, 仙鹤草30g, 蒲黄炭12g, 水煎服。中药多煎150ml行肛灌注, 保留灌肠。另口服穿山甲粉5g/日。

四诊: 2010年12月3日。

基础体温双相, 经前3天有少量咖啡色出血后再行经, 经色红, 无腹痛, 但腰酸, 现带下少, 苔薄, 脉细。

妇科检查 外阴: 已婚式; 阴道: 无异常; 宫颈: 轻糜; 宫体: 前位, 偏右, 正常大小, 活动; 附件: 右侧轻度增厚, 左侧(-)。

治则: 破瘀通络, 清解软坚。

方药: 红藤30g, 败酱草30g, 赤芍9g, 丹皮12g, 丹参12g, 三棱9g, 莪术9g, 紫花地丁30g, 皂角刺12g, 威灵仙12g, 浙贝母12g, 苏木9g, 地鳖虫12g, 刘寄奴12g, 淫羊藿30g, 水煎服。中药多煎150ml行肛灌注, 保留灌肠。另口服穿山甲粉5g/日。

患者按上述方药断断续续治疗, 于2011年3月2日在上海红房子医院行HSG, 报告为双侧输卵管通而不畅。又继续治疗3个月, 于2011年6月再次行HSG, 报告为双侧输卵管通畅。

五诊: 2012年2月4日。

经前述方药治疗后,双侧输卵管已通畅,故而更弦改方,继续测BBT。月经1月24日—1月29日,经量中,色红,无痛经,苔薄,脉细。

治则:疏肝补肾,活血祛瘀。

方药:菟丝子15g,熟地12g,枸杞子12g,淫羊藿30g,鸡血藤12g,红花9g,香附9g,肉桂(后下)9g,党参12g,黄芪12g,三棱12g,莪术12g,蒲公英30g,水蛭12g,夏枯草12g,威灵仙12g,浙贝母9g,胡芦巴12g,水煎服。

六诊:2012年2月10日。

基础体温高相8天,幅值偏低,腰酸,右下腹酸痛,带下少,苔薄,脉细。

治则:活血调经,温经止痛。

方药:当归9g,川芎6g,香附12g,桃仁9g,红花9g,延胡12g,桂枝6g,川楝子12g,泽兰9g,泽泻9g,川牛膝12g,苏木9g,杜仲9g,水煎服。

医嘱:期中卵泡监测。

七诊:2012年4月14日。

月经3月21日—3月27日,昨见少量咖啡色分泌物。患者经长时间治疗后,仍未怀孕,内心焦急,故准备IVF(上海市第九人民医院)已登记等待中。苔薄,脉细。

治则:补肾温阳,调经助孕。

方药:当归9g,川芎6g,生地12g,熟地12g,淫羊藿15g,香附12g,鸡血藤15g,菟丝子12g,黄芪12g,党参12g,胡芦巴12g,石楠叶12g,黄精12g,锁阳9g,山茱萸9g,水煎服。

八诊:2012年7月21日。

已在九院登记,准备做IVF-ET,由于内心放松,末次月经5月10日,还未做试管婴儿,月经已过期,经检查诊断为早孕,现孕71天,阴道有少量出血,色红,已肌注黄体酮3天,仍有少量出血,无腹痛,心情又紧张,夜寐欠佳,苔薄,脉细滑。

治则:益气补血,补肾止血安胎。

方药: 党参12g, 黄芪12g, 菟丝子12g, 杜仲12g, 寄生12g, 白术9g, 白芍9g, 小蓟12g, 艾叶6g, 阿胶9g, 苎麻根12g, 南瓜蒂9g, 水煎服。

经上述治疗保胎至3个半月, 孕期如常, 现随访生一男孩, 母子健康。

病案分析

病机分析: 婚后3年不孕, 经输卵管碘油造影确诊为双侧输卵管通而极不畅, 双管内有多量造影剂残留, 表明输卵管之病变是与炎症有关, 患者又宫颈炎重糜, 由于房事不节, 瘀毒阻于脉络, 脉络不通, 两精不能相搏, 故而不孕。患者时常腰酸腹痛, 有期中出血, 此与肾虚有关, 故而综合考虑, 拟祛瘀通络, 清解补肾为治则大法。

用药分析: 因输卵管阻塞, 在整个治疗过程中以经验方"峻竣煎"为主方加减变化应用之, 本方具有清解祛瘀, 益气通络之功, 方中三棱、莪术破血消癥, 散瘀止痛, 药理实验该二药能抗体外血栓形成; 丹皮、赤芍清热凉血, 活血化瘀, 二药还能抗炎、抑菌; 红藤、败酱草均清热解毒、祛瘀活血、消肿止痛, 二药均入下焦, 清下焦之热毒; 穿山甲配伍路路通, 祛瘀通络散结, 经验证明是疏通输卵管阻塞之要药。《医学衷中参西录》云: "穿山甲, 味淡性平, 气腥而窜, 其走窜之性无微不至, 故能宣通脏腑, 贯彻经络, 透达关窍, 凡血凝血聚为病, 皆能开之。" 黄芪益气扶正, 补益还能增强祛瘀之力; 香附疏肝理气, 活血调经。除上述主方外, 另根据病情需要, 随症加减用药, 如为使祛瘀力量增强, 加用水蛭、地鳖虫等虫类药, 起搜剔通络作用。紫花地丁、半枝莲、蒲公英、石见穿等增强清热解毒之力。当归、川芎、鸡血藤、川牛膝、桃仁、红花、苏木、泽兰等活血调经, 多在月经时或临近月经期时选用; 夏枯草、浙贝母、威灵仙、皂角刺等软坚散结, 协助破瘀散结药起输通输卵管的作用; 淫羊藿、菟丝子、胡芦巴、锁阳、杜仲、山茱萸等补肾益精; 乳香、没药祛瘀止痛。患者因有期中出血, 故在出血时加仙鹤草、蒲黄炭、椿根皮等，可止血。其他个别用药在此不予赘述。总之本案用药主要分两个阶段，第一阶段是通输卵管为主，以"峻竣煎"加减，并配合灌肠治疗，待输卵管已通畅，改为第二阶段调理冲任，改善卵巢功能，以助黄汤（熟地、淫羊藿、菟丝子、肉苁蓉、枸杞子、鸡血藤、香附、红花、肉桂等）为基础方，加之心理调节安慰，思想放松，情绪稳定，终获麒麟。

验案忠告：患者就诊已有2年，病情有轻有重，尽管输卵管阻塞轻者有治疗3个月就妊娠者，有的2~3年还未治愈。妊娠是多因素的，除女方因素外，也有男方原因，女方除输卵管阻塞外，还有卵巢因素、子宫因素、免疫系统病变等原因。本患者双侧输卵管通而极不畅，经半年多的治疗已治愈，输卵管通畅了，但患者黄体不佳，未能怀孕，又继续调理卵巢功能，调理月经。输卵管通畅后又续治半年，患者仍未怀孕，因而心急，故登记准备去做试管婴儿。患者思想极度放松，认为一定会怀孕了，内心不再紧张，还未行采卵，未进入周期，结果就自然怀孕了。从本案中我们忠告：①因输卵管不通而不孕这是主因素，应围绕这个主线来用药，以"峻竣煎"为主方治之，治疗中配合灌肠，内外合治则增强疗效。②输卵管已通畅，则针对黄体不佳而考虑用药，黄体不佳则影响卵子，以"助黄汤"为主方，该方疏肝补肾，活血调经，能助孕有子。③心情疏导：患者婚后5年仍未孕育，内心着急，初始因输卵管不通，知该病难治，故能耐住性子而治疗，当知道输卵管不通已治愈时，心情高兴，待又治疗半年后仍不怀孕，心急如焚，考虑去做试管婴儿，此时给患者以心理疏导，情绪安定，加之患者认为试管婴儿有了保证，心情彻底放松因而亦很快就自然怀孕了。

（李俊箐　李祥云）

▮▮ 输卵管积水 ▮▮

严某,女,34岁。

初诊:2013年12月3日。

主诉:结婚7年,不避孕未孕。

现病史:患者既往3次药流。2013年3月复旦大学附属妇产科医院子宫输卵管碘油造影示:右侧输卵管伞端粘连伴积液,基本不通,左侧输卵管伞端周围粘连,稍通。视片:宫腔偏右侧,右侧输卵管远端封闭,右侧输卵管积水。2014年4月于该院行腹腔镜下盆腔粘连分解术+双侧输卵管整形术+输卵管系膜囊肿剥除术,术中见子宫后壁及左卵巢片状膜性粘连,左侧输卵管峡部及壶腹部交界处U形扭曲,伞端包裹性粘连封闭,右侧输卵管伞端包裹性粘连封闭。刻下:胃纳可,夜寐安,二便调,苔薄,脉细小弦。

月经史:13岁初潮,7/30天,末次月经:11月20日—11月26日,略有痛经,量中,色红,少量血块,腰酸。

生育史:0-0-3-0,2001—2006年间3次药流。

妇科检查:外阴:已婚式;阴道:畅;宫颈:中糜,距阴道口<4cm;宫体:前位,正常大小,活动欠佳;附件:双侧均轻度增厚伴压痛。

中医诊断:不孕症。

西医诊断:不孕症(输卵管积水)。

病机:多次流产,伤及肾气,气血运行不畅,恶血不去,羁留胞宫,阻滞冲任,精卵难以结合而不孕。

治则:补肾清解,活血通络。

方药:红藤30g,败酱草30g,三棱9g,莪术9g,赤芍9g,丹皮12g,丹参12g,水蛭12g,香附12g,路路通9g,黄芪12g,皂角刺12g,紫石英(先煎)15g,紫花地丁30g,地鳖虫12g,党参12g,半枝莲15g,石见穿15g,威灵仙9g。

医嘱:①上药多煎150ml,睡前保留灌肠,另服穿山甲粉5g/天,经期停用;②暂时避孕;③测BBT。

二诊:2014年1月8日。

末次月经12月20日—12月25日,量中,夹血块,无腹痛,无腰酸,苔薄,脉细。

治则:补肾清解,活血通络,通利逐水。

方药:三棱9g,莪术9g,香附12g,路路通9g,黄芪12g,芫花3g,苏木9g,红藤30g,败酱草30g,车前子(包)12g,水蛭12g,地鳖虫12g,制乳香6g,没药6g,赤芍9g,丹皮12g,丹参12g,葶苈子15g。

三诊:2014年4月1日。

前次月经2月9日,今日经行,量中,略有腹胀,带下时有异常,药后胃脘不适,灌肠后偶有腹泻,余无特殊,苔薄,脉细。

治则:补肾健脾,清解逐水。

方药:紫花地丁30g,皂角刺12g,路路通9g,红藤30g,败酱草30g,三棱9g,莪术9g,赤芍9g,丹皮12g,丹参12g,水蛭12g,香附12g,黄芪12g,蒲公英30g,芫花6g,葶苈子15g,威灵仙9g,淫羊藿30g,煅瓦楞子30g,党参12g,椿根皮15g。

医嘱:经净后服。

四诊:2014年7月29日。

患者6月3日至长征医院查B超:子宫47mm×47mm×38mm,内膜7.5mm,ROV22mm×12mm,卵泡3个,最大5mm×6mm,LOV25mm×24mm,卵泡8个,最大11mm×8mm。子宫输卵管碘油造影显示:右侧输卵管少量积水,左侧输卵管通而不畅。视片:双侧输卵管显影,右侧输卵管远端轻度积液,左侧输卵管碘油残留,通而不畅。期间再遵此法加减调理。末次月经:7月16日—7月22日,量中,刻下无殊,苔薄,脉细。

妇科检查:外阴:已婚式;阴道:无异常;宫颈:肥大,中糜;宫体:前位,偏大,活动欠佳;附件:未及明显异常。

治则:补肾益精,清解逐水。

方药:红藤30g,败酱草30g,葶苈子15g,芫花6g,水蛭12g,香附12g,路路通9g,黄芪12g,桔梗6g,制乳香6g,没药6g,三棱9g,莪术9g,赤芍9g,丹皮12g,丹参12g,石楠叶12g,黄精12g,淫羊藿30g,肉苁蓉12g。

医嘱:①仍嘱灌肠,经期停用。②测量BBT,适时试孕。

五诊:2014年9月16日。

末次月经8月12日,9月14日少量阴道出血,无腹痛,外院急诊查尿HCG(+),B超示子宫56mm×64mm×53mm,宫内无回声区(偏右)8mm×7mm×4mm。予地屈孕酮保胎治疗。刻下阴道出血止,无腹痛,无恶心呕吐,苔薄,脉细。李教授予补肾健脾,养血安胎中药口服,嘱其测量BBT;禁房事;预防感冒、腹泻,注意休息。

病例分析

病机分析:本例患者为输卵管因素导致的不孕。药流3次后,伤及肾气,流产后未行清宫,瘀血留滞胞宫,气血运行不畅,阻滞冲任,有碍精卵结合,故难以受孕。瘀血水湿羁留胞宫,故经行夹有血块;瘀阻气机,则见腹痛;腰为肾之府,故而腰酸。李教授分析其病因病机主要为肾虚血瘀,治以补肾益精,活血通络,利湿逐水。

用药分析:初诊方中红藤、败酱草、紫花地丁、半枝莲清热解毒,散瘀止血,利水消肿;赤芍、丹皮、丹参清热凉血,活血祛瘀;三棱、莪术破血行气,消肿止痛;水蛭、地鳖虫为血肉有情之品,性善走窜,破血逐瘀消癥之力较强;党参、黄芪补中益气,扶正祛邪,以防祛瘀诸药药力太过,同时增强祛瘀作用;皂角刺消肿托毒排脓;石见穿活血化瘀,清热利湿,散结消肿;威灵仙通经络,消痰水,《药品化义》有"灵仙,性猛急,善走而不守,宣通十二经络",与皂角刺、路路通合用,意欲消除输卵管积水,使输卵管通畅,利于精卵结合。

复诊时李教授加入芫花泻水逐饮,因其有毒,作用强烈,宜小剂量用起；葶苈子通调水道,利水消肿,唯药力峻猛,用之宜慎。同时随症加入制乳香、没药、鬼箭羽、凌霄花活血化瘀；茯苓、薏苡仁利水渗湿；椿根皮、蒲公英清热解毒；因药力攻伐猛烈,患者药后胃脘不适,故加入煅瓦楞子除化瘀散结,消痰软坚外,尚可制酸止痛,顾护胃气。

对于输卵管炎性不孕患者,李教授常采用口服与灌肠相结合的方法,使药物直达病所,另予山甲粉吞服,增强药效。治疗半年后患者复查HSG结果较既往明显改善。药已见效,不宜更弦改方,李教授宗前法继续治疗。3个月后查尿HCG（+）,B超示宫内妊娠,终于喜获麟子,李教授即予中药保胎治疗。

验案忠告：李教授认为输卵管不通导致不孕的患者治疗时应有耐心,一般需半年至一年才能治愈,治疗期间应暂时避孕,以防宫外孕的发生。此类患者以破瘀、祛瘀为基本治疗大法,贯穿始终,常用些性善搜剔之虫类药,疏通经络,以助输卵管通畅。输卵管不通一般以攻下、疏通法治疗,予消瘀散结之中药。并加用清热解毒之品,抗炎消肿。因疏通散结祛瘀之力强烈,易伤正气,故勿忘扶正祛邪,顾护脾胃。本例患者输卵管积水及伞端粘连严重,李教授治疗时用药比较峻猛,加入有毒的芫花泻水逐饮,以便快速消除输卵管肿胀、积水,因芫花药力较强,患者初用此药灌肠后不久即排出,且易腹泻,但不严重,李教授鼓励患者在耐受的情况下坚持用药,从小剂量3g开始,逐渐加量至6g,该药有一定毒性,用时应慎重并密切观察。患者治疗半年后输卵管积水明显减少,只有轻度伞端粘连,李教授指导患者抓住氤氲之期,3个月后终成功受孕。

（刘慧聪　徐莲薇）

▌▌▌ 输卵管通而欠畅、高泌乳素血症 ▌▌▌

张某,女,35岁。

初诊:2013年8月16日。

主诉:原发不孕3年。

现病史:患者结婚9年,未避孕而不孕3年。2013年2月28日至某医院行子宫输卵管碘油造影检查,报告提示:双侧输卵管通而欠畅,左侧伞端粘连可能。曾在该院行IVF-ET,后胚胎停止发育行清宫术。目前尚有4枚冷冻胚胎,准备3个月后继续移植。自诉PRL升高,曾服溴隐亭治疗,IVF期间停药。2013年8月上海龙华医院B超检查提示:子宫内膜回声欠均匀。2012年10月上海仁济医院检查男方精液常规提示:精子活率32%,a级16%,b级7%,也曾服药治疗。刻下:腰膝酸软,纳可,便调。舌苔薄,质淡,脉细。

月经史:14岁初潮,5~6/30天,量中,色红,痛经,无血块,无乳胀。2013年7月28日胎停清宫术后尚未行经。

生育史:0-0-1-0。

中医诊断:不孕症。

西医:原发性不孕(输卵管通而欠畅);高泌乳素血症。

病机:肾气不足,络脉欠畅。

治则:健脾补肾,活血通络,佐以清热解毒。

方药:香附12g,当归9g,肉桂3g,鸡血藤15g,枸杞子12g,熟地12g,肉苁蓉12g,菟丝子12g,杜仲12g,党参9g,黄芪9g,白术9g,白芍9g,蒲公英30g,茯苓12g。

医嘱:①每天测基础体温;②下次经行时复查血清激素水平;③复查男方精液常规。

二诊:2013年8月30日。

2013年7月28日行清宫术,刻下经水将行,经行量中,术后2周至今间歇性溢乳,目前在服溴隐亭1/2片,腰酸等症已止。苔薄,脉细。

治则:理气清解,活血通经。

方药:熟地12g,延胡索12g,丹参12g,丹皮12g,川楝子12g,红花9g,桃仁9g,香附12g,川芎6g,当归身9g,泽泻9g,泽兰9g,党参12g,仙鹤草12g,象贝12g,益母草30g,川牛膝12g,赤芍9g,凌霄花9g。

医嘱:每天测基础体温。

三诊:2013年9月27日。

末次月经9月21—9月24日,量少,色黯,无痛经,无血块,无腰酸,无乳胀。白带黏滞色黄,夜间少寐,大便2~3日/次。近一年体重增加4kg。苔薄,脉细。

实验室检查:2013年9月24日性激素水平(经行第3天)LH 4.55IU/L,FSH 7.42 IU/L,E_2 60.0pmol/L,P 0.90nmol/L,PRL 138.22μg/ml,T 0.81 nmol/l,自述去年外院CT检查,垂体未见异常。

妇科检查:外阴:已婚式;阴道:无异常;宫颈:光;宫体:前位,正常大小,活动;附件:阴性。

治则:补肾活血调经。

方药:红花9g,香附12g,当归9g,肉桂3g,鸡血藤15g,枸杞子12g,熟地12g,肉苁蓉12g,菟丝子12g,生麦芽30g,党参12g,茯苓12g,生枇杷叶9g,胡芦巴12g,桔梗6g,薏苡仁15g。

医嘱:每天测基础体温。

四诊:2013年10月25日。

月经未行,刻下腹胀,乳胀,有行经之意,10月12日—10月17日白带明显增多,阴痒,苔薄,脉细。

治则:理气养血,活血通经。

方药:熟地12g,延胡索12g,丹参12g,丹皮12g,川楝子12g,红花9g,桃仁9g,香附12g,川芎6g,当归身9g,泽泻9g,泽兰9g,益母草30g,娑罗子12g,川牛膝9g,生麦芽15,苏木9g,鬼箭羽12g,凌霄花9g。

五诊: 2013年11月8日。

末次月经10月26日—10月31日,量较前增多,色黯,刻下咽部不适,夜眠欠安,苔薄,脉细。

治则: 温肾养血,益气调经。

方药: 白术9g,紫石英(先煎)15g,川楝子12g,怀山药12g,菟丝子12g,香附12g,鸡血藤15g,熟地黄12g,生地12g,川芎6g,党参12g,黄芪12g,茯苓12g,枸杞子12g,夜交藤30g,陈皮6g。

六诊: 2013年11月22日。

末次月经10月26日—10月31日,量多,色黯,无血块,无痛经,无腰酸,乳胀,基础体温单相,PRL 48.95nmol/L(升高),苔薄,脉细。

治则: 理气和胃,活血调经。

方药: 熟地12g,延胡索12g,丹参12g,丹皮12g,川楝子12g,红花9g,桃仁9g,香附12g,川芎6g,当归身9g,泽泻9g,泽兰9g,益母草30g,胡芦巴12g,生枇杷叶9g,川牛膝12g,谷芽15g,麦芽15g,白术12g。

七诊: 2013年12月6日。

基础体温上升11天,上升慢,3天达高,月经未行,稍有乳胀,带下黄阴痒,苔白,脉细弦。以往有流产史,先保胎观察。

治则: 健脾补肾安胎。

方药: 党参9g,黄芪9g,白术9g,白芍9g,黄芩9g,紫苏叶9g,杜仲12g,狗脊12g,菟丝子12g。

八诊: 2013年12月13日。

停经46天,基础体温高相17天,给予查血β绒毛膜促性腺激素,结果为215.73mIU/ml,诊断为早孕。尽管尚有4枚冻胚,在服中药治疗期间而自然怀孕,甚为喜悦。现无不适,苔薄,脉细。

治则: 健脾补肾安胎。

方药: 党参9g,黄芪9g,白芍9g,白术9g,川断12g,桑寄生12g,菟丝子12g,黄芩9g,苏叶9g,苎麻根12g,南瓜蒂12g。

病案分析

病机分析：古人云："男精壮而女经调，有子之道也。"《素问·奇病论》篇云"胞络者系于肾"，男女肾气盛、天癸成熟、任冲脉盛，乃是受孕的基本条件，本案患者素体肾气不足，肾虚血瘀，络道欠畅，导致输卵管通而欠畅，肾虚可能导致输卵管蠕动功能或输卵管内纤毛摆动功能异常，加之男方精子活力欠佳，不能摄精成孕。故见婚久未孕，腰膝酸软，肾虚胎元不固，试管婴儿失败，手术损伤血络，湿热内生。治疗宜健脾补肾，活血通络，佐以清热解毒。

用药分析：在治疗上李教授抓住肾气虚为本，湿瘀热交阻为标的原则。首诊则以经验方助黄汤加减，健脾补肾活血通络，方中肉苁蓉、菟丝子、杜仲、肉桂补肾壮阳；香附疏肝理气，使补而不滞；鸡血藤活血通络；党参、当归、熟地、白芍补气养血，加白术、茯苓、黄芪增强健脾益气之功，蒲公英清热解毒以缓体内之瘀热，生薏苡仁以利湿。术后血瘀经闭，予桃红四物汤加减，以理气清解，活血通经为主，加用泽泻、泽兰、丹皮、丹参、益母草、凌霄花、川牛膝等清解活血通经，川楝子、延胡索疏肝理气，使得经血得畅。复诊时在补肾温养气血的基础上，李教授加用生麦芽、枇杷叶和胃降逆回乳降泌乳素。如此服药2个月，肾气得充，气血已复，湿热瘀消，受孕成功。

验案忠告：输卵管炎性不孕约占女性不孕症的1/2左右，多为慢性的盆腔炎症所致。临床多有带下量多、下腹疼痛、腰骶酸痛等缠绵反复的湿热瘀阻症状。而本案患者上述症状不明显，虽有输卵管通而欠畅，伞端粘连可能，婚久不孕，应考虑肾虚络脉欠畅为其主要病机，后虽试管婴儿胎停行清宫术，直接损伤胞宫胞脉，湿热之邪乘虚而入，但治疗切忌大队清热解毒之品，乃然守原法，因补肾可能改善输卵管蠕动功能或输卵管内纤毛摆动功能，从而能摄卵成孕，同时叮嘱男方也需同步治疗，最终获得自然受孕的疗效，孕后继续保胎，以防再次胎停。

（付金荣）

输卵管通而极不畅、月经失调

张某,女,29岁。

初诊:2013年9月13日。

主诉:原发不孕3年。

现病史:患者婚后未避孕3年而未孕。形体偏瘦,喉结明显。曾有血睾酮水平增高,2010年10月在外院行腹腔镜下卵巢打孔术+输卵管粘连分解术。术后仍未怀孕,性激素水平检查无异常。2012年5月外院行输卵管造影检查示:双侧输卵管通而极不畅。男方精液常规检查正常。患者平素月经周期21~23天,量少,色黯,无血块,无痛经,伴乳胀。末次月经8月20日,淋漓13日方净,经净5天后阴道再次出血,量似月经,至今未净。舌质红苔薄微黄,脉细小弦。

月经史:14初潮,7/21~23天,量少,末次月经8月20日—9月3日,色黯,无血块,无痛经。

生育史:0-0-0-0。

中医诊断:不孕症;崩漏。

西医诊断:不孕症(输卵管阻塞);月经失调。

病机:肾亏血瘀 肝经郁热。

治则:清热凉血,益气固涩。

方药:党参12g,黄芪12g,怀山药12g,大蓟12g,小蓟12g,仙鹤草15g,乌贼骨15g,茜草6g,龙胆草6g,山栀9g,岗稔根15g,煅龙牡(先煎)各30g,椿根皮15g,蒲公英30g。

医嘱:①预防宫外孕的发生;②测量基础体温;③妇科B超检查。

二诊:2013年9月27日。

末次月经9月8日—9月20日,色黯,乳胀。经期易疲劳。刻下:无殊,舌质红苔薄腻,脉细。

妇科检查: 外阴: 已婚式, 阴毛连及肛周; 阴道: 无异常; 宫颈: 轻糜, 轻度肥大; 宫体: 前位, 活动度可; 附件: 右侧轻度增厚, 左侧 (-)。

治则: 补肾活血, 疏肝清热。

方药: 三棱9g, 莪术9g, 地鳖虫9g, 路路通9g, 皂角刺12g, 黄芪12g, 茯苓12g, 党参12g, 淫羊藿30g, 紫花地丁30g, 红藤30g, 败酱草30g, 半枝莲15g, 香附12g, 赤芍9g, 丹皮12g, 丹参12g。

医嘱: ①上药多煎150ml, 睡前保留灌肠, 另服穿山甲粉5g/天, 经期停用; ②保持大便通畅。

三诊: 2013年10月11日。

末次月经9月30日—10月7日, 量中, 色黯红, 无血块, 月经基本正常, 无乳房胀痛, 无痛经。基础体温今上升幅值底。舌质红苔薄腻, 脉细。

治则: 补肾调经, 清解祛瘀。

方药: 三棱9g, 莪术9g, 地鳖虫9g, 路路通9g, 皂角刺12g, 黄芪12g, 茯苓12g, 党参12g, 淫羊藿30g, 紫花地丁30g, 红藤30g, 败酱草30g, 半枝莲15g, 香附12g, 桔梗6g, 肉苁蓉12g, 丹皮12g, 丹参12g。

医嘱: 根据基础体温选择排卵期行房。

依据上方随症加减又治疗调理半年余。

四诊: 2014年6月1日。

末次月经4月27日, 经水过期未行, 基础体温上升19天, 无特殊不舒。查血 β-HCG 374mIU/ml。诊断为早孕, 舌质红, 苔薄腻微黄, 脉细数。

治则: 健脾益肾安胎。

方药: 党参9g, 黄芪9g, 白术9g, 白芍9g, 菟丝子12g, 熟地9g, 枸杞9g, 黄芩9g, 苎麻根12g, 南瓜蒂9g。

继续保胎治疗3个月, 已建孕卡, 产科检查均无异常。

病案分析

病机分析: 本案患者初诊时即明确为双侧输卵管通而极不

畅。妇检时一侧附件有明显压痛体征，属输卵管阻塞性不孕，由输卵管炎性改变导致输卵管腔粘连阻塞，又患者月经先期，淋漓十余日，伴乳胀，舌质红苔薄微黄，脉细小弦。主要病机因素体肾虚，络道不畅，肝郁，湿热瘀阻所致。治宜疏肝清热调经，补肾活血通络。

用药分析：古云"经调然后子嗣也"，李教授首诊即以调经为先，投以山栀、龙胆草、生茜草、仙鹤草、大小蓟、椿皮、蒲公英清肝泄热凉血；党参、黄芪、怀山药健脾益气；再加乌贼骨、煅龙牡、岗稔根固涩冲任。郁热得清则月经自调。经调后则辨病为主，针对输卵管炎变阻塞治疗，方以李教授经验方峻竣煎为主。处方中三棱、莪术、丹皮、丹参活血化瘀；地鳖虫、赤芍、穿山甲、路路通破血散瘀通络；香附疏肝理气；红藤、败酱草、紫花地丁、蒲公英、半枝莲清热解毒；党参、黄芪、茯苓益气健脾；淫羊藿补肾壮阳。结合中药灌肠，内外合治，如此治疗综合治疗，疗效显著，后健脾益肾以安胎。

验案忠告：李教授认为不孕症的治疗须辨病辨证结合，利用各种现代辅助检查，明确疾病，采用有针对性的专病专方。但针对具体病案则分清标本、缓急的情况。同时治疗不孕症应首先询问月事，本案患者初诊时月经淋漓十余日，先投清热凉血、益气固涩之品，经调后再图输卵管通畅情况，如此治疗方获显效。

（付金荣）

▌▌▌ 一侧输卵管切除、6次试管婴儿失败 ▌▌▌

高某，女，30岁。

初诊：2012年12月19日。

主诉：不孕。

现病史：结婚5年，曾5次中止妊娠。后因不孕于2008年12月在妇科医院做输卵管碘油造影术,提示右侧输卵管通而极不畅,左侧通而欠畅。2009年宫外孕行右侧输卵管切除术。后曾试行试管婴儿,但6次试行均未成功。经人介绍试服中药治疗。刻下:体质虚弱,经常头昏,腰膝酸软,经行延后,月经量少,带下清稀。苔薄,脉细。

月经史:14岁初潮,4~7/30~40,量少,色黯,夹小血块,痛经,腰酸,无乳胀。末次月经12月15日—12月19日。

妇科检查:外阴:已婚式;阴道:无异常;宫颈:轻糜;子宫:后位,正常大小,活动;附件:右侧增厚,压痛(-)。

中医诊断:不孕症。

西医诊断:继发性不孕症(一侧输卵管切除、6次试管婴儿失败)。

病机:气血两虚,胞脉失养,复因流产耗气伤血,瘀血阻络,而致胎孕不受。证属脾肾两虚,气血不畅。

治则:健脾益肾,益气养血。

方药:白术9g,紫石英(先煎)15g,菟丝子12g,香附12g,鸡血藤15g,生地12g,熟地12g,党参12g,黄芪12g,石楠叶12g,黄精12g,补骨脂12g,肉苁蓉12g,锁阳9g,怀山药12g。

医嘱:测基础体温。

二诊:2013年1月23日。

诊后症状好转,头昏腰酸减轻,测基础体温坡状起伏,双相不明显。1月19日B超:内膜(月经第5天)5mm,子宫37mm×38mm×33mm,左卵巢无回声区44mm×44mm×40mm,提示左卵巢囊肿,末次月经1月15日,5天净,量少褐色,无痛经,稍有腰酸,苔薄,脉细弦。

治则:健脾益肾,活血通络。

方药:紫石英(先煎)15g,香附12g,鸡血藤15g,生地12g,熟地12g,川芎6g,党参12g,黄芪12g,三棱9g,莪术9g,红藤30g,败酱草30g,路路通12g,夏枯草12g,生甘草6g。

医嘱:上药多煎150ml,睡前保留灌肠,另服穿山甲粉5g/天,经期停用。

三诊: 2013年3月13日。

服药后体力增强,肌肤润泽,睡眠正常,略有腰酸,无其他明显不适。末次月经3月6日,4天净,量中,鲜红色,有血块,稍有痛经,畏寒肢冷,测基础体温双相,上升良好。苔薄,脉细。

治则: 益肾填精,养血助孕。

方药: 白术9g,紫石英(先煎)15g,菟丝子12g,香附12g,鸡血藤15g,生地12g,熟地12g,川芎6g,党参12g,附子9g,桂枝6g,龟板18g,鹿角片9g,石楠叶12g,紫石英(先煎)15g。

四诊: 2013年7月12日。

上述方药治疗近3个月,起居正常,基础体温升降良好,末次月经6月8日,6天净。现停经32天,测血HCG 81.1mIU/ml, P 25.2nmol/L, E_2 471pg/ml。尚无恶心呕吐,无腹痛等不适症状,苔薄,脉细。患者经5次流产,6次IVF均未成功,此次自然妊娠,即保胎治疗。

治则: 健脾益肾,养血安胎。

方药: 党参12g,黄芪12g,白术9g,白芍9g,杜仲12g,枸杞子12g,熟地12g,菟丝子12g,川断12g,狗脊12g,黄芩9g,苏叶9g,砂仁(后下)6g。

2013年7月17日孕39天,无恶心呕吐,嗜睡,血HCG 1940mIU/ml, P 21.7nmol/L, E_2 716pg/ml。7月15日B超: 宫内早早孕,偏于左宫角,基础体温高相稳定。2013年8月2日孕74天,宫内胚囊34mm×34mm×31mm,见胚芽,见卵黄囊及心管搏动,泛恶剧,依据7月12日处方随症加减,保胎至孕4个月。2014年3月随访告知生一男孩,母子健康。

病案分析

病机分析:《妇科玉尺·求嗣》云:"婚配之后,必求嗣续,求嗣之术,不越男养精、女养血两大关键,养血之法,莫先调经。妇人无子,(经水)或气虚而多,或血虚而少,或虚而行后作痛,或滞而将行作痛,当斟酌用药,直至积行滞去虚回,方能受孕。"本案患者禀赋不足,体质虚弱,叠经流产,伐肝伤肾,以致头晕脑胀,腰膝酸软,经行延后,月经量少,带下清稀。《妇科玉尺·求嗣》指出:肾虚"相火旺者过于焚烧,焦干之地,草木难生,肾水亏者,子宫燥涸,禾苗无雨露之濡,必有堕胎之患。"盖肾气不充,精不化血,冲任匮乏,胞脉失养;而肾亏精少,血流缓慢,瘀血乃成,致有癥瘕积聚,囊肿梗阻。五次孕胎以流产告终,六次试管助育依然胎孕不受。李教授察色按脉,详阅病史,宗沈氏《玉尺》"妇人无子,率由血少不足以摄精也,必调补阴血乃可成胎"之旨,治从补肾荣络以养血,通络固元以益精。

用药分析:本案选用李教授经验方助黄汤、调经方、麒麟方、峻竣煎,以及明·王三才《医便》龟鹿二仙膏化裁而用之。其中生熟地、当归、川芎、鸡血藤补血行血,调理冲任,充养血海;黄芪、党参、白术、山药、黄精益气健脾,化精生血;肉苁蓉、菟丝、补骨脂、锁阳、石楠叶温肾助阳,治下焦虚寒,温营血冲任;二诊加入红藤、败酱草、三棱、莪术等清解活血,通络消结;三诊重用龟鹿为血肉纯厚之品,通补任督二脉,益肾填精。文献报道,补肾温阳中药可增加LH受体功能,提高卵巢对LH的反应,增加垂体对LRH的反应,以改善下丘脑—垂体—卵巢轴的调节功能,使排卵期LH、E_2水平达到正常峰值,诱发排卵。先后半年,由于把握病机,用药精审,内外合治,终使患者肾气充盈,气机畅达,经血流畅,月事如常。虽叠经5次流产,6次IVF均未成功之后,却在中药治疗下自然妊娠。且经随访保胎,母体健康,胎孕良好。

验案忠告:本案患者情况复杂,先是流产5次损伤冲任胞脉,致输卵管通而不畅,之后又6次试管婴儿不成功,心灰意冷而来试服中药。本案治疗考虑有虚、实两个方面,实则破瘀通络,疏通输卵管,虚者健脾补肾,填精养血,补益冲任,促卵泡发育成熟排卵,两者根据月经周期合理安排用药。二诊时的方药多煎出150ml灌肠,内外合治增强疗效,孕后合理保胎,也是成功自然生育的一个重要环节。

(马毓俊)

▌▌ 子宫内膜薄 ▌▌

李某,女,30岁。

初诊:2013后1月23日。

主诉:婚后7年,未避孕1年未孕。

现病史:结婚7年,4年前曾人流2次,自然流产1次。2011年避孕1年,现未避孕1年未孕。曾去外院就诊,B超检查:子宫大小正常,子宫内膜薄,仅4mm,经前仅有5mm。给予补佳乐治疗,初始每天2片,因内膜薄,渐增加补佳乐剂量,就诊时服补佳乐每天6片,内膜亦仅增至6~7mm。经行量少,经期尚准,经行淋漓,每每8~10天方净,有时腰酸,带下量少。因服用激素治疗,故未查血生殖内分泌。性欲淡漠,二便如常,目前无不舒,无乳胀。患者因久不孕育,心急而去生殖中心要求试管婴儿,因内膜太薄,用激素药治疗后收效不显,故被拒绝,经人介绍要求中医治疗。苔薄,脉细。

月经史:13岁初潮,8~10/25~30,末次月经1月4日,量少,色黯红,夹小血块,无痛经,有时乳胀。

生育史:0-0-3-0。

病机:人流后冲任脉损伤,脾肾受损,精亏血少,胞脉失养。

中医诊断:不孕症。

西医诊断:子宫内膜薄。

治则:健脾养血,调冲活血。

方药:党参12g,黄芪12g,怀山药12g,茯苓12g,当归12g,川芎6g,鸡血藤15g,生地12g,熟地12g,淫羊藿30g,香附12g,枸杞子12g,菟丝子12g,丹皮12g,丹参12g。

医嘱:①经净后停服西药补佳乐;②测基础体温。

二诊:2013年2月6日。

月经尚未来潮,自感经水将行,经行量少,刻下已乳胀、腰微酸,苔薄,脉细。

治则: 疏肝养血, 活血调经。

方药: 桃仁9g, 红花9g, 当归12g, 川芎6g, 香附12g, 鸡血藤15g, 赤芍9g, 泽兰9g, 泽泻9g, 益母草30g, 苏木9g, 鬼箭羽12g, 柴胡9g, 橘叶9g, 橘核9g。

医嘱: ①经净后测基础体温; ②必要时测子宫内膜厚度。

三诊: 2013年2月20日。

月经2月6日来潮, 经行8天净, 经量仍不多, 腰酸。现带下中, 腰部下坠感, 二便如常, 其他无特殊。苔薄, 脉细。

方药: 党参12g, 川芎6g, 白术12g, 白芍12g, 怀山药12g, 菟丝子12g, 生地12g, 熟地12g, 枳壳6g, 香附12g, 当归12g, 川芎6g, 桔梗6g, 红花9g, 肉苁蓉12g, 杜仲12g, 川楝子9g。

医嘱: ①测基础体温; ②监测排卵及子宫内膜厚度。

四诊: 2013年3月20日。

月经3月8日来潮, 1周净, 未再淋漓, 3月18日上海国际和平妇幼保健院B超, 子宫正常大小, 子宫内膜5mm, 左右卵巢各有数枚<直径10mm之卵泡。刻下: 带中, 基础体温未升, 目前无特殊, 苔薄, 脉细。

治则: 健脾养血, 补肾促排卵。

方药: 党参12g, 黄芪12g, 怀山药15g, 枸杞子12g, 生地12g, 熟地12g, 肉苁蓉12g, 鸡血藤15g, 胡芦巴12g, 枳壳6g, 红花9g, 香附12g, 淫羊藿30g, 菟丝子12g, 白术12g, 白芍12g。

五诊: 2013年4月17日。

上月基础体温高相缓行上升, 仅维持9天, 即于4月7日月经来潮, 经行6天净, 正常, 无明显乳胀, 无特殊不舒, 现已期中, 嘱期中监测排卵, 并给予指导推测排卵期, 找出排卵日行房事。苔薄, 脉细。

治则: 健脾养血, 补肾益精。

方药: 党参12g, 黄芪12g, 白术12g, 白芍12g, 枸杞子12g, 淫羊藿30g, 石楠叶12g, 黄精12g, 菟丝子12g, 怀山药15g, 巴戟天12g, 龟板18g,鹿角片9g。

医嘱:①测基础体温;②其中卵泡监测;③排卵期指导房事。

六诊:2013年6月19日。

末次月经5月6日,6天净,4月19日B超监测,左侧卵泡19mm×18mm×18mm,已成熟卵泡,子宫内膜厚度8mm,4月22日再次B超,已排卵,尽管指导房事,仍未受孕,本月未行B超,推测排卵期行房事,现经水过期,自测尿HCG阳性,并去医院检查诊断为怀孕,现来保胎。目前无不舒,苔薄,脉细。

治则:补肾健脾,养血安胎。

方药:党参12g,黄芪12g,白术12g,白芍12g,菟丝子12g,枸杞子9g,苏叶9g,黄芩9g,苎麻根12g,南瓜蒂9g。

按上药随症加减保胎至孕3个月,随访2014年2月生一男孩,母子健康。

病案分析

病机分析:由于人流后子宫内膜损伤,内膜变薄,不能接受孕卵着床而无法孕育,犹如一片土地,土壤贫瘠而不能使种子生长发芽一样。我们知道月经的来潮及孕育是由雌、孕激素来调控的。子宫内膜的生长、分化,子宫内膜的容受性,胚胎的着床等方面都与这些激素息息相关的。从理论上讲,激素可使子宫内膜生长,成为增殖期,孕激素在雌激素使内膜增殖期的基础上变为分泌期,使内膜完善变肥厚,易于受精卵的着床发育,但实际并非如此完美,因此雌激素发挥作用,必须有一个受体接受,就是所指靶细胞,具体讲要有雌激素受体,孕激素受体就像本案一样,如果用补佳乐治疗,由于受体不足,所以孤掌难鸣,同样发挥不了作用,尽管用量不断增加,从每天服一片,渐增至每天服6片(我曾遇一患者每天用到12片)仍无济于事,内膜不能增厚,月经依然量少,更难受孕有子,所以建议患者停服西药,专用中药治疗。手术使子宫内膜损伤,也损伤了冲、任二脉,冲脉为血海,是阴脉之海,任脉主胞胎,冲任脉的损伤也影响了脾、肾、肝等脏,脾生血,肝藏血,肾藏精可化血,所以应补脾、肾、肝,故治疗宜健脾养血,补肾益精,疏肝活血为治疗大法。

用药分析:综合几诊分析,健脾养血药为党参、黄芪、白术、白芍、茯苓、怀山药、熟地、鸡血藤等;补肾益精药菟丝子、淫羊藿、肉苁蓉、胡芦巴、石楠叶、黄精、龟板、鹿角片等;疏肝养肝药柴胡、川楝子、白芍、橘叶、橘核等;活血调经药有当归、川芎、桃仁、红花、益母草、泽兰、香附、鬼箭羽、苏木等。在用药中还讲究配伍,如柴胡、白芍、枳壳,此为四逆散之组成,可疏肝理气,行气解郁,使之气行血行。另熟地、怀山药、茯苓、当归、枸杞子、杜仲、菟丝子等,是归肾丸之组成,补肾养肝,滋养冲任,使血海渐盈,诸如此类配伍分析,在熟悉方剂的基础上,会自然理解用药的微妙。

验案忠告:本案是临床常见病种,人流之后,造成月经过少,子宫内膜变薄而致不孕,西药多用补佳乐治疗,部分人可使内膜变为正常,但也有部分患者治疗无效,甚至部分做试管婴儿不成功者也与子宫内膜薄有关,故应重视本病。从本案病情来看,如果用补佳乐收效不显效,不可一味加大剂量,如果剂量太大可影响肝肾功能。子宫内膜薄的原因很多,人流的损伤是原因之一;再者先天发育不良,亦是原因之一;还有内分泌失调,或大病久病之后气血虚弱;或饮食不当,或吃某些药物,也有患有盆腔炎、子宫内膜炎、子宫内膜结核等都可致子宫内膜薄、月经量少等致不孕,或孕后流产,故对子宫内膜的患者,应对病人详细了解病史,做些必要的检查,如血生殖内分泌、B超、诊断性刮宫、磁共振等,应综合分析,不可拘泥于一方一法,本案病例仅是治法之一。

(李祥云)

人流后闭经5个月,宫颈粘连

赵某,女,35岁。

初诊: 2013年10月30日。

主诉: 人流后月经停闭5个月。

现病史: 患者2013年5月人流后至今经水未转,有生育要求。今年7月于外院复查B超: 子宫前位,大小53mm×47mm×32mm,宫腔偏右见条状不均匀回声,前后径5mm,与子宫肌层间见较丰富血流信号,与子宫后壁肌层分界欠清;左卵巢内见一无回声区29mm×25mm,右卵巢正常大小。诊断为"宫颈粘连",行宫颈扩张术,术后予雌孕激素序贯疗法(补佳乐2粒/日+达芙通20mg/日)治疗1个月后经仍未转。10月21日于我院,测TSH 3.72mIU/L,EmAb(抗子宫内膜抗体)、AsAb(抗精子抗体)均阴性。10月23日出现阴道少量出血,伴透明分泌物。今至我院查B超: 子宫39mm×33mm×40mm,内膜4mm,右侧卵巢无回声区19mm×20mm,考虑排卵后改变。刻下: 胃纳可,夜寐安,二便调,舌淡苔薄,脉细。

月经史: 14岁初潮,5/28~34,末次月经2012年3月27日,量中,色红,无痛经。

生育史: 1-0-3-1,2007年8月顺产一子,2008年、2010年药流2次,2012年5月人流1次。

妇科检查: 外阴: 已婚式;阴道: 畅;宫颈: 电灼后改变,光;宫体: 前位,大小正常,活动;附件: 右侧触及卵巢,左侧(−)。

中医诊断: 闭经。

西医诊断: 闭经(宫颈粘连)。

病机: 流产后损伤气血冲任,肾气亏虚,精血匮乏,血海不盈,经水乏源。

治则: 补肾疏肝,健脾益气,养血调经。

方药: 淫羊藿30g,熟地12g,枸杞子12g,山萸肉12g,首乌12g,柴胡9g,龟板18g,鹿角片9g,菟丝子12g,肉苁蓉12g,鸡血藤15g,肉桂(后下)3g,当归9g,香附12g,党参12g,黄芪12g。

医嘱: ①查性激素六项(FSH、LH、E_2、T、P、PRL); ②测BBT。

二诊: 2013年11月13日。

10月23日曾阴道少量出血,伴透明分泌物。10月30日于我院查性激素FSH 6.86IU/L, LH 4.7IU/L, E_2 71.62pg/ml, T 1.61 nmol/L, P 28.6nmol/L, PRL 163.65mIU/L。昨日阴道出血,量少,无不适。苔薄,脉细小弦。

治则: 补肾疏肝,活血通经。

方药: 当归9g,川芎4.5g,桃仁9g,红花9g,川楝子12g,丹皮9g,丹参12g,延胡12g,熟地黄12g,香附12g,附子(先煎)9g,桂枝4.5g,泽兰9g,泽泻9g,益母草30g,川牛膝12g,凌霄花9g,橘叶9g,橘核9g,娑罗子12g,八月札9g,苏木9g,鬼箭羽12g。

医嘱: ①复查B超; ②测BBT。

三诊: 2013年12月11日。

12月9日起阴道少量出血,腰酸,今日阴超示内膜4mm。自觉内热,BBT双相,舌质红苔薄,脉细。

治则: 补肾益气,活血化瘀。

方药: 当归9g,川芎4.5g,香附12g,附子(先煎)9g,桂枝4.5g,桃仁9g,红花9g,川楝子12g,丹皮9g,丹参12g,延胡12g,熟地黄12g,淫羊藿30g,黄芩9g,黄柏9g,益母草30g,三棱9g,莪术9g,苏木9g,鬼箭羽12g。

四诊: 2014年1月7日。

末次月经1月4日至今,量较多,色红,无腹痛,苔薄尖红,脉细小弦。

治则: 补肾填精,养血疏肝,活血化瘀。

方药: 当归9g,川芎4.5g,熟地12g,生地12g,鸡血藤12g,香附12g,菟丝子12g,怀山药12g,川楝子12g,紫石英(先煎)12g,白芍

9g,党参12g,黄芪12g,淫羊藿30g,首乌12g,胡芦巴12g,山萸肉12g,
锁阳9g。

医嘱:①阴超复查内膜情况;②复查血内分泌。

此后患者不定期随访就诊,于1月24日(月经第21天)复B超:
子宫大小43mm×45mm×33mm,内膜5mm。宗上法治疗,月经每
25日一行,BBT双相,定期阴超监测子宫内膜和卵泡。

五诊:2014年4月26日。

末次月经3月22日,经水过期4天,刻下腰酸。今日测尿HCG
(+),苔薄,脉细,继予中药补肾健脾安胎。2014年5月26日复查B超
示宫腔内孕囊32mm×29mm×20mm,胚芽19mm,见胎血管搏动。

病案分析

病机分析:本患者是由于人流术造成的宫颈粘连造成月经下
行不畅而停闭,虽已行宫颈扩张术,并加以雌孕激素,但患者仍不
能按时行经,此乃因肾气受损,血海空虚所致。

《傅青主女科》指出"经本于肾","经水出诸肾";《素问·评热
病论》记载"月事不来者,胞脉闭也"。可见,肾虚血瘀可致月经不
按时满溢而停闭。

用药分析:治疗时虚者补而通之,实者泻而通之,虚实夹杂者
补中有通,攻中有养,其治疗目的是恢复或建立规律性月经周期,
或正常连续自主有排卵月经。方中淫羊藿、菟丝子温肾壮阳;肉苁
蓉温肾益精;熟地、枸杞子滋阴养血补精;山萸肉、制首乌补益精
血,两药同用,行气疏肝,调经止痛;黄芪党参补中益气,配伍当归
活血,气旺生血,用于气血两亏之证;鸡血藤入肝经,补血活血;肉
桂温经通脉,引火归原;香附、柴胡疏肝解郁;龟板、鹿角乃血肉有
情之品,共补肾中阴阳。诸药合用,共奏补肾疏肝、健脾益气、活血
调经之效。

二诊时,患者少量阴道出血,似有行经之兆。李教授施以经验
方加减,重在活血化瘀通经。方中稍用补养之药,加用大量活血通
经之品。方中鬼箭羽、凌霄花破血通经;橘叶、橘核疏肝散结;以

利患者经水下行。

后随诊治宗原法,随症加减,治疗5个月余,患者连续5个月经水按时来潮,并于六诊时测尿HCG(+)。患者成功受孕,因患者有多次流产史,故李教授予中药、黄体酮针及维生素E保胎治疗。随访胚胎发育良好,B超见胎血管搏动。

验案忠告:闭经患者的治疗不仅使其月经来潮,更重要的是恢复或建立规律的月经周期,正常连续自主有排卵月经,一般以3个月经周期为准。对育龄期女性有生育要求的患者,必先调经,经水调和,方可种精得子。

（徐莲薇）

宫腔粘连

严某,女性,32岁。

初诊:2014年3月11日。

主诉:结婚2年未避孕,未孕。

现病史:患者3年前人流后出现月经量少,但未予重视。2013年因不孕至杭州邵逸夫医院诊治,于2013年12月因宫腔Ⅱ度粘连行分解粘连治疗,后宫腔内放置节育环,于2014年1月取出。2014年3月宫腔镜示:宫腔轻度粘连,再次行分解粘连治疗。双侧输卵管经通液后通畅。月经第5天查血:CA125 58.2U/ml,LH 7.28mIU/ml,FSH 10.98mIU/ml,E_2 168pmol/L。追问病史,患者29岁时曾有人流刮宫1次,随后即出现月经量少,未予重视。

刻下:手足不温,消谷善饥,带下量少,舌黯,苔黄腻,脉细。

月经史:13岁初潮,6/21,末次月经2月24日,量少(近3年月经量少,约为原来的1/2),色红,夹有血块,无明显痛经,无经行乳胀。

生育史:0-0-1-0。

中医诊断:月经过少。

西医诊断：宫腔粘连。

病机：金石损伤胞络，邪气乘虚而入，耗伤肾气，精血不足，冲任血海空虚，正虚邪恋，搏结成瘀，阻滞冲任胞宫，气血运行失畅，从而出现月经过少、不孕等症。

治则：补肾健脾，理气养血。

方药：香附12g，当归9g，肉桂3g，鸡血藤15g，枸杞12g，熟地12g，肉苁蓉12g，菟丝子12g，藿香9g，佩兰9g，厚朴6g，淫羊藿30g，茯苓12g，仙茅9g，胡芦巴12g，地丁草30g，皂角刺12g。

医嘱　测基础体温

二诊：2014年8月28日。

2014年6月行在杭州邵逸夫医院行IVF治疗，因无成熟卵泡，取卵失败。目前患者消谷善饥仍有，白带量少，基础体温单相。末次月经7月29日—8月3日，量中，色鲜红，无血块，无明显痛经，无经行乳胀。舌尖红，苔薄，脉细弦。

治则：补肾阳，益精血。

方药：香附12g，当归9g，肉桂3g，鸡血藤15g，枸杞12g，熟地12g，肉苁蓉12g，菟丝子12g，龟板18g，鹿角胶9g，河车粉（冲服）9g，石楠叶12g，黄精9g，党参12g，黄芪15g，桔梗6g，淫羊藿30g，阳起石12g。

三诊：2014年9月10日。

近来消谷善饥感缓解。基础体温起伏不定，无明显双向。末次月经9月2—9月7日，量少，色鲜红，无血块，无痛经，无乳胀，无腰酸。舌质红，舌下静脉有曲张，苔薄，脉细。

治则：补肾健脾，理气活血。

方药：白术9g，怀山药12g，熟地12g，生地12g，川芎6g，香附12g，鸡血藤15g，紫石英（先煎）15g，川楝子12g，菟丝子12g，薏苡仁12g，淫羊藿30g，胡芦巴12g。

四诊：2014年9月24日。

刻下自觉胃部略不适。BBT上升5天，上升尚可，带下较多。

舌红,舌下静脉有曲张,苔薄,脉细。

治则:补肾益精,清热祛瘀。

方药:巴戟天12g,肉苁蓉12g,菟丝子12g,莪术9g,夏枯草12g,苏木9g,三棱9g,地鳖虫12g,淡竹叶12g,地丁草30g,姜半夏9g,皂角刺12g,淫羊藿15g。

2014年10月8日就诊时基础体温已上升20天,测尿HCG(+),诊断为早孕。2015年6月剖宫产一女婴,8斤余。

病案分析

病机分析:中医认为,子宫具有主月经、种子育胎的功能,在肾-天癸-冲任调节下行使其正常藏泻功能。患者人流而致金石损伤胞络,耗伤肾气,精血不充,血海不盈,冲任亏虚,经脉失养;邪气乘虚而入,与血搏结,阻碍气机;气滞则推动、温摄血液功能减弱,血必滞涩而致瘀阻;气滞与血瘀互为因果,恶性循环;瘀滞冲任胞宫,胞宫受损,冲任失调,旧血不去,新血不生,导致月经过少,甚至闭经或不孕。故本病是以肾虚为本,血瘀为标,属本虚标实之证。

用药分析:治疗采用标本同治,以补肾活血为基本治法,方中淫羊藿、仙茅、胡芦巴、肉苁蓉、肉桂、阳起石、鹿角胶、石楠叶以补肾阳;枸杞、熟地、菟丝子、龟板、河车、黄精、生地、熟地滋肾精;当归、鸡血藤、川芎养血活血、通络祛瘀;藿香、佩兰、川朴、茯苓、白术、怀山药、薏苡仁健脾化湿;地丁草、皂角刺、夏枯草、桔梗解毒散结;川楝子、香附理气调经止痛;莪术、苏木、三棱、地鳖虫祛瘀通络。诸药合用,活血化瘀,补肾调经,使其气血流畅,瘀血消散,冲任得养,血海渐盈,月经恢复正常,诸症消除。

验案忠告:中医在治疗不孕症的过程中,除了调整了肾-天癸-冲任-胞宫轴,还需改善了盆腔内环境。本病案中一二诊治疗以健脾益肾,调冲任,益精血为主,可改善子宫、卵巢组织血液循环和供应,促进子宫内膜生长,改善盆腔内环境。因患者宫腔粘连,虽进行分解粘连治疗,但分析病情仍有瘀阻存在,故三诊开始加用理气活血祛瘀之品。在治疗中还应顾及脾胃,因脾胃为后天之本,生化之源,精血充沛,气血旺盛,有利于子宫内膜的生长与修复,以恢复正常月经,增加受孕机会。

(岑　怡)

▐▌▌ 封闭抗体缺乏 ▐▌▌

盛某,女,31岁。

初诊:2014年5月14日。

主诉:结婚4年,未避孕未孕半年。

现病史:患者近4年来未避孕未孕,于2014年1月孕40天胎停人流,行清宫术。遂完善各项孕前检查,丈夫精液质量分析正常。平素腰酸明显,带下量多,有甲减史。刻下:大便溏,一日2次,夜寐安。舌红苔薄白,脉细。

月经史:15岁初潮,6/28,末次月经5月7日—5月11日,量中,色红,夹血块,有痛经,腰酸。生育史:0-0-1-0。

检查:2014年4月9日月经第三天查血激素6项:LH 4.18U/L, FSH 16.21U/L, E_2 44pmol/L, T 0.29nmol/L, P 0.15nmol/L, PRL 14.19mU/L; Uu(＋), Mh(＋);封闭抗体抗独特型17.3%,封闭效率60.5%, CD25-BE 1%, CD3-BE0.14%, CD4-BE1.02%, CD3 65.79%, CD4 29.3%, CD25 7.9%, CD127 1.66%;抗子宫内膜抗体IgG(＋)、抗心磷脂抗体IgG(＋);甲状腺功能: FT_3 4.32pg/ml, FT_4 17.71ng/dl, T_3 0.85ng/ml, T_4 7.04μg/dl, TSH 4.97mIU/L;丈夫精液报告: pH 7.3, A+B 54.55%

中医诊断:不孕症。

西医诊断:免疫性不孕(封闭抗体缺乏)。

病机:肾气不充,先天不足,后天失养,耗伤肾气,气血不调,正气不固,瘀血阻于胞脉,夹寒湿客于胞中,冲任不能相资则不能摄精成孕。

治则：补肾固本，健脾扶。

方药：白术9g，紫石英(先煎)15g，川楝子12g，怀山药12g，菟丝子12g，香附12g，鸡血藤15g，生地12g，熟地12g，川芎6g，党参12g，胡芦巴12g，锁阳9g，龟板18g，鹿角片9g，黄精9g，紫河车粉(冲服)9g。

医嘱：测基础体温。

二诊：2014年5月28日。

末次月经：2014年5月7日—5月11日，量中色红，夹血块，有痛经，BBT双相，夜寐不安，易惊醒，下肢酸冷，大便不成形，每天2次。舌红苔薄白，脉细。

治则：温补肾阳，调冲助孕。

方药：当归12g，川芎6g，白芍12g，香附12g，枸杞12g，淫羊藿30g，菟丝子12g，肉苁蓉12g，鸡血藤15g，茯苓12g，附子(先煎)9g，桂枝6g，紫石英(先煎)15g，小茴香6g，川椒目9g，龟板18g，鹿角片9g，紫河车粉(冲服)9g。

三诊：2014年7月23日。

末次月经6月30日—7月4日，量中色红，痛经较前好转，腰酸乳胀。BBT单相。舌红苔薄白，脉细。

治则：活血化瘀。

方药：当归9g，熟地12g，丹参12g，桂枝6g，延胡索12g，川楝子12g，桃仁9g，红花9g，香附12g，川芎6g，益母草30g，苏木9g，鬼箭羽12g，八月札12g，姜半夏9g。

四诊：2014年9月24日。

末次月经8月24日。停经31天，9月22日测血HCG 832.26nmol/L，P 74.29nmol/L，无恶心呕吐，无阴道出血及腹痛。BBT持续高相。舌红苔薄白，脉细滑。

治则：补肾安胎，调和气血。

方药：党参12g，黄芪12g，白术12g，白芍12g，菟丝子12g，狗脊12g，川断12g，黄芩9g，杜仲12g，熟地12g，麦冬9g，苏叶9g。

孕5个月时随访胎儿一切正常。

病案分析

病机分析: 免疫性不孕中医古籍中并无记载,中医论治常以辨病与辨证相结合,李教授认为免疫性不孕以肾虚为本,瘀湿为标。肾为"先天之本",肾藏精,主生殖,肾中精气充盛,天癸至,冲任脉盛,是受孕的关键。脾为后天之本,功主运化水谷,为气血生化之源,脾胃功能正常则经水充足,月事规律,方可正常受孕。患者平素腰酸明显,带下量多,有甲减史,大便溏,有痛经,LH 4.18U/L,FSH 16.21U/L,E_2 44 pmol/L,FSH/LH>3,提示卵巢功能衰退,雌二醇水平较低,这是由于肾气不充,先天不足,后天失养,耗伤肾气,气血不调,正气不固,瘀血阻于胞脉,夹寒湿客于胞中,冲任不能相资则不能摄精成孕,故治疗原则为补肾固本,健脾扶正。

用药分析: 患者腰酸畏寒,以肾阳虚为主,故方选右归丸(《景岳全书》)加减。方中附子、桂枝、菟丝子、淫羊藿、续断、胡芦巴、锁阳、肉苁蓉、首乌、紫石英、紫河车温补肾阳;龟板补益肾阴,鹿角片补益肾阳,均为血肉有情之品,诸药合用补益冲任,补人之精气神,并调节血生殖内分泌,纠正FSH升高提示卵巢功能下降,故药后三诊时卵泡监测见左侧有一21mm×21mm×19mm的优势卵泡;小茴香、川椒目散寒理气;姜半夏理气和中;生地、熟地养阴补血;黄芪、党参、白术芍、茯苓、当归、怀山药、黄精益气健脾,调冲助孕;菟丝子、淫羊藿温阳补肾,配合滋阴药可消除抗体,提高机体免疫力;延胡索、八月札、川楝子疏肝理气;当归、丹参、桃仁、红花、川芎、香附、益母草、苏木、鸡血藤、鬼箭羽活血化瘀;受孕后给予补肾安胎治疗,菟丝子、川断、狗脊、杜仲、熟地补肾安胎,黄芪、党参益气补血;炒扁豆、苏叶健脾理气;苎麻根、南瓜蒂清热安胎;麦冬养阴;半夏、竹茹和胃止呕;白术、黄芩健脾安胎。

验案忠告: 免疫性不孕是很复杂的,中医论治常以辨病与辨证相结合,特别是临床许多患者就诊时无自觉症状,仅以抗体阳性求治,因此辨病对此类患者尤显重要。李教授认为其发生的根本原因是肾虚为本,瘀湿为标,免疫是相对概念,不孕不育状态能否持续取决于免疫力与生殖力间的相互作用,如果免疫异常作用强于生育力,则发生不孕,但若生育能力更强,则能发生正常妊娠。本案患者就诊时脾肾两虚,冲任失养,通过补肾固本,健脾扶正后顺利怀孕,值得推荐的是龟板、鹿角、紫河车粉提高人之精气神,填精补髓,提高正气,增强人体免疫功能尤为重要,而活血化瘀药降低血黏度,改善疾病血液浓黏、稠浆的特点,有抗炎、降低毛细血管通透性,减少炎症渗出及促进吸收的作用,能提高人体淋巴细胞的转化率,增强细胞免疫功能。现代药理学研究也已证明,滋阴、补肾、化瘀、清热、补气药是治疗免疫性疾病的主要中药,临床治疗每验奇效,但是值得注意的是此类患者一旦受孕后,常易流产,故应补益冲任、养血安胎,保胎治疗。

(周 琦)

▌▌▌ 巨细胞病毒感染 ▌▌▌

阮某,女,34岁。

初诊:2013年7月31日。

主诉:结婚4年,自然流产2次。

现病史:患者就诊时自诉曾有巨细胞感染史,虽曾用抗生素治疗愈后又复发,难以彻底治愈。2012年3月孕3个月时因阴道出血至外院就诊,住院期间有明显不规则宫缩,4月28日(孕20周)因胎膜早破出现阴道流液,自娩出一死男胎,身长21cm,体重310g,胎膜早破的原因医院疑为宫内巨细胞病毒感染所致。2012年8月3日于外院发现甲状腺功能减退,口服优甲乐每日1片,现维持每日半片。2013年再次怀孕,7月9日孕52天时一妇婴行B超:子宫内见无回声大小3mm×5mm×4mm,宫腔分离12mm,提示孕囊可能。血β-HCG 800.5nmol/L;7月13日下午出现阴道少量出血,伴腹痛,血量逐渐增多如月经量,夹血块,7月16日行B超提示已完全流产,未行清宫,阴道流血6天后净。刻下:患者流产后半月余,同时考虑准备做IVF,故要求中医药调理。面部皮疹反复,久治不愈,上、下肢皮疹色素沉着明显,纳可,夜寐欠安,大便时溏时干。舌红,苔薄黄腻,脉沉细。

月经史:14岁初潮,6/30,量中,色黯,夹血块,痛经不明显,乳胀。

生育史:0-0-2-0。

既往史:素有慢性湿疹史10年,时时发作,虽经中西医治疗,至今未愈。过敏性体质。

体格检查:两上肢肘关节处、胸背及双下肢满布湿疹、血痂和色素沉着。

中医诊断:胎元不固。

西医诊断:复发性流产(巨细胞病毒感染)。

病机:肾气不充,先天不足,后天失养,耗伤肾气,气血不调,正气不固,正气虚衰致使湿邪浸淫,邪毒侵扰肌肤冲任,阴阳失衡,冲任失固,使得胎元下坠而发生流产,湿毒浸肌肤而湿疹满布。

治则:健脾化湿,补肾固本,清热解毒。

方药:党参12g,黄芪12g,怀山药15g,白芍9g,白术9g,炒扁豆12g,地肤子9g,茯苓12g,白鲜皮15g,蜂房9g,车前子9g,白僵蚕9g,乌梅9g,夜交藤30g,磁石30g。

医嘱:①测BBT;②忌生冷辛辣;③防肌肤感染。

二诊:2013年8月14日。

末次自然流产7月13日,未转经,药后稍有便溏,湿疹未愈,舌红苔薄黄,舌下静脉怒张,脉细。

治则:健脾补肾,活血通经。

方药:当归12g,川芎6g,熟地12g,香附12g,川楝子12g,桂枝6g,延胡索12g,桃仁9g,红花9g,泽兰9g,泽泻9g,车前子9g,土茯苓30g,炒扁豆12g,丹皮12g,丹参12g,紫花地丁30g,炙乳香6g,没药6g。

三诊: 2013年11月6日。

月经第三天查: LH 5.1U/L, FSH 6.68U/L, E_2 56.46pmol/L, PRL 16.98mU/L; TSH 0.99mU/L, FT_3 3.11pmol/ml, FT_4 1.37pmol/l。 药后皮肤湿疹大有好转,但有反复,纳可,大便正常,舌红苔薄黄,脉细弦。

治则: 健脾补肾,清热解毒。

方药: 当归12g,川芎6g,白术12g,白芍12g,香附12g,枸杞12g,淫羊藿30g,菟丝子12g,肉苁蓉12g,鸡血藤15g,茯苓12g,白鲜皮12g,山栀9g,龙胆草6g,地肤子9g,龟板18g,鹿角片9g,石楠叶12g,丹皮12g,丹参12g,赤芍9g。

四诊: 2014年4月16日。

停经46天,末次月经3月1日。血 β-HCG>1000nmol/L。稍有恶心,无呕吐,畏寒,无腹痛,无阴道出血。舌红苔薄白,脉沉弦。

治则: 补肾安胎,活血清解。

方药: 党参9g,黄芪9g,白术9g,白芍9g,杜仲12g,寄生12g,菟丝子12g,苎麻根12g,陈皮6g,当归9g,川芎6g,香附9g,鸡血藤9g,炒荆芥9g,炒防风9g。

医嘱: 检查Torch特异性抗体、血小板凝聚+凝血全套+D-二聚体。

五诊: 2014年5月7日。

孕67天,外院Torch检查: 巨细胞-IgM、风疹-IgG、单纯疱疹IgG、单纯疱疹IgM均阳性,D二聚体、抗凝血酶-III均正常,凝血酶活动度126%↑(上界值120%),每日服用优甲乐1/2粒。刻下仍有湿疹,皮疹瘢痕呈吸收状。舌红苔薄白,脉细滑。

治则: 补肾安胎,活血清解

方药: 当归9g,川芎6g,生地9g,熟地9g,赤芍9g,丹皮9g,丹参9g,地肤子(包煎)9g,黄芩9g,黄柏9g,杜仲12g,菟丝子12g,苎麻根12g,炒荆芥9g。

之后定期按上述方药加减用药,孕期一切正常,随访至孕8个月时无特殊,2014年12月随访剖宫产一女孩,母女健康。

病案分析

病机分析：巨细胞病毒引起的免疫性不孕中医古籍中并无记载，中医论治常以辨病与辨证相结合。西医学认为由于妊娠导致免疫功能抑制，促进了巨细胞病毒感染的发生和潜伏病毒的激活，进而引起胎儿宫内感染，绒毛膜及毛细血管内皮受损，胎盘屏障破坏，病原体进入胚胎，导致自然流产、胚胎停止发育或畸形等。李教授认为免疫性不孕以肾虚为本，瘀湿为标。肾为先天之本，藏精气，系胞，主生殖，是促进人体生长发育，维持生命和繁衍后代的重要脏腑。肾气盛，天癸至，在女子任通冲盛，月事调，在男子精气溢泻，两精相搏，阴阳相合，胎孕乃成。因肾所藏之精气是胚胎初结之时的重要物质，若父母之精不足，胎不成实，则影响胎元。脾胃为后天之本，具有化生气血，供养胎儿之重要功能。脾胃强盛对保障机体的健康有着极其重要的作用；脾胃怯弱，气血生化乏源，气虚不能载胎，血虚不能养胎，致胎萎不长，胎元不固而发生流产。患者素有慢性湿疹史10年，过敏性体质，脾虚生湿，湿郁化热，湿热郁于肌肤，皮肤及面部皮疹反复，上下肢皮疹色素沉着明显，大便时溏时干，这是由于脾虚及肾气不充，先天不足，后天失养，脾肾两亏，气血不调，正气不固，正气虚衰致使巨细胞病毒侵害人体，干扰人体正常生命活动，导致人体的阴阳失衡，使得胎元不固而发生流产，故治疗原则为补肾固本，健脾扶正为主。又见患者凝血酶活度异常，舌红苔薄黄腻，舌下静脉粗，脉细。李教授认为此为气血不调，瘀血阻于胞脉，夹湿热客于胞中，精血(津)搏结则胞宫冲任功能失常，故应活血化瘀，祛瘀排毒生新血，使冲任、血海调畅，气机有序，冲任之邪毒遂除，损伤可复，病毒感染可望消失，故治疗以活血化瘀为辅。

用药分析：患者孕前以健脾化湿，调冲助孕为主，方用"举元煎"加味。方中黄芪、党参、白术、白芍、茯苓、怀山药、炒扁豆益气健脾，调冲助孕；生地、熟地滋肾阴、益精髓；菟丝子、淫羊藿、巴戟天、石楠叶、胡芦巴、桂枝、枸杞、肉苁蓉、紫石英温补肾阳；龟板补益肾阴，鹿角片补益肾阳，均为血肉有情之品，诸药合用补益冲任，补人之精气神，并调节血生殖内分泌；地肤子、白鲜皮、蜂房、车前子、白僵蚕、龙胆草、山栀、金银花、紫花地丁清热解毒；现代药理研究表明，生地等可抑制免疫功能亢进；菟丝子、淫羊藿温阳补肾，配合滋阴药可提高机体免疫力；黄芪、白术是玉屏风散的主药具有调节免疫功能的作用，尤以黄芪对免疫系统具有双相调节作用，能使紊乱的免疫功能恢复有序；香附、川芎、延胡索、陈皮疏肝理气；夜交藤、磁石安神镇静；煅瓦楞、姜半夏、甘松抑酸止呕，调节胃部不适；当归、丹参、桃仁、红花、川芎、香附、鸡血藤、丹皮、丹参、乳香、没药活血化瘀，现代药理研究证实，当归、桃仁等活血化瘀药，降低血黏度，改善疾病血液浓黏、稠浆的特点，有抗炎、降低毛细血管通透性，减少炎症渗出及促进吸收的作用，能提高人体淋巴细胞的转化率，增强细胞免疫功能，为调节免疫功能的要药；丹参有"补冲脉之血"，"补任脉之血"之功，也是一味益冲任之活血药，文献报道，丹参可调节机体体液免疫和细胞免疫的功能，清除血液中过剩抗原以防止免疫复合物产生，且可抗炎、抑菌，改善生殖系统循环，防止粘连和调节女性激素比例等；诸药既具有活血，又兼抗感染、调冲任、抑制或调节免疫等多方面功能。受孕后给予补肾安胎治疗，菟丝子、寄生、狗脊、杜仲、生熟地补肾安胎，黄芪、党参益气补血；炒扁豆、茯苓、藿香、佩兰、谷麦芽健脾理气；蒲公英、知母、黄柏清热燥湿；苎麻根清热安胎；荆芥、防风祛风解毒；龙骨、牡蛎平肝固涩；白术、黄芩健脾安胎，现代医学研究证实，黄芩药理研究具有孕酮样作用松弛子宫，故有安胎之效，同时黄芩清热燥湿，既具有免疫抑制及双向调节作用，又可提高淋巴细胞转化率及增强白细胞吞噬功能，所以黄芩白术可作为免疫性不孕患者怀孕后安胎之要药，值得注意的是与普通孕妇安胎不同，孕后临床一般不敢应用活血清解药，《黄帝内经》云："有故无殒亦无殒也。"李教授在此例患者安胎药中继以赤芍、丹皮、丹参、鸡血藤等活血抗感染，药量斟酌，以保患者与胎儿安然渡过孕期。

验案忠告：巨细胞病毒感染是由巨细胞病毒引起的一种全身感染性疾病。孕妇患病后可垂直传播给胎儿，造成宫内感染，使胎儿出现严重症状与体征，甚至导致流产、死胎、死产。本案患者就诊时脾肾两虚，冲任失养，瘀热内阻，2次自然流产，本来想通过IVF受孕，通过补肾固本，健脾扶正后自然怀孕，孕后李教授辨证施治，胆大心细，灵活巧妙地运用活血祛瘀药，用量斟酌，从而获得奇效。同时需要提醒的是保胎时使用活血化瘀药需密切观察，若出现腹痛或阴道出血时应及时就诊，调整用药及用量。对于保胎患者来说，活血化瘀药就如同一把双刃剑，如何掌握好适应证及药量用法，还需根据患者的情况审慎而定。

（周　琦）

▶▶▶ 子宫肌瘤术后复发 ◀◀◀

茅某，女，39岁。

初诊：2013年3月19日。

主诉：子宫肌瘤术后7年，调理求嗣。

现病史：患者2006年7月于瑞金医院行腹腔镜下子宫肌瘤剥离术（肌瘤直径约10cm）。2013年1月28日B超：子宫63mm×69mm×49mm，内膜12mm，子宫肌层见数个低回声，最大32mm×28mm×20mm，提示多发性子宫肌瘤。末次月经2月26日，量中，现基础体温上升5天。刻下：无特殊，纳可，夜寐安，二便调，苔薄尖红，脉细。

月经史：13岁初潮，7/30，末次月经2月26日，5天净，量中，色红，夹血块，腰酸，第一天少腹隐痛，经行乳胀。

生育史：0-0-2-0，1999年人流，2013年1月孕3个月胎停，自然流产，未清宫。

妇科检查：外阴：已婚式；阴道：畅；宫颈：轻糜；宫体：中位，

孕7周大小；附件：未及明显包块。

中医诊断：癥瘕。

西医诊断：子宫肌瘤术后复发。

病机：肾气不足，推动乏力，气血瘀滞，停滞胞宫，癥瘕积聚。

治则：补肾祛瘀，行气活血，调理冲任。

方药：当归9g，川芎4.5g，香附12g，附子（先煎）9g，桂枝4.5g，桃仁9g，红花9g，川楝子12g，丹皮9g，丹参12g，延胡12g，熟地黄12g，泽兰9g，泽泻9g，益母草30g，川牛膝12g，苏木9g，党参12g，八月札12g，陈皮9，大腹皮9g。

医嘱：①测BBT；②测血生殖内分泌、血液流变、相关抗体。

二诊：2013年4月3日。

末次月经3月27日，6天净，量中，刻下无特殊，3月30日血检：LH 4.03IU/L，FSH 12.28IU/L↑，E_2 53.89pg/ml，T 0.48nmol/L，P 0.5nmol/L，PRL 328.38mIU/L，红细胞变形指数0.58↓，抗子宫内膜抗体（-），抗精子抗体（-），抗心磷脂抗体（-）。舌淡苔薄，脉细。

治则：补益肝肾，养血调经。

方药：当归9g，川芎4.5g，熟地12g，生地12g，鸡血藤12g，香附12g，淫羊藿15g，菟丝子12g，怀山药12g，川楝子12g，紫石英（先煎）12g，白芍9g，党参12g，黄芪12g，胡芦巴12g，石楠叶12g，黄精12g，龟板18g，鹿角片9g，紫河车粉（冲）9g。

三诊：2013年9月11日。

基础体温高相11天，自测尿HCG弱阳性，刻下无特殊，苔薄，脉细。

治则：补肾健脾安胎。

方药：党参12g，黄芪12g，白术12g，白芍12g，菟丝子12g，茯苓9g，川断12g，杜仲12g，狗脊12g，苎麻根15g，南瓜蒂9g。

医嘱：①测BBT；②预防感冒、腹泻，禁房事。

后随访血HCG上升良好，B超显示宫内妊娠，胎儿发育正常，续以中药安胎，母安子健。

病案分析

病机分析：子宫肌瘤隶属中医"癥瘕"范畴，常见病因病机为气滞血瘀、痰湿瘀结、湿热瘀阻及肾虚血瘀。该患者流产后肾气虚弱，胞宫气血瘀滞，结而成癥，故见肌瘤；肾虚血瘀，胞脉阻滞不通，故见痛经；肝气郁结，故见经行乳胀，有血块。李教授治以补肾祛瘀，疏肝行气，调理冲任，治疗之时兼顾补肾助孕和化癥消瘤。

用药分析：患者求诊以生育为目的，李教授治疗也以补肾助孕为主，佐以活血消癥。初诊时因经水将行，故除补肾之外，加用活血调经及疏肝理气之橘叶、橘核、娑罗子等。皂角刺原为消肿排脓之药，此处用于促进排卵。全方共奏补肾祛瘀，疏肝行气之效。

二诊血检提示患者卵巢功能下降，故用药更重补肾，以期助养卵泡和促排卵，患者经水方净，施以四物汤养血活血调经；生熟地相合，加强补肝肾、滋阴血作用；胡芦巴、石楠叶补肾助阳；紫石英助肾阳，暖胞宫，调冲任；龟板、鹿角片血肉有情，分别入任督二脉，滋补肾阴肾阳；紫河车粉温肾填精，益气养血。

如此治疗数月，患者终如愿受孕。

验案忠告：李教授治疗子宫肌瘤常用补肾祛瘀方补肾活血、活血消癥，该方已收入张玉珍主编的《中医妇科学》普通高等教育"十一五"国家级规划教材。本患者子宫肌瘤术后又复发，且为多发性，子宫内膜又偏厚，故应以祛瘀散结为主；兼顾补肾调冲任；患者FSH偏高，李教授认为血肉有情之品对此有较好的疗效，故应用之。现患者已孕，为防再次流产需予保胎治疗。

（徐莲薇）

痛经、卵巢囊肿

岳某，女，25岁。

初诊：2013年12月4日。

主诉:经行腹痛较剧。

现病史:形体消瘦,体质虚弱,经行腹痛较剧,曾在妇科医院检查诊断为卵巢囊肿。B超示:子宫56mm×48mm×40mm,左卵巢液性暗区45mm×40mm,右卵巢25mm×28mm。刻下:眩晕耳鸣,腰膝酸软,少腹坠胀,伴有恶心。苔薄,脉细。

月经史:13岁初潮,7/26~30,末次月经11月24日—12月1日,量中等。

婚育史:未婚(有性生活史),0-0-0-0。

中医诊断:痛经;癥瘕。

西医诊断:痛经;卵巢囊肿。

病机:禀赋不足,肾气虚损,气血两虚,瘀血阻络。

治则:活血消癥,补肾调经。

方药:当归9g,生地12g,熟地12g,赤白芍12g,川芎6g,鸡血藤15g,怀山药12g,淫羊藿12g,水蛭12g,苏木9g,三棱9g,莪术9g,杜仲15g,延胡索12g,菟丝子12g。

医嘱:①经期勿食生冷;②早晚起居注意保暖;③睡眠充足,勿熬夜。

二诊:2013年12月11日。

诊后症状稍有好转,仍有少腹隐痛,腰酸乏力,排卵期见透明状白带。舌淡,苔薄,脉细。

治则:补肾调经,消癥通络。

方药:当归9g,生地12g,熟地12g,赤芍12g,白芍12g,川芎6g,鸡血藤15g,怀山药12g,淫羊藿15g,水蛭12g,路路通9g,杜仲15g,夏枯草12g,狗脊15g。

三诊:2013年12月18日。

已无眩晕耳鸣。现腹胀,腰酸,月经将行,苔薄,脉细。

治则:活血调经,祛瘀通络。

方药:当归9g,生地12g,熟地12g,赤芍12g,白芍12g,川芎6g,鸡血藤15g,怀山药12g,淫羊藿15g,三棱9g,莪术9g。

按照上述方药治疗3个月,患者痛经症状明显缓解,精神气朗,当年元旦结婚,2个月后已获身孕,随访胎孕健康。

病案分析

病机分析:本例患者禀赋不足,体质虚弱。眩晕耳鸣,腰膝酸软,经行腹痛,少腹坠胀,皆肾虚之象。故以肾气不足,瘀血阻络为病机,拟治以补肾调经,化瘀通络。

用药分析:盖肾气不足,血流缓慢,瘀血乃成。杜仲、菟丝、淫羊藿益肾壮腰,调补冲任;当归、川芎、赤芍、白芍活血养血;延胡、鸡血藤活血止痛,三棱、莪术、水蛭、路路通活血通络;现代药理研究,水蛭素是凝血酶抑制剂,与川芎、当归、赤芍、延胡配伍有扩张毛细血管、改善微循环作用,增加器官血流量作用。

验案忠告:①体质亏虚者当善自珍摄,谨慎保养,保暖防寒,巩固肾气。工作起居勿过劳伤伐,每天有充足睡眠。②保持心态平和,遇事勿怒,避免伤肝耗血。③坚持服药,养血备孕,婚后求嗣,认真测量基础体温,适时同房。④孕后及时保胎。

(马毓俊)

子宫腺肌症、卵巢囊肿

朱某,女,27岁。

初诊:2012年11月28日。

主诉:经行腹痛10余年,结婚2年未避孕未孕。

现病史:素有月经延后,2012年11月16日上海市第一妇婴保健院B超示:子宫大小40mm×42mm×41mm,子宫肌层回声不均,内膜4mm,左卵巢21mm×29mm×30mm,右卵巢37mm×56mm×50mm,呈分房性小回声,提示子宫腺肌症,双卵巢囊肿,就诊前曾用抑那通治疗3个周期,苔薄白脉细弦。刻下:胃纳可,夜寐安,二便调。

月经史:14岁初潮,7~8/40~60,量多,色黯,夹血块,痛经,腰酸。

婚育史: 已婚,0-0-0-0,未避孕。

中医诊断: 癥瘕; 不孕症。

西医诊断: 子宫腺肌症,双侧卵巢囊肿。

病机: 肾气不足,气血运行不畅,瘀滞胞宫胞脉,阻滞冲任,日久而成癥瘕,影响摄精受孕而致不孕; 瘀血阻滞,气机不畅,不通则痛。

治则: 补肾养血,破瘀散结。

方药: 三棱9g,莪术9g,苏木9g,水蛭12g,地鳖虫12g,夏枯草12g,菟丝子12g,淫羊藿12g,肉苁蓉12g,巴戟天12g,炙乳香6g,炙没药6g,石见穿15g,半枝莲15g,象贝9g。

医嘱: ①少食寒凉、肥甘厚味,注意经期卫生,保持乐观心情; ②测BBT。

二诊: 2013年1月16日。

现停用抑那通后1个月,经水尚未行,无乳胀。刻下: 腰酸,苔薄,脉细。

治则: 补益气血,调补冲任。

方药: 淫羊藿30g,菟丝子12g,肉苁蓉12g,熟地12g,枸杞子12g,鸡血藤15g,肉桂(后下)3g,当归9g,香附12g,党参12g,黄芪12g,白术9g,白芍9g,首乌9g,山萸肉9g。

三诊: 2013年1月30日。

末次月经1月28日,量多,痛经,得热痛减,经前腰酸乳胀,苔薄腻,脉细弦。

治则: 补肾疏肝,活血调经。

方药: 当归9g,川芎4.5g,香附12g,附子(先煎)9g,桂枝4.5g,川楝子12g,丹皮9g,丹参12g,延胡12g,熟地黄12g,淫羊藿30g,煅龙牡(先煎)各30g,羌活9g,独活9g,白芷9g,薏苡仁15g,艾叶6g,阿胶9g,橘叶9g,橘核9g,娑罗子9g。

四诊: 2013年2月27日。

末次月经1月28日—2月4日,量中,色红,血块多,痛经较前减轻,经前乳胀,心烦,夜寐梦多,苔薄腻,脉细小弦。1月30日(月经第3天)外院血检: LH 0.96IU/L, FSH 8.68IU/L, E_2 29.17pg/ml, P 2.19nmol/L, T 0.53nmol/L, CA125 60.3U/ml↑, CA199 25.28U/ml, EmAb、AsAb、AoAb均阴性。

治则: 补肾养血,祛瘀散结。

方药: 三棱9g,莪术9g,苏木9g,水蛭12g,地鳖虫12g,夏枯草12g,菟丝子12g,淫羊藿12g,肉苁蓉12g,巴戟天12g,地丁草30g,皂角刺12g,茯苓9g,威灵仙12g,炙乳香6g,没药6g,石楠叶12g,黄精12g,土茯苓30g。

后患者4月3日外院血 β-HCG 403mIU/ml,后电话随访诞下一健康女婴。

病案分析

病机分析: 该患者为求嗣来诊,经行腹痛为主要不适,同时还伴随月经失调、月经稀发,B超提示子宫腺肌症、双侧卵巢囊肿,可谓病情复杂。肾气虚则气血运行不畅,瘀阻下焦,故下腹结块;肾虚血瘀,胞宫胞脉瘀滞,不通则痛,故有经行腹痛;肾为腰之府,肾虚则腰酸;经行色黯,夹血块,均为肾虚瘀阻之象。因此,李教授分析其病因病机为肾虚血瘀,治以补肾养血,活血散结,祛瘀止痛。

用药分析: 初诊时,考虑患者为子宫腺肌症、双侧卵巢囊肿,除用大量补肾药外,也加用水蛭,地鳖虫合用,逐瘀血,消癥瘕,通经闭;三棱、莪术破血行气,消积止痛;乳香、没药活血止痛;夏枯草、象贝清热化痰,开郁散结;石见穿活血化瘀,清热利湿,散结消肿;全方配伍攻补兼施,补肾养血,破瘀散结止痛。

二诊时患者停用抑那通1个月后经水仍未行,故李教授治以补益肝肾,调补冲任,养血调经。方中党参、黄芪、白术健脾益气,气旺生血,养后天补先天;山萸肉既能滋补肝肾之阴,又能温补肾阳,且在补益之中又善固肾涩精,堪称补敛并具之佳品;淫羊藿、菟丝子、肉苁蓉补肾壮阳;肉桂补火助阳,引火归原;枸杞子、首乌滋补肾阴;熟地补血滋阴,益肾填髓;当归补血活血调经;鸡血藤补血活血,舒筋活络;香附疏肝理气调经。

经过近2个月调理,患者经水来潮,经行量多、仍有腹痛,腰酸乳胀等症,属肾虚肝郁之象,故施以补肾疏肝之品调理冲任。附子辛热,补火助阳,因其小毒,故当先煎;桂附相配,加强温补肾阳,散寒止痛之功;煅龙牡软坚散结;羌活、独活同用,治一身上下痹痛,止痛经;经过近半年的治疗,患者成功受孕。

验案忠告:子宫腺肌病为子宫内膜腺体及间质侵入子宫肌层,常与多次妊娠、分娩、人工流产、慢性子宫内膜炎等使子宫内膜基底层损伤有关,西医治疗多予激素治疗,如GnRH-a,但副作用较大,不能长时间使用。李教授认为癥瘕的发生主要是肾亏不足,正气虚弱,脏腑功能失调,以致气滞、血瘀、湿阻、痰结等,治疗上须扶正祛邪,在益气补肾基础上,活血化瘀散结,调经并促排卵。该患者就诊目的为求嗣,在使用3个月GnRH-a抑那通后月经久久未行,此为肾气受损之象,当补益肝肾,调补冲任,养血调经为要,使经水调畅,方能成功受孕。

(徐莲薇)

▌▌▌ 习惯性流产(白介素升高) ▌▌▌

钱某,女,32岁。

初诊:2011年1月15日。

主诉:习惯性流产3次。

现病史:患者结婚5年,曾经自然流产3次,第一次2007年7月孕42天,第二次2007年10月孕60天,第三次2010年12月孕35天,3次均予清宫术。在上海国际妇幼保健院检查丈夫精液报告正常,双方染色体检查均正常。由于3次流产,现欲找中医调理,准备再次怀孕。

刻下:末次月经1月12日,量多色鲜红,有血块,至今未净,平时神疲乏力,腰酸带下,腹胀心烦,夜寐不安,舌红苔薄,脉细。

月经史:15岁初潮,7/30,量多色红,无痛经。

生育史:0-0-3-0。

妇科检查:外阴:已婚式、阴道:畅无异常,带下量多,宫颈:光,子宫:前位正常大小,附件:左侧增厚压痛,右侧正常。

中医诊断:滑胎。

西医诊断:习惯性流产(白介素升高)。

病机:肾阴亏虚,阴虚内热,热扰血海,热蕴胞宫,胞脉失养不固而易致流产。

治则:补肾养血,理气安神。

方药:熟地12g,白芍9g,肉苁蓉15g,淫羊藿30g,菟丝子12g,胡芦巴12g,枸杞12g,鸡血藤15g,香附12g,陈皮9g,大腹皮9g,合欢皮30g,夜交藤30g。

医嘱:①测基础体温;②测血内分泌、抗子宫内膜抗体、抗精子抗体、抗心磷脂抗体、CA125、IL-1、IL-6、肿瘤坏死因子;③调畅情志。

二诊:2011年1月29日。

月经7天净,近2天白带量多拉丝,腰酸好转,稍有乳胀腹胀,夜寐仍欠安。性激素六项尚正常,免疫方面除IL-6,其他抗体正常。舌红苔薄,脉细。

实验室检查:2011年1月15日(月经第4天)上海龙华医院:LH 2.8U/L,FSH 4.1U/l,E_2 169pmol/L,P 1.9nmol/L,T 0.69nmol/L,PRL 282.8mU/L,抗精子抗体(－),抗子宫内膜抗体(－),抗心磷脂抗体(－),CA125 13.5U/L,IL-1 19.3ng/L,IL-6 76.5ng/L↑,肿瘤坏死因子 12μg/L。

治则:补肾祛瘀,清热解毒,理气安神。

方药:当归12g,川芎6g,白芍12g,白术12g,淫羊藿30g,菟丝子12g,香附12g,枸杞12g,肉苁蓉12g,鸡血藤15g,胡芦巴12g,茯苓12g,红藤30g,紫花地丁30g,陈皮9g,大腹皮9g,合欢皮30g,夜交藤30g。

三诊:2011年2月12日。

服药一月余,已无腰酸,带下已少,心烦焦躁,近2天腹痛乳胀,似月经将行,舌红苔薄,脉滑。

治则:活血通经,理气止痛。

方药:当归12g,川芎6g,熟地12g,香附12g,川楝子12g,丹参12g,桂枝6g,延胡索12g,炙乳香6g,炙没药6g,泽兰9g,泽泻9g,八月扎12g,娑罗子9g,柴胡9g,郁金9g。

以上诸方随症加减,服药1年左右,基础体温双相,月经正常,腹痛腹胀缓解。

四诊:2012年3月10日。

末次月经2012年1月23日,今已停经47天,基础体温持续高温近1个月,于外院测尿HCG阳性,阴道少量褐色血液,下腹坠胀感,稍有恶心。

治则:健脾补肾,养血安胎,凉血止血。

方药:党参9g,黄芪9g,白术12g,白芍12g,川断12g,菟丝子12g,杜仲12g,枸杞9g,升麻9g,苎麻根12g,南瓜蒂9g,苏叶9g,仙鹤草15g,小蓟12g,莲房炭9g。

之后根据该方随症加减,孕70天时阴道出血止,上方减去仙鹤草、小蓟、莲房炭,服药至孕26周,各项产检均正常。于2012年10月15日顺产一男婴,母子健康。

病案分析

病机分析:患者结婚5年,流产3次,3次清宫手术,中医称为滑胎。其主要机理:一为母体冲任损伤,二为胎元不固。患者实验室检查出白介素6(IL-6)升高,IL-6是一种细胞因子,属于白细胞介素的一种,白介素6能够刺激参与免疫反应的细胞增殖、分化并提高其功能,并在炎症反应中起重要作用。在正常妊娠时,子宫内膜间质细胞和绒毛滋养细胞均可产生IL-6参与胚胎的着床过程,对胚胎植入起到重要的调节作用,故该患者属于免疫性不孕兼有炎症侵蚀。中医认为滑胎与肾藏精不足,精亏血少,胞脉失于濡养有关,正如《女科经纶》曰:"女之肾脉系于胎,是母之真气,子之所赖也,若肾气亏损,使之不能固摄胎元"。故其病机为肾阴亏虚、阴虚内热、热绕血海、湿热蕴结胞宫、胞脉失养不固而致习惯性流产。

用药分析:患者3次自然流产3次清宫术,损伤了全身气血,3次流产手术又使湿热邪毒留滞胞宫,故属本虚标实。初诊时月经将净,见其神疲乏力,腰酸腹胀,心烦不寐,故以肉苁蓉、淫羊藿、菟丝子、胡芦巴、枸杞补肾填精暖宫;熟地、白芍、鸡血藤养血活血;香附、陈皮、大腹皮理气消滞;合欢皮、夜交藤解郁安神。二诊时已测出白介素升高,又值经前黄体期,故以红藤、紫花地丁清热解毒,加入当归、川芎、白芍、白术、茯苓健脾养血;淫羊藿、菟丝子、枸杞、肉苁蓉、胡芦巴加强温补肾阳以健全黄体功能。三诊时月经将至,在四物汤养血基础上加上香附、川楝子、丹参、延胡索、炙乳香、炙没药、泽兰理气活血止痛;八月扎、娑罗子、柴胡、郁金疏肝解郁;桂枝温经通阳。四诊时患者已孕47天,又出现阴道少量褐色血液,下腹坠胀等先兆流产症状,故安胎尤其重要,方中以党参、黄芪、白术、升麻健脾补气提升;白芍、川断、菟丝子、杜仲、枸杞、南瓜蒂补肾养血;黄芩、苎麻根、仙鹤草、小蓟、莲房炭凉血止血、清热安胎。四诊遣方合理,用药精准,时机恰当,故服药至孕26周无异常后停药,随访顺利产一男婴。

验案忠告:滑胎的病因甚为复杂,感染和免疫为其重要的原因,患者屡孕屡堕,3次流产手术可能毒邪内侵机体造成热毒瘀阻胞宫,实验室检查发现白介素升高也证实了与炎症有关的病因。治疗滑胎应本着预防为主,防治结合的阶段性原则。孕前宜以补肾养血、调理冲任,清热解毒为主孕后即应积极进行保胎治疗,并应维持超过既往堕胎时间以上,试孕期间和孕后都需保持心情愉快,消除忧虑和恐惧心理。

(张　琼)

经前期综合征

王某,女,34岁。

初诊:2013年2月26日。

主诉:结婚2年未避孕未孕,伴经行腹泻、心烦失眠。

现病史:患者月经量少,源于暴怒之后,曾有闭经一次。每次经水将临,即乳胀、恶心、腹胀、面色潮红、手心热、盗汗、头晕头胀、耳鸣,入夜尤甚,腹泻便溏,尿痛,夜寐欠安,入睡困难,易醒,病已2年余。2012年10月21日外院B超:子宫52mm×42mm×48mm,内膜11mm,右卵巢28mm×18mm,左卵巢29mm×15mm。2013年1月9日该院盆腔CT示:宫密度欠均匀,双侧附件形态饱满,右腹股沟小淋巴结。查甲状腺功能正常。刻下:纳可,无泛酸,无嗳气,苔薄尖红,脉细。

月经史:15岁初潮,2—3/30,末次月经2013年1月28日,色黯,量少,夹血块。

婚育史:已婚,0-0-2-0,2006年、2007年各人流1次。

中医诊断:经行乳胀;经行腹泻。

西医诊断:经前期综合征。

病机:数次流产,损及肾精,滋养乏力;肾气亏虚,推动无力,以致肝、脾、肾同病,气血失调。

治则:补肾活血,疏肝行气,健脾安神。

方药:当归9g,川芎4.5g,香附12g,附子(先煎)9g,桂枝4.5g,桃仁9g,红花9g,川楝子12g,丹皮9g,丹参12g,延胡12g,熟地黄12g,泽兰9g,泽泻9g,娑罗子12g,八月札12g,橘叶9g,橘核9g,炒扁豆12g,肉豆蔻9g,地骨皮12g,夜交藤30g,合欢皮30g,蝉衣9g。

医嘱:①调畅情志;②忌生冷、辛辣之品。

二诊:2013年4月19日。

末次月经4月8—4月10日,量少,色黯,经期无不适,平素手足多汗,大便溏薄,脐周腹痛。4月15日B超:子宫52mm×37mm×48mm,内膜7mm,左卵巢33mm×17mm,右卵巢30mm×13mm。查性激素:LH 4.95IU/L, FSH 8.05IU/L, E_2 24.77pg/ml, T 1.39nmol/L, PRL 242.12mIU/L,免疫抗体均正常。苔薄,脉细。

治则:补益脾肾,温阳固涩。

方药:淫羊藿30g,菟丝子12g,肉苁蓉12g,熟地12g,枸杞子12g,鸡血藤15g,肉桂(后下)3g,当归9g,香附12g,红花9g,党参12g,黄芪12g,胡芦巴12g,首乌12g,山萸肉12g,金樱子12g。

三诊:2013年5月22日。

末次月经5月13日,3天净,量少,夹血块,伴腰酸,腹隐痛,夜寐多梦,大便不实,尿痛,苔薄,脉细。

治则:补肾祛瘀,养心安神。

方药:熟地12g,枸杞子12g,鸡血藤15g,肉桂(后下)3g,淫羊藿30g,菟丝子12g,当归9g,香附12g,红花9g,夜交藤30g,淡竹叶12g,杜仲9g,党参12g,首乌12g,瞿麦12g,路路通12g,肉豆蔻(后下)12g。

四诊:2013年8月28日。

末次月经7月12日,8月24日经水逾期,查尿HCG(+),B超见宫内无回声区。予中药保胎治疗,后随访于2014年4月顺产一子,母子平安。

病案分析

病机分析:患者继发不孕,月经规则,西医检查未见造成不孕的显著原因。中医认为,患者数次流产,损及肾精,肾气亏虚,推动无力,以致肝、脾、肾同病,气血失调。肝肾不足,冲任失调,气滞血瘀,临症见经行量少,色黯,夹血块;冲任血海匮乏,阴虚血少,不能摄精受孕;肾精不足,清窍失养,故见耳鸣,心失所养,故而夜寐欠安;肝血不足,肝气不舒,故见乳房胀痛,头晕头胀;肾阴阳失调,浮阳外越,症见面色潮红,手心热,盗汗;脾主健运,脾虚运化失司,而见腹泻,大便不实。故治疗拟健脾养血,疏肝理气,补肾益精,养心安神,调理阴阳。

用药分析:四诊合参,患者证属肾、肝、脾功能失常,气血失调,宜补肾活血,疏肝行气,健脾养胃,养心安神。根据患者月经周期,加减用药,特别是值黄体期时,李教授以经验方助黄汤加减补肾温阳,促进黄体功能。党参、黄芪补中益气;杜仲、山萸肉补益肝肾;首乌补益精血;胡芦巴补肾温阳,加用桂、附,其温补之效更甚。熟地为滋补肝肾阴血之要药;地骨皮退骨蒸潮热,心烦盗汗;香附、延胡索、川楝子活血理气,解郁散结;娑罗子理气宽中;八月札泻火行水,通血脉,善治小便赤涩;橘叶、橘核皆入肝经,两药合用,为消除乳房痞块之佳品;金樱子固精缩尿,涩肠止泻;患者尿痛,故加淡竹叶清热除烦利尿;瞿麦苦寒,即可利尿通淋,亦可活血通经。经前酌加活血药物对症加减。

患者腹泻加重之时,李教授投以大剂淫羊藿、菟丝子、肉桂、胡芦巴、补骨脂等温肾阳之品,补益脾肾,温阳止泻;并加用炒扁豆健脾化湿止泻,补而不腻,化湿不燥,用于脾虚湿盛、运化失常之泄泻;怀山药补脾益肾止泻;肉豆蔻辛温,归脾胃大肠经,涩肠止泻,温中行气,具有涩而不滞气,行而不破气的特点。

验案忠告:多次流产可损伤肾中精气,甚至累及肝、脾。李教授治疗本患者系肝、脾、肾三经同治,补益为主,填补冲任,其中用补肾疏肝活血之助黄汤促进黄体功能以调周、治疗不孕,使经水调和方可摄精受孕;同时根据经前期及经行伴随症状,加减用药,灵活多变。

(徐莲薇)

▌▌▌ 染色体异常(9号染色体臂间异位) ▌▌▌

倪某,女,29岁。

初诊:2013年4月13日。

主诉: 结婚4年, 胎停清宫后1年余未避孕未孕。

现病史: 近1年体重增加15kg。末次月经3月14日, 刻下经水将行。2012年3月9日外院血检Torch巨细胞病毒和风疹病毒IgG阳性, 2012年3月23日查染色体: 核型异常, 核型46, XX, 9号染色体臂间异位。男方精液分析: 活率68.72%, a级17.28%, b级13.17%, c级38.27%, 头部缺陷。2012年3月28日(月经第3天)查: LH 5.74IU/L, FSH 9.01IU/L, E_2 25.30pg/ml, T 0.59nmol/L, P 0.32nmol/L。2013年2月26日上海市国际妇幼保健院B超(月经第7天): 子宫48mm×40mm×39mm, 内膜11mm, LOV 21mm×18mm×22mm, ROV 32mm×25mm×19mm。刻下: 胃纳可, 二便调, 夜寐安, 苔薄, 脉细。

月经史: 14岁初潮, 4/30~40, 末次月经3月14日, 4天净, 量中, 色红, 夹血块, 时有痛经, 腰酸, 略腹痛。

婚育史: 已婚, 0-0-2-0, 2011年1月孕3个月余胎停清宫, 2011年11月孕60天, 胎停清宫。

中医诊断: 胎元不固。

西医诊断: 复发性流产(染色体异常)。

病机: 肾气不足, 气机阻滞, 血行不畅, 瘀滞子宫、冲任, 胎元失养而堕; 瘀血阻滞胞宫胞脉, 而难受孕; 肝气郁结, 气滞血瘀, 不通则痛。

治则: 补肾温阳, 疏肝理气, 活血调冲。

方药: 淫羊藿30g, 菟丝子12g, 肉苁蓉12g, 熟地12g, 枸杞子12g, 鸡血藤15g, 肉桂(后下)3g, 当归9g, 香附12g, 红花9g, 党参12g, 黄芪12g, 川牛膝12g, 益母草30g, 苏木9g, 八月札12g, 橘叶9g, 橘核9g, 泽兰9g, 泽泻9g, 紫石英(先煎)15g, 附子(先煎)9g。

医嘱: ①测BBT; ②丰富业余生活; ③勿食辛辣刺激之物; ④适当锻炼, 减轻体重。

二诊: 2013年4月27日。

末次月经4月23日, 今尚未净, 第1~2天量多, 色红, 少量血块,无腹痛,伴腰酸,苔薄,脉细。

治则:补肾温阳,疏肝理气,活血调冲,兼化痰湿。

方药:熟地12g,枸杞子12g,鸡血藤15g,肉桂(后下)3g,当归9g,香附12g,红花9g,淫羊藿30g,菟丝子12g,肉苁蓉12g,紫石英(先煎)15g,石楠叶12g,黄精12g,胡芦巴12g,巴戟天12g,枳壳6g,石菖蒲12g。

三诊:2013年6月8日。

末次月经5月28日—6月2日,量中,夹血块,色红,下腹坠胀,苔薄白,脉细。

治则:益气补肾,健脾化痰,调冲助孕。

方药:肉桂3g,当归9g,香附12g,红花9g,淫羊藿30g,菟丝子12g,肉苁蓉12g,熟地12g,枸杞子12g,鸡血藤15g,党参12g,黄芪12g,炒荆芥9g,炒防风9g,藿香(后下)9g,佩兰(后下)9g,石菖蒲12g,皂角刺12g,象贝9g,龙胆草6g,紫石英(先煎)15g,石楠叶12g,附子(先煎)9g。

四诊:2013年7月20日。

末次月经5月28日,经水逾期未至,7月15日自测尿HCG阳性,7月17日血HCG 1470mIU/ml,P 20nmol/L,7月19日血HCG 4130mIU/ml,P 20nmol/L,B超子宫48mm×38mm×49mm,宫内暗区大小6mm×5mm×6mmm,内未见明显胚芽。患者忧心忡忡,恐再次流产。

刻下:自觉便意感,大便溏薄,2次/日,苔薄白,脉细。

治则:补肾健脾安胎。

方药:党参12g,黄芪12g,白术12g,白芍12g,菟丝子12g,狗脊12g,怀山药12g,炒白扁豆12g,茯苓9g,杜仲12g,苏叶9g,苎麻根12g,南瓜蒂9g。

医嘱:①测BBT;②测血HCG、孕酮;③心理安慰,舒缓情绪;④慎起居,调饮食,禁房事,预防感冒及腹泻。

后遵此法加减,予肌注黄体酮40mg/日,8月6日B超:子宫73mm×55mm×54mm,胚囊32mm×20mm×20mm,内见卵黄囊,胚芽长11mm,胚芽内见彩色血流,见原始胎心搏动,提示宫内早孕。患者如释重负,心情豁然开朗。后患者继续至李教授处保胎治疗至孕4个月余。电话随访已顺利生一子。

病案分析

病机分析:患者染色体核型异常,9号染色体臂间异位;同时巨细胞病毒和风疹病毒IgG阳性;男方的精子活力较低,因此婚久难孕、孕后流产,实属疑难杂症。中医认为先天不足,后天失养,精血匮乏,难以受孕;肾气不足,气机阻滞,血行不畅,瘀滞子宫、冲任,胎元失养而堕,故易流产;李教授辨病和辨证相结合,根据患者易腰酸,体重上升较快,形体丰满,期中带多,经前乳胀、下腹坠胀,苔薄,脉细,证属肾虚血瘀,脾虚肝郁,中医认为"百病皆由痰生",方药总以益气补肾,健脾疏肝,佐以活血、除痰,随症加减治疗不孕症。受孕后则以补肾健脾安胎为主。

用药分析:方中淫羊藿、肉苁蓉、菟丝子入肾经,补肾壮阳;肉桂补火助阳,引火归原;附子、桂枝温经活血;紫石英助肾阳,暖胞宫,调冲任;石楠叶通络益肾;枸杞子、黄精滋补肾阴以养精血;熟地补血滋阴,益肾填髓,上诸药配伍,并补肾阴肾阳。当归补血活血调经,为妇科要药;鸡血藤补血活血,舒筋活络,与当归、熟地同用,养血调经;香附疏肝理气,调经止痛,与柴胡相使为用,增强疏肝解郁之效;红花活血祛瘀通经,兼有促排卵之意;党参、黄芪健脾益气,补养后天以益先天。患者体重增加迅速,属水湿内停,阻滞络脉所致,故此方中还加酌加石菖蒲化湿开窍豁痰,并可减肥;象贝、皂角刺清热化痰散结。

经过3个月调治后,患者有孕,李教授马上给以保胎治疗,方中党参、黄芪、白术健脾益气以补养后天;白芍养血柔肝;菟丝子、寄生补肝肾、益胎元;姜竹茹清热化痰,开郁除烦,清胃止呕;陈皮理气健脾,燥湿化痰;藿香与佩兰相伍,化湿止呕;苎麻根清热安胎;南瓜蒂除痰安胎;患者便秘腹胀,予火麻仁清热润肠通便。全方共奏补肾健脾化痰安胎之效。经过保胎治疗,患者胎儿发育正常,保胎成功。

验案忠告：这是一例染色体异常经中医治疗成功受孕的病例，这在西医中是一个疑难杂症，李教授已经治疗数例成功，实属不易。李教授经过多年临床研究，探讨免疫性不孕的治疗，善用石菖蒲、象贝、青礞石、皂角刺等药除化痰湿，亦配用炒荆芥、防风等药，虽对染色体异常者不能改变其本质，但对于妊娠后预防流产具有重要临床意义。

为提高这方面患者的受孕率，李教授忠告：①准确找出排卵日期安排性生活，抓住受孕的最佳时机。②减轻精神压力，将身心调整到最佳状态，这对孩子优生优育有积极意义。③戒烟、避免吸二手烟，研究显示，抽烟男性的精子数与活力都较低，每天抽烟的女性，也不易怀孕。④勿滥用药物，有些化学药物及抗生素会影响精子和卵子的数量与质量。⑤女性的生殖能力在30岁以后就开始走下坡路，所以不要太晚要孩子。⑥勿盲目减肥，长期进行剧烈运动在使人减失脂肪时，也可能会使女性停止排卵，因此以适当运动为宜。

（徐莲薇　马毓俊）

▌▌▌ 卵巢过度刺激综合征 ▌▌▌

陈某，女，30岁。

初诊：2014年3月26日。

主诉：胃腹胀满伴恶心欲吐2天。

现病史：患者结婚4年，从未怀孕，丈夫精液报告尚正常，于2012年10月在外院做输卵管碘油造影提示：宫腔粘连，双侧输卵管阻塞。2012年曾在月经第3天测性激素六项提示：FSH 6.4mmol/L，LH 5.6mmol/L，E_2 278pg/L，P 2.6pg/ml，T 0.86pg/ml，PRL 320pg/ml。月经干净后B超提示：子宫56mm×40mm×48mm，子宫内膜5mm，双侧卵巢正常大小。2013年5月做宫腔镜下行宫腔粘连分解术，术后经过放环取环后决定去上海生殖中心做试管婴儿。于2014年2月在生殖中心进入超促排卵周期，于月经第4天起每天普利康200IU肌内注射，达必佳1/2支肌内注射，于月经第14天B超测到最大卵泡18~19mm，并肌内注射人绒毛膜性腺激素（HCG）6000单位，2天后取卵13枚，配对成10枚冻胚，待做胚胎移植。昨起自觉恶心腹胀不舒，平卧后心悸胸闷，去医院就诊做B超，提示腹腔内腹水1900ml，医生嘱回家休息观察，多吃高蛋白食物，今来我处要求中药治疗。刻下：精神委顿，面色萎黄，自觉下腹膨隆，胃腹胀满恶心欲吐，食纳不佳，大小便量少，苔厚腻，脉细弦数。

月经史：14岁，4~5/30，末次月经3月7日—3月10日，量中色红无血块，无痛经。

生育史：0-0-0-0。

体格检查：腹部膨隆，触及腹部囊性波动感。

中医诊断：水鼓胀。

西医诊断：卵巢过度刺激综合征。

病机：脾肾两虚，脾失健运，脾胃不和，水湿不化，痰饮停于胃腹，肝失疏泄，湿郁气滞。

治则：健脾利水逐水，疏肝行气活血。

方药：苍术9g，白术12g，茯苓12g，猪苓15g，车前子（包煎）9g，藿香（后下）9g，佩兰（后下）9g，厚朴6g，淡竹叶12g，桂枝6g，桔梗6g，桑白皮12g，陈葫芦30g，陈皮9g，大腹皮9g，槟榔9g，柴胡9g，枳壳6g，路路通9g，丹皮12g，丹参12g，黑白丑粉（冲服）3g。

医嘱：①每天测基础体温；②低盐高蛋白饮食；③有胸闷气促时及时就诊。

二诊：2012年4月2日。

服药3天即感腹胀明显好转，尿量增多，已能平卧如常。月经今日来潮，量少色红夹有血块，无腹痛腹胀，胃纳正常，苔薄黄腻，脉洪数。

实验室检查: D-二聚体1.54μg/ml,血小板347.8×10⁹/L,凝血酶原活动度127%,复查B超提示: 子宫47mm×45mm×30mm,左卵巢28mm×23mm,右卵巢36mm×20mm,腹水完全消失,仅子宫直肠窝少量积液18mm×12mm。

治则: 活血化瘀,行气利水除湿。

方药: 当归9g,川芎6g,红花9g,益母草15g,桃仁9g,川牛膝12g,泽兰9g,泽泻9g,丹参12g,通草9g,橘叶9g,橘核9g,白术12g,猪苓12g,茯苓12g,桂枝6g,淡竹叶12g,桔梗6g,陈葫芦30g,陈皮9g,大腹皮9g,桑白皮12g,黑丑粉(吞服)3g,白丑粉(冲服)3g。

三诊: 2012年4月9日。

服药后二周后腹胀胃胀完全好转,无恶心,胃纳渐佳,自觉腹部平坦,稍有乳胀,二便正常。舌黯,脉细弦。

治则: 化痰燥湿,理气活血。

方药: 当归12g,川芎6g,香附12g,鸡血藤15g,丹皮12g,丹参12g,猪苓12g,茯苓12g,淡竹叶12g,通草9g,陈皮9g,大腹皮9g,桑白皮12g,柴胡9g,赤芍9g,白芍9g,苍术9g,白术9g,姜半夏9g,菟丝子12g,杜仲12g,泽兰9g,泽泻9g,桃仁10g。

病案分析

病机分析: 卵巢过度刺激综合征(OHSS)是使用促排卵药物引起的一种医源性疾病,中医无此病名,从其症状来看,应归鼓胀、痰饮之属。患者原来月经正常,基础体温双相正常,血生殖内分泌激素值正常,为了有更多的卵泡以增加胚胎移植机会,不是依据病人的具体情况用药,而是千篇一律用药,相对正常的患者来说则用药剂量过大,伤及了脾、肾。脾主运化,脾虚不能制水,水湿壅盛,湿壅积聚为痰,痰饮停滞于胃腹,并影响肝之疏泄,脾虚湿郁加上肝郁气滞,气机不畅,故见胃腹胀满、胸闷、心悸不舒之症。肾主水液,维持体内水液之平衡,肾虚可加重水湿之内聚,今患者水湿内聚为主,当务之急应健脾行水逐水为重,在健脾行水逐水中加入疏肝行气活血之品,来达到消除腹水的目的。

用药分析: 本病属于本虚标实之症,故在用药上可分为三个阶段,一诊中水湿痰饮刚起,来势较急,本着急则治其标的原则,利水除湿,理气化痰活血为主,先予攻邪,方用五皮散加五皮饮合胃苓散加减,方中茯苓、猪苓甘淡入肺健脾利水渗湿而通膀胱;泽泻甘咸入肾、膀胱,同利水道为臣;益土所以制水,故以白术苦温健脾祛湿;膀胱者津液藏焉,气化则能出焉,故以桂枝辛温通阳,引入膀胱以助膀胱气化,使湿热之邪,皆从小便而出也。陈皮、大腹皮理气以消胀满,理气以燥湿。藿香、佩兰、厚朴行气化湿,车前子、淡竹叶、陈葫芦健脾利尿消肿,桔梗上行开肺气,通利水道,黑白丑为峻下药品,其逐水力强,尤其是胸腹之水,但因其有毒故研粉吞服时应注意剂量,尽量少用,常配合白术、大腹皮、桑白皮、陈葫芦、陈皮等疗效更佳。槟榔下气行水破滞,除瘴醒脾,柴胡、枳壳疏肝理气,酌加丹皮、丹参、路路通活血祛瘀通络。

二诊时腹水已退,患者凝血功能检查D-二聚体,血小板升高,符合OHSS的病理机制为高凝状态,又正值经期,故治则以活血化瘀通经为主,兼行气利水除湿,以防水湿再盛,腹水再起,故仍需继续用健脾利水之品以巩固疗效。方中当归、川芎养血活血,红花、益母草、桃仁、川牛膝、泽兰、丹参、通草活血化瘀,橘叶、橘核理气化痰。

三诊时患者主诉症状已消失,故缓则治其本,方中当归、川芎、白芍、香附、鸡血藤理气养血,泽兰、丹参、通草活血祛瘀,丹皮、赤芍、桃仁清热祛瘀,白术、茯苓、猪苓健脾利水,陈皮、大腹皮、苍术、姜半夏理气化湿消胀满,桑白皮、淡竹叶、泽泻利水消肿,在化湿活血基础上加补肾之品菟丝子、杜仲,以期日后胚胎移植时增加受孕机会。

验案忠告: 随着生育观念的改变和医疗技术的进展,促排卵药物在临床中使用越来越广泛,而不规范使用促排卵药物容易导致严重的临床后果。OHSS就是其严重并发症中的一种,它的诱因为超促排卵加上大剂量HCG的使用之后,损伤脾肾,脾虚失健运,水湿壅盛,临床表现有胸腹水、恶心、呕吐、腹胀、卵巢增大、血液浓缩,严重时引起电解质紊乱、肾功能损害,甚至危及生命。若治疗中发生需立即住院急救。本案急则治其表,先健脾利湿逐水,待水湿腹水已消除后再治其本,应分阶段分别健脾补肾、活血行水。

（张　琼）

月 经 病 案

▌▌▌ 崩漏(功能失调性子宫出血) ▌▌▌

王某,女,38岁。

初诊:2014年8月12日。

主诉:反复阴道不规则出血1年余。

现病史:患者2013年6月起月经紊乱,时有淋漓10~30天方净,前次月经5月12日—6月12日,量少淋漓。末次月经6月23日,量少,受冷后出血量增,至今未净,腰酸乏力,自服"独一味"2瓶血量未见明显减少。2009年甲状腺癌手术史,现口服优甲乐1粒/天。2014年7月2日血检LH 8.36IU/L,FSH 6.09IU/L,E₂ 305pg/ml,P 1.19nmol/L,T 2.64nmol/L↑。2014年7月25日B超:子宫大小46mm×36mm×42mm,内膜7mm,ROV 34mm×19mm,LOV 30mm×21mm,双卵巢内见多个小卵泡。苔薄,脉细。

刻下:胃纳可,二便调,夜寐安。

月经史:13岁初潮,7/30~60,去年起月经紊乱(详见现病史),末次月经6月23日,至今未净。

婚育史:离异5年,0-0-3-0,5年前末次人流。

中医诊断:崩漏。

西医诊断:功能失调性子宫出血。

病机:肾-天癸-冲任-胞宫轴失调,脾虚不能摄血,肾虚封藏失司,冲任不固,不能制约经血,子宫藏泻失常,发为崩漏。

治则:温肾健脾,益气摄血,固冲止血。

方药:党参15g,黄芪15g,龟板18g,鹿角胶9g,炒荆芥9g,艾叶

6g,阿胶9g,大蓟12g,小蓟12g,炒地榆15g,仙鹤草12g,紫花地丁30g,鹿衔草15g,失笑散(包煎)18g,五倍子6g,五味子6g,赤石脂15g,蒲公英30g。

医嘱:忌食生冷、辛辣之物。

二诊:2014年8月19日。

药后3剂血止。刻下:头晕,纳差,耳鸣,无烦躁,大便溏薄,一日3行,苔薄质淡,脉细。

治则:补肾填精,健脾益气。

方药:党参12g,黄芪15g,熟地12g,枸杞子12g,桑椹子12g,女贞子12g,煅龙牡(先煎)各30g,乌贼骨12g,艾叶6g,阿胶9g,茜草6g,炒白扁豆12g,怀山药15g,肉豆蔻(后下)12g,龟板18g,鹿角胶9g。

以后用归脾汤、八珍汤、龟鹿二仙汤等方随症加减,随访3个月,精神转佳,月经尚属正常。

病案分析

病机分析:崩漏为病,主要归因为虚、热、瘀,虚者多为脾虚、肾虚,治疗以"急则治其标,缓则治其本"为原则,灵活运用塞流、澄源、复旧治崩三法,出血期以塞流、澄源为主,血止后予以复旧,兼以澄源。该患者阴道出血淋漓日久,量少,乃中气不足,脾虚不能摄血,肾虚封藏失职,冲任不固,而见漏下;脾虚气弱,肾阳亏虚,失于温煦,则见畏寒腰酸。李教授分析其病因病机为脾肾两虚,治以中药健脾温肾,益气摄血,固冲止血。

用药分析:方中党参、黄芪健脾益气以化血;龟板滋阴潜阳,益肾固精,养血止血,鹿角胶温补肝肾,益精止血,两药配伍,一阴一阳,任督同调,阴阳并补;大蓟、小蓟相伍凉血止血散瘀;仙鹤草凉血止血;赤石脂、荆芥炭、地榆炭收敛止血;失笑散化瘀止血;阿胶补血止血;艾叶温经止血,入于大队凉血止血药中防其寒凉太过而留瘀,《名医别录》云"可作煎,止……妇人漏血";五倍子、五味子酸涩以止血,酸甘以生津;鹿衔草归肝肾经,可与众止血药同用而止血,治疗月经过多、崩漏等妇人下血证;因虑及漏下日久,恐邪气流连而至炎症感染,故予蒲公英、紫花地丁清热解毒。诸药配伍,共奏温肾健脾止血之效。

患者服上药3剂后即血止,复诊时李教授再以补肾填精,健脾益气,巩固疗效。

验案忠告:《傅青主女科》曰"止崩之药不可独用,必须于补阴之中行止崩之法",创制固本止崩汤、逐瘀止血汤为后世常用。《丹溪心法附余》还提出治崩三法,为后世医家所推崇。故出血期宜止血为先,治以塞流、澄源并举,血止后则固本善后,以复旧为主,根据不同年龄阶段选择不同治法,恢复或建立正常的月经周期,或恢复排卵功能,治以补肾、健脾、疏肝,三经同调。青春期患者以补肾为主,肾气充盛,则生机勃勃,天癸充足;生育期则肝脾肾同调以治本,恢复天癸-冲任-胞宫轴,使之易于受孕;更年期患者则主要解决因崩漏导致的体虚贫血、防止复发及预防恶变。该患者处于生育年龄,月经紊乱1年,故以建立规律的月经周期为主,出血期李教授先急予止血,血止后则予补肾益精,健脾益气,巩固疗效,同时以期经水按时而下。崩漏出血还应做些必要的检查,进行鉴别诊断,可以测定基础体温,以判断是有排卵性还是无排卵性;查血常规,以排除血液病变;B超检查,以排除子宫肌瘤;诊断性刮宫,排除子宫内膜病变等。

(徐莲薇)

▌▌▌ 崩漏(9个月不止) ▌▌▌

李某,女,36岁。

初诊:2014年8月1日。

主诉:月经失调9个月余。

现病史:自去年11月份起突发崩漏,时多时少至今未净。先后服妇康片、妈富隆等均未见效。垂体摄片,蝶鞍增大,疑有腺瘤,服过溴隐停,但经血依然多少不定。自今年4月至今服达英-35每日1片,已达4个月之久。刻下:经血仍未停止。面色不华,精神委顿,头晕目眩,久病心烦,行动气馁。苔薄,脉细。

月经史:既往月经正常,自去年11月份起突发月经失调。

中医诊断:崩漏

西医诊断:功能失调性子宫出血。

病机:气血两虚、冲任二脉功能失调;瘀阻胞宫而致崩漏。

治则:柔肝益肾,健脾益气止血。

方药:党参12g,黄芪12g,白术12g,白芍12g,寄生12g,生地12g,熟地12g,煅龙骨(先煎)30g,煅牡蛎(先煎)30g,炒地榆15g,乌贼骨15g,生茜草6g,艾叶6g,阿胶9g,炒蒲黄(包)12g,岗稔根15g,仙鹤草15g,龟板18g,鹿角胶9g,莲房炭12g。

二诊:2014年8月15日。

药后经血减少,色红转褐色;经量较前明显减少,但未净。8月15日B超示:内膜5mm。苔薄,脉细。

治则:健脾益肾,敛阴止血。

方药:上方加墓头回24g。

三诊:2014年8月20日。

服上药2天,阴道出血完全止,黄色白带亦渐减少,偶有头晕,护垫已不用,苔薄,脉细。再予健脾补肾方药巩固疗效。

病案分析

病机分析:崩漏以阴道出血为其主要表现。来势急,出血量多的称崩;出血量少或淋漓不断的称漏。多见于青春期、更年期妇女。崩漏是妇女月经病中较为严重复杂的一个症状。朱丹溪曰:"崩下,由脏腑伤损,冲任二脉血气俱虚故也。治当大补气血,升举脾胃之气,微加镇坠心火之药,补阴泻阳而崩自止。"本案患者经血非时而下,淋漓不断,竟达9个多月之久,平时头晕耳鸣,腰酸膝软,手足心热,颧赤唇红,该由肾阴不足,虚火内烁,热伏冲任,迫血妄行;加之肝脾不和,中气虚陷,冲任不固,血失统摄,经乱无期,治当滋肾养脾,疏肝敛阴,益气补中,固冲止血。

用药分析:崩漏治疗应根据病情的缓急轻重、出血的久暂,采用"急则治其标,缓则治其本"的原则,患者曾先后服妇康片、妈富隆、达英-35,造成药物间相互抵牾,内分泌紊乱。中医认为,本病应灵活运用塞流、澄源、复旧三法。针对引起崩漏的具体原因,采用补肾、健脾、清肝、化瘀等法,使崩漏得到根本上的治疗。"经水出诸肾",肾气盛,月事才能以时下,对青春期、育龄期的虚证患者,补肾调经则更为重要。本案中党参、黄芪健脾益气;寄生、生地、熟地、白术、白芍柔肝益肾,敛阴养营;其余炒地榆、炒蒲黄诸药凉血收涩,祛瘀止血;乌贼骨、茜草是李教授常用药对,能通能止,补肾益精,行血止血。2周后阴道出血停止,黄色白带亦渐减少,偶有头晕。在此基础上,调理脾胃,温养冲任,补肾调经,使长达9个月顽症,一朝病愈。

验案忠告:①崩漏期间,应禁食辣椒、胡椒、大蒜、葱、姜、油炸辣蚕豆、炸油条等辛辣燥热刺激的食物;禁食冰汽水、冰西瓜、冰果汁等生冷寒凉的食物;严禁喝烈酒和浓茶。②注意身体保健。要增加营养,多吃含蛋白质丰富的食物以及蔬菜和水果。在生活上劳逸结合,不参加重体力劳动和剧烈运动,勿熬夜,睡眠要充足,精神愉快,不要在思想上产生不必要的压力。这对功血崩漏的防治很有效。③血止后要加强随访,观察预后,恢复卵巢功能,调节月经周期。

(马毓俊)

▍▍ 漏下(子宫憩室) ▍▍

杨某,女,30岁。

初诊:2014年7月21日。

主诉:剖宫产术后6个月,阴道不规则出血2个月。

现病史: 患者于2014年1月2日因足月臀位行剖宫产术,手术顺利,术中出血不多,术后给予常规应用抗生素治疗,腹部伤口愈合好。产后哺乳3个月后因乳汁量少改为人工喂养。患者于2个月前无明显诱因月经干净后又出现阴道少量出血,呈咖啡色,量少,持续5天左右,并伴有腰痛,一直以为是排卵期出血,经消炎止血中成药物治疗均无效果。今在曙光医院阴超示: 子宫形态规则,大小正常,宫壁回声均匀,内膜线居中,厚8mm,双侧卵巢正常大小,宫腔内凸向浆膜层的楔形缺损,内有积液,11mm×5mm,一端楔入肌层内,一端与宫腔相通。诊断为剖宫产后子宫切口憩室,建议宫腔镜手术治疗。患者拒绝手术要求中医治疗。刻下: 阴道少量出血已近2周,色淡红,伴气短神疲,面色㿠白,畏寒肢冷,舌质淡红苔薄,脉沉细。

月经史: 14岁初潮,5/30~35,末次月经7月8日,量少,色淡红。

婚育史: 已婚,1-0-1-1,剖宫产术后6个月。

中医诊断: 漏下。

西医诊断: 子宫憩室。

病机: 素体脾肾两虚,气血虚弱,产后余血未净而致瘀血内阻,旧血不去,新血难安,发为漏下。

治则: 健脾补肾,养血止血,佐以祛瘀生新。

方药: 党参12g,黄芪12g,白术12g,生地12g,熟地12g,菟丝子12g,紫石英(先煎)15g,怀山药12g,香附炭9g,鸡血藤15g,川芎6g,续断9g,生茜草6g,乌贼骨15g,煅龙牡(先煎)各30g,阿胶(烊冲)9g,艾叶6g,失笑散(包煎)9g。

医嘱: ①忌食生冷辛辣油腻之品;②注意休息保暖,避免过度操劳。

二诊: 2014年8月4日。

服药2周后,阴道出血已经干净1周,白带稍黄色,伴腰酸乳胀,舌质黯红苔白腻,脉弦滑。

治则: 活血化瘀,调经止血。

方药:三棱9g,莪术9g,地鳖虫12g,路路通9g,淫羊藿15g,肉苁蓉12g,菟丝子12g,巴戟天12g,党参12g,黄芪12g,鹿角片9g,鸡血藤15g,香附9g,益母草15g,水蛭9g。

此后以健脾补肾、养血止血之方与活血化瘀、调经止血之方交替治疗,如此治疗3个月,每月月经7~8天净,量中等,周期30天左右,10月17日经净2天后复查阴超:子宫肌层积液7mm×2mm,较前大有缩小。

病案分析

病机分析:憩室是指腔隙样脏器的黏膜向壁层外突出的局限性扩张或囊样突出,常见于消化道,子宫肌层较消化道肌层厚,不易产生内膜向肌壁外突出,但当肌层受损愈合不良时,可出现腔隙,形成憩室。位于子宫峡部前壁憩室多与剖宫产术有关,术时切口撕裂、切口对合不良、手术缝合粗糙造成切口缺血、切口出血等原因形成一薄弱处,导致子宫内膜及肌层呈疝状逐渐向外突出,形成憩室。子宫切口憩室处子宫内膜周期性剥脱后,创面为切口瘢痕,血运较差,内膜创面修复较慢和较差,故经期延长、淋漓不净。

中医尚无此病名,根据其经期延长,时来时止,时多时少,久漏不止的症状可归为崩漏中的漏下。"漏下"首见于《金匮要略·妇人杂病脉证并治》:"妇人有漏下者,有半产后因续下血都不绝者"。而《诸病源候论》首次简要概括了漏下的病名含义,如《诸病源候论·妇人杂病候·漏下候》云:"非时而下,淋漓不断谓之漏下"。患者素体脾肾两虚,气血虚弱,产后余血未净而致瘀血内阻,旧血不去,新血难安,发为漏下。因日久出血不止,当下益气养血止血为主,佐以祛瘀生新。

用药分析:一诊时正值经期延长已近2周,故先以止血为要,方中党参、黄芪、白术、怀山药益气健脾、固冲摄血;生地、熟地、鸡血藤、川芎养血活血;菟丝子、紫石英、续断、香附温肾止血;生茜草化瘀止血;艾叶、阿胶温经止血;乌贼骨、煅龙骨、煅牡蛎涩血止血。二诊时正值月经将至,有乳胀舌紫黯等淤滞证象,故以加强活血化瘀,以期憩室积液消散,方中仍以党参、黄芪健脾补气;淫羊藿、肉苁蓉、菟丝子、巴戟天、鹿角片补肝肾养精血;三棱、莪术、地鳖虫、水蛭活血破瘀;路路通、鸡血藤、香附、益母草化瘀生新。二方以不同时段采用不同治法,更抓住本病肾虚为主的主要病机,始终不忘补肾治本调经。

验案忠告:由于目前剖宫产指征较为宽松,剖宫产已广泛应用于临床,因而出现子宫憩室的几率大大增加,临床报道也屡见不鲜。所以应严格掌握剖宫产指征,减少剖宫产率,改进缝合技巧,是预防憩室的有效措施。当有憩室形成并出现经期延长,淋漓不净时中药"塞流、澄源、复旧"仍为治疗大法,宜根据经后期健脾补肾养血止血治标,经前期化瘀止血以期减小子宫憩室处积液,持续用药,终见成效,也避免了手术带来的痛苦和风险。如果阴道持续出血不止,患者又有剖宫产史,应行超声或宫腔镜检查以助诊断。

(张 琼)

▌▌▌ 漏 下 ▌▌▌

陈某,女,30岁。

初诊:2013年2月12日。

主诉:剖宫产后半年,阴道出血淋漓不净3个月。

现病史:2012年8月8日在苏州剖宫产,恶露半月干净。产后体弱奶水稀少,哺乳半月后停止。产后2个月转经,7天干净,经净10天后阴道少量出血,淋漓至今,口服消炎止血药无效,2013年1月12日外院B超:子宫54mm×34mm×44mm,子宫内膜9.8mm,右卵巢20mm×15mm,左卵巢29mm×17mm。血HCG 0.72IU/L。1月12日起口服孕激素10天,出血仍不止。刻下:少量出血,色淡,时有小血块,气短神疲,外阴血腥味,胃纳尚可,二便如常。苔薄质淡,边有齿痕,脉细弱。

月经史:13岁初潮,6~7/28~32,末次月经2012年10月16—10月22日,11月1日起阴道出血至今未净。

生育史:1-0-2-1。

中医诊断:漏下。

西医诊断:功能失调性子宫出血。

病机:气虚血亏,冲任不固,瘀血内阻,新血不归。

治则:益气养血,去瘀生新,固摄冲任。

方药:党参12g,黄芪12g,阿胶9g,仙鹤草12g,岗稔根12g,炒槐花12g,炒荆芥12g,大蓟12g,小蓟12g,煅龙骨(先煎)30g,煅牡蛎(先煎)30g,赤石脂12g,制大黄(后下)12g,益母草12g,失笑散(包煎)12g,石榴皮12g,蒲公英30g。

医嘱:①监测基础体温;②注意卫生,阴道出血未净禁房事;③饮食清淡,忌生冷刺激之物。

二诊:2013年2月26日。

药后阴道出血止,现已干净5天,基础体温单相,带下量多,色淡质稀,畏寒肢冷,腰骶酸痛,苔薄,脉细弦。

治则:补肾调冲,养血调经。

方药:生地12g,熟地12g,怀山药12g,茯苓12g,山萸肉9g,黄精12g,石楠叶12g,当归9g,川芎6g,乌贼骨15g,生茜草6g,淫羊藿30g,龟板18g,鹿角胶9g。

医嘱:继续监测基础体温。

根据上述用药加减出入治疗3个月,患者基础体温双相,月经规则,再无崩漏发生,诸症缓解,精神面貌焕然一新。

病案分析

病机分析:患者孕期聚血养胎,气血已有损亏,分娩时剖宫产子又耗伤气血,以致气虚统摄无权,冲任失固,不能制其经脉,血非时而下,淋漓而不断;同时气随血不断"漏"失,致中气虚弱,故气短神疲;久漏不净,必有残瘀滞留,故下血色黯,时有血块,而离经之血又可滞而成瘀,形成新的致病因素,以致崩漏经久不愈;残瘀积滞,日久化热,流注下焦,故见阴部腥臭;"乳汁为气血所化","乳汁资于冲任"现气血虚弱、冲任不足,无以化乳,故奶水稀少。

用药分析:初诊漏下不止,损血耗气,日久气血俱虚,故用党参、黄芪大补气血,扶正固摄;仙鹤草、岗稔根补虚养血止血;阿胶,血肉有情之品,入血而兼具补血止血之效,标本兼顾;炒槐花、大蓟、小蓟、炒荆芥、煅龙骨、煅牡蛎、赤石脂固涩止血;石榴皮收涩止血;益母草、失笑散、制大黄活血化瘀,瘀去新血归,则血自止矣;蒲公英清热解毒,防邪"乘虚而入"。二诊血虽已止,但百脉空虚,冲任不固,胞宫藏泄之责未稳。要想稳固前阶段的疗效,必需补肾填精、养血调冲。故选用龟、鹿补以精气神;以六味地黄丸合四物汤益气补肾,养血调冲;乌贼骨、生茜草补精生血,行血通络;黄精益肾填精;石楠叶、淫羊藿温肾助阳,恢复排卵,促使月经规律。

验案忠告:①针对本患者产后多虚多瘀的特点,治疗时既要补虚扶正又要活血生新,两者必须兼顾。②出血日久,在瘀祛的同时,可以适当加用石榴皮等收敛止血药物固涩止血,避免病情迁延。③"塞流"之后要澄其源,制定进一步的"复旧"之法,固本善后,才是巩固疗效、预防复发之上策。经水之病本在肾,故总宜益肾固冲调经。本固血充则经水自调。

(陈 霞)

经间期出血(排卵期出血)

杨某,女,28岁,未婚。

初诊:2013年8月24日。

主诉:痛经10年,期中出血半年。

现病史: 18岁起痛经剧,需卧床休息,痛甚常服止痛片方止。半年来一直有期中出血,约7天净,有时甚至半月方净。此次月经净后3天,又淋漓出血7天,腹冷喜暖。苔薄,脉细。2013年7月22日月经第15天测血生殖内分泌: LH 2.85U/L、FSH 3.2U/L、E_2 75pmol/L、T 21.8nmol/L、P 0.41nmol/L、PRL 31.19mIU/L。2012年6月16日外院B超: 子宫47mm×40mm×38mm,内膜12mm,ROV 27mm×25mm×24mm。

月经史: 15岁初潮,7/32,末次月经8月4日—8月10日,量多,色红,夹血块,痛经剧。

中医诊断: 经间期出血。

西医诊断: 排卵期出血。

病机: 素体肾虚,冲任失养,胞宫虚寒,气血失调,血不归经。

治则: 补肾温阳,益冲调经。

方药: 熟地12g,菟丝子15g,肉苁蓉15g,枸杞子15g,鸡血藤12g,黄芪12g,香附9g,紫石英(先煎)15g,胡芦巴12g,巴戟天12g,桂枝6g,小茴香6g,补骨脂12g,石楠叶12g。

医嘱: ①测BBT; ②注意保暖; ③勿食生冷; ④注意休息,勿熬夜。

二诊: 2013年9月7日。

末次月经9月4日,至今未净,量多夹血块,痛经减轻,腹冷甚,既往期中出血,为预防期中出血,故提前用药。苔薄,脉细。

治测: 补益肝肾,养血调经,固涩止血。

方药: 当归9g,川芎6g,生地12g,熟地12g,鸡血藤12g,香附12g,怀山药12g,淫羊藿15g,乌贼骨15g,煅龙牡(先煎)各30g,炒荆芥9g,柴胡9g,黄精12g,石楠叶12g。

医嘱: ①测BBT; ②忌食生冷; ③勿做剧烈运动。

三诊: 2013年9月21日。

月经9月4日—9月11日,该月期中出血已止,无乳胀,带下少,基础体温呈缓形上升,目前无特殊不舒。苔薄,脉细。

治则: 补肾养血, 温经益冲。

方药: 熟地12g, 菟丝子12g, 枸杞子12g, 淫羊藿15g, 当归9g, 川芎6g, 香附12g, 黄芪12g, 胡芦巴12g, 补骨脂12g, 小茴香6g, 桂枝6g, 鹿角片9g。

四诊: 2013年9月27日。

目前无特殊, 因经行量多, 痛经剧, 为治未病要求提前用药, 苔薄, 脉细。

方药: 当归9g, 川芎6g, 熟地12g, 香附12g, 鸡血藤12g, 附子(先煎)9g, 紫石英(先煎)12g, 桂枝6g, 延胡12g, 艾叶6g, 阿胶9g, 白芷9g, 羌活9g, 独活9g, 小茴香6g。

患者服药后痛经明显减轻, 以后根据上述止药依照月经之周期的不同阶段, 依据上述药味随症加减变化, 共治疗2个周期, 期中出血已愈, 随访3个周期均正常, 无期中出血, 痛经亦基本治愈。

病案分析

病机分析: 患者未婚, 每月期中出血, 中医虽无该病名, 但依其症状属中医所指的室女"月经失调"之范畴。经行量多夹血块, 痛经剧, 腹冷喜暖, 胞宫虚寒之证, 病程日久已达10年。患者素体肾虚, 肾藏精, 先天之精禀受于父母, 肾虚精少, 冲任失于濡养, 复因胞宫虚寒, 气血失调, 胞宫失养, 血不归经, 故致期中出血, 痛经频作, 治疗应拟补肾温阳, 益冲调经为大法。

用药分析: 治疗主要用经验方"助黄汤"(菟丝子、枸杞子、肉苁蓉、熟地、淫羊藿、红花、难血藤、香附、肉桂等)加减为主方, 起到补肾疏肝, 活血调经的作用。该方主要应用于黄体功能不全、排卵障碍、卵泡发育不良及黄素化卵泡不破裂综合征、期中出血、月经不调等病证。又因胞宫虚寒, 故一诊中加用紫石英、艾叶、小茴香、胡芦巴、补骨脂等一派温补肾阳、暖宫温经逐寒之品, 加重渐补之力; 石楠叶既补益肝肾又祛风活血止痛。二诊中以经验方"调经方"(当归、川芎、生地、熟地、香附、鸡血藤、党参、白术、白芍等)起养血调经作用, 因一直有期中出血, "治未病", 为防止期中出血故加用乌贼骨、生茜草、仙鹤草、大蓟、小蓟、煅龙骨、煅牡蛎、炒荆芥等固涩止血药,炒荆芥走血分祛血中之瘀。柴胡疏肝解郁,升阳举陷,与止血药同用,对期中出血有异曲同工之妙。石楠叶、黄精常配伍应用,滋养肝肾,益精生血。四诊因经水将行,经行量多伴痛经,以经验方"温经止痛方"(当归、川芎、熟地、附子、桂枝、香附、紫石英、小茴香、白芷等)加减,起到温经散寒、活血止痛作用。方中加艾叶、阿胶渐经补血止血;羌活、独活祛风温经止痛,临床观察应用于痛经畏寒腹痛喜暖者,与艾叶、小茴香配伍收效尤显。

验案忠告:期中出血,临床上是常见病,尤其是黄体功能不全,排卵障碍者又常见之,多因雌、孕激素分泌不协调所致,即中医所讲的月周期的阴阳转换期,常在"氤氲"之候的"的候"时,就是平时所称的"排卵期",这时对不孕症患者来讲应是最佳的受孕期,但由于期中出血又不可以同房,这就错过过了最佳机遇,所以应积极治愈期中出血。再者,室女"期中出血"多为肾亏、藏精不固所致,治疗以养为主。婚后女性期中出血,多为肾气、冲任损伤所致,治疗以调为重。本案之治疗按照月经周期的规律,还加用固涩止血药以防期中出血。经水将行时以温经止痛方为基础方,并随症加减治之。如此治疗每多奏效。

(李祥云)

▌▌▌ 月经先后不定期(卵巢储备功能下降) ▌▌▌

朱某,女性,35岁。

初诊:2013年2月24日。

主诉:月经先后不定期2年。

现病史:患者近2年因工作忙碌,出现月经先后不定期,经期或长或短,月经量少,色黯,血块少。平素白带色白量中,无腥臭味。2012年10月16日于外院查(月经第3天)LH 8.09mIU/ml, FSH 30.3mIU/ml, E_2 22.95pg/ml, PRL 8.62ng/ml, T 0.17ng/ml。刻下：神疲乏力，轰热偶有，二便调畅，夜寐安。舌黯苔薄，脉濡。

月经史：14岁,5/32,近2年1~10/21~63,量少(约为原来的1/3~2/3),色黯,无痛经史,无乳房胀痛史,末次月经2月17日—2月19日。

生育史：1-0-1-1。

中医诊断：月经先后不定期。

西医诊断：月经失调(卵巢储备功能下降)。

病机：操劳思虑,作息紊乱,耗伤肾气,天癸不足,胞宫失于濡养,血海蓄溢失常,经水不能以时下,而致月经先后不定期。

治则：补肾气,益精血。

方药：红花9g,香附12g,当归9g,肉桂(后下)3g,鸡血藤15g,枸杞12g,熟地12g,肉苁蓉12g,菟丝子12g,龟板12g,鹿角片9g,首乌12g,石楠叶12g,紫河车粉(冲服)9g。

医嘱：①畅情志,舒解压力;②避免过劳、熬夜;③适时房事;④测基础体温。

二诊：2013年3月15日。

目前基础体温已上升3天,二便调畅,夜寐安,轰热症状有所缓解。苔薄,脉细弦。

治则：补肾填精,养血理气。

方药：香附12g,当归9g,肉桂(后下)3g,鸡血藤15g,枸杞12g,熟地12g,肉苁蓉12g,菟丝子12g,胡芦巴12g,巴戟天12g,龟板12g,鹿角片9g,枸杞12g,山萸肉9g,紫河车粉(冲服)9g。

三诊：2013年5月1日。

末次月经3月24日,量中,色偏黯,夹有血块,经行腰酸,无痛经,无乳胀。目前月经过期未行,基础体温单相,轰热汗出又作,神疲乏力,白带量少。舌黯,苔薄,脉细。

治则：补肾养血,活血通经。

方药：当归9g,川芎9g,香附12g,鸡血藤15g,丹皮12g,丹参

12g,赤芍9g,淫羊藿30g,胡芦巴12g,肉苁蓉9g,苏木9g,锁阳9g,地骨皮12g,黄柏9g,益母草30g,桃仁9g,红花9g,紫河车粉(冲服)9g。

四诊:2013年5月19日。

药后基础体温上升12天,于5月18日月经来潮,量多,色鲜红,有血块,无痛经,经前无乳胀。舌黯,苔薄,脉细。

治则:补肾填精,理气活血。

方药:当归9g,熟地12g,生地12g,川芎6g,香附12g,鸡血藤15g,菟丝子12g,白术12g,肉桂3g,肉苁蓉12g,胡芦巴12g,龟板12g,鹿角片9g,枸杞12g,山萸肉9g,紫河车粉(冲服)9g。

之后随症加减服药半年后,月经周期基本规则,经量渐复,经色鲜红。轰热汗出、疲劳乏力等症状均愈。2013年8月14日(月经第3天)复查血:LH 6.21mIU/ml, FSH 17.35mIU/ml, E_2 37.81pg/ml, PRL 11.23ng/ml, T 0.33ng/ml。

目前仍在随访治疗中。

病案分析

病机分析:患者过于劳累,劳则气耗,肾气受损。气血同根,精血同源,气虚则精亏血少。肾藏精,主生殖,肾中阴阳皆受损耗,天癸不荣,冲任失养,月事不能以时下。《傅青主女科》:"有年未至七七而经水先断者,人以为血枯闭也,谁知是心肝脾之气郁户。"肝既藏血,又主疏泄,且肝肾同源。另外经血为气血所化,五脏之中脾主运化,能够化生气血,为月经提供物质基础。据此李教授认为肝、脾、肾三脏功能正常,气血充足,冲任健旺,则月经调畅。故在治疗上李教授认为应以补肾为本,滋养精血,温养胞宫为治疗大法,同时配合疏肝理气,健脾养血等治疗方法。

用药分析:李教授认为该患者阴阳俱虚,故宜阴阳双补,补人之精、气、神三宝。方中枸杞、生地、熟地、菟丝子、首乌、龟板滋肾阴、益精血、补肝肾;紫河车粉、石楠叶、鹿角片、肉桂、肉苁蓉、胡芦巴、紫石英补肾温阳、暖胞宫。其中紫河车、龟板、鹿角片均为血肉有情之品,峻补精髓;三药合用正是李教授用药特色的体现。方中香附、白术、怀山药疏肝健脾；当归、鸡血藤、川芎、红花、苏木、川牛膝养血活血调经。全方阴阳兼顾，肾阴得养，肾阳得化，生殖之精充足，再配以理气活血之品，使补而不腻，共奏补肾益精，疏肝健脾之效。

验案忠告：卵巢储备功能下降常有经期、经量的改变，但易被忽视，待出现闭经时治疗就很被动。因此本病的早发现、早干预极为重要。随着现代生活节奏的加快，心理压力的增大以及日益恶化的生存环境等，女性应注意养成良好的生活方式：如加强锻炼，合理膳食，均衡营养，舒畅情志等，以避免该病的发生发展。

（岑 怡）

经期延长（卵巢功能减退）

杨某，女，36岁。

初诊：2013年8月20日。

主诉：月经紊乱，经水淋漓2年。

现病史：患者近2年来无明显诱因出现月经紊乱，26天~2个月一行，经水淋漓不尽。2012年8月于外院就诊，予中药口服治疗，月经转规律，后自行停药。今年起，月经又开始紊乱，每每提前，经水淋漓难净，经色淡黯，夹有血块，无腹痛，无腰酸。经前乳胀，伴压痛。末次月经2013年8月12日，至今未净。前次月经：2013年7月20日—7月24日。自述2013年4月1日体检B超：子宫内膜：13.5cm。7月22日上海龙华医院测性激素六项（月经第3天）：LH 6.64U/L，FSH 21.79U/L，E_2 28.91pmol/L，T 1.39nmol/L，P 3.66nmol/L，PRL 249.29nmol/L。平素性欲不佳，畏寒肢冷，腰酸，易感冒，带下少。纳一般，大便每日一行，不成形，小便可，夜寐安。刻下：乏力，面色不华，舌紫黯苔薄白，脉细。

月经史：12岁初潮，10/26天~2个月，色黯，夹有血块，无痛经，经前乳胀明显,末次月经8月12日。

生育史: 1-0-0-1,2009年剖宫产1子。

中医诊断: 经期延长。

西医诊断: 卵巢功能减退。

病机: 脾肾亏虚,冲任不固,血失统摄,故经期延长。

治则: 健脾补肾,固摄冲任。

方药: 白术9g,紫石英(先煎)15g,川楝子12g,怀山药12g,菟丝子12g,香附12g,鸡血藤15g,生熟12g,熟地12g,川芎6g,党参12g,黄芪12g,乌贼骨15g,生茜草6g,龟板18g,鹿角片9g,紫河车粉(冲服)9g,茯苓12g,炒白扁豆12g。

医嘱: ①每天监测基础体温; ②作息规律; ③注意保暖。

二诊: 2013年9月3日。

基础体温双相,已上升10天,自觉乳胀,上火,经水将行。末次月经8月12日—8月21日。易疲劳。苔薄白,脉细。

治则: 疏肝理气,活血通经。

方药: 熟地12g,牡丹皮12g,丹参12g,川楝子12g,川芎6g,延胡索12g,桃仁9g,红花9g,香附12g,泽兰9g,泽泻9g,益母草30g,川牛膝12g,橘叶9g,橘核9g,荔枝核12g,娑罗子12g,党参12g。

医嘱: ①测基础体温; ②注意保暖; ③作息规律。

三诊: 2013年10月26日。

月经10月16日,至今未尽,曾服宫血宁,效果不佳。量中,无血块,无腹痛,伴腰酸,乳胀,经前带下多。前次月经9月7日,上月基础体温高相14天,上升良好。苔薄,脉细小弦。

治则: 补肾健脾,调固冲任。

方药: 党参12g,黄芪12g,石楠叶12g,黄精12g,山茱萸9g,胡芦巴12g,锁阳12g,枸杞子12g,桑椹子12g,鸡血藤12g,大蓟12g,小蓟12g,炒地榆12g,鹿衔草15g,乌贼骨15g,生茜草6g,龟板18g,鹿角片9g,紫河车粉(冲服)9g。

医嘱: ①测基础体温; ②作息规律; ③忌生冷、刺激食物。

2013年11月2日复诊,自述服上方3剂,血止。

之后守前法周期治疗。2014年2月12日(月经第3天)本院复查性激素六项: LH 7.94U/L, FSH 5.25U/L, E_2 220.36pmol/L, T 1.76nmol/L, P 3.76nmol/L, PRL 147.2nmol/L。自觉性功能改善,月经能规律来潮。

病案分析

病机分析:患者月经周期紊乱,月经淋漓不尽,平素畏寒、肢冷,腰酸,性欲不佳,此为脾肾亏虚,冲任不固。脾主统血,脾虚,统摄无权,故月经淋漓难净;腰为肾之外府,肾虚故见腰酸。肾主藏精,精可化血,脾主运化,将水谷化生为精微,濡养周身,脾肾两虚,则精血不足,冲任失养,故而月经不调。血虚生寒,故见畏寒、肢冷。肾与肝为母子关系,肾虚则肝郁,肝失疏泄,表现为月经周期紊乱,乳房胀痛。综上,本病总以脾肾亏虚,肝失疏泄为病机,治疗上应健脾补肾,疏肝调经。

用药分析:初诊时正值经期第9天,月经淋漓难净,治疗以固摄冲任为重点,方以经验方调经汤合四乌鲗骨一藘茹丸为基本方,并加入龟板、鹿角片、紫河车等血肉有情之品,填精补血。其中龟板走任脉,鹿角片走督脉,一阴一阳,相互为用。二诊为经前期,治疗以疏肝通经为重点,方以桃红四物汤加减。三诊患者月经淋漓不净,腰酸明显,但从体温来看,已接近排卵期,故治疗以补肾健脾固经为重点,方用经验方助黄汤合龟鹿二仙汤加减。

验案忠告:患者临床主要表现为月经提前,淋漓难净,同时畏寒、肢冷、易感冒,腰酸,故治疗上抓住这一特点,整个治疗过程以健脾补肾,疏肝,调理冲任为主。初诊时FSH 21.79U/L,提示卵巢储备功能下降,故在药物选择上强调血肉有情之品,以增强补肾填精的效果,治疗半年余,FSH恢复至正常水平。

(周毅萍)

闭经肥胖（多囊卵巢综合征）

袁某,女,17岁。

初诊: 2012年11月2日。

主诉: 月经后期3年余。

现病史: 患者自初潮起即月经落后,常需用孕激素方能行经。体重增加,现达85kg,脱发严重。2011年于外院就诊,7月查B超子宫大小38mm×25mm×36mm,双卵巢多囊样改变;血内分泌检查: LH 11.18IU/ml, FSH 4.8IU/ml, E_2 145.5pmol/L, T 1.64nmol/L;诊断为多囊卵巢综合征,予达英-35口服6个月,补佳乐+黄体酮3个周期,目前已服补佳乐20天,黄体酮2天。刻下:测基础体温单相,胃纳可,夜寐安,二便调,形体肥胖。苔薄,脉细。

月经史: 13岁初潮,6~7/1~6个月,量少,色红,无血块,偶有痛经,无腰酸,无乳胀,末次月经10月9日—10月13日(药物撤退性出血)。

婚育史: 未婚,室女。

中医诊断: 闭经。

西医诊断: 多囊卵巢综合征。

病机: 先天禀赋不足,肾精未充,天癸匮乏,冲脉不盛,任脉不通,故月经延后甚至闭经;又素体肥胖,脾虚运化失常,生痰化湿,痰湿阻滞冲任,血行受阻,故而经闭。

治则: 补肾健脾,祛痰化湿,调理冲任。

方药: 当归9g,川芎4.5g,熟地12g,生地12g,鸡血藤12g,香附12g,淫羊藿15g,菟丝子12g,怀山药12g,川楝子12g,紫石英(先煎)12g,白芍9g,藿香(后下)9g,佩兰(后下)9g,首乌12g,石菖蒲12g,青礞石12g,薏苡仁12g,决明子9g,山栀子9g,柴胡9g,龙胆草6g,皂角刺12g。

医嘱: ①测基础体温;②注意饮食结构,少食油腻辛辣,忌食生冷;③运动减肥;④避免暴怒、过度紧张、压力过大。

二诊:2013年1月19日。

末次月经2012年12月28日—2013年1月1日(撤药出血),量中,色红,基础体温单相,腰酸,带下少,苔薄,脉细。

治则:补肾益精,活血促排。

方药:淫羊藿30g,菟丝子12g,肉苁蓉12g,熟地12g,枸杞子12g,鸡血藤15g,肉桂(后下)3g,当归9g,香附12g,红花9g,胡芦巴12g,杜仲12g,狗脊12g,石菖蒲12g,桔梗6g,丹参12g,丹皮12g。

三诊:2013年2月27日。

末次月经2月24日至今,自然行经,量中,色红,无血块,无痛经。1月29日(月经前)复查性激素:LH 13.36IU/L,FSH 5.26IU/L,E_2 187pg/ml,T 2.15nmol/L,P 2.88nmol/L,PRL 414.7mIU/L,LH/FSH>2.5。2月25日(月经第2天)血检:LH 10.58IU/L,FSH 3.39IU/L,E_2 18.35pg/ml,T 0.78nmol/L,P 1.59nmol/L,LH/FSH>2.5。2月25日B超:子宫45mm×26mm×35mm,内膜5mm,双卵巢呈多囊改变。苔薄白,脉细小弦。回顾患者激素治疗,口服达英-35 6个月,补佳乐+黄体酮3个月,目前已停用所有激素治疗1个月余。

治则:补肾益精,利湿化痰,清泻肝经湿热。

方药:当归9g,川芎4.5g,熟地12g,生地12g,鸡血藤12g,香附12g,淫羊藿15g,菟丝子12g,怀山药12g,川楝子12g,紫石英(先煎)12g,白芍9g,柴胡9g,龙胆草6g,皂角刺12g,石菖蒲12g,青礞石12g,车前子(包)9g,鳖甲12g,鹿角片9g,紫花地丁30g,象贝9g。

四诊:2013年3月13日。

末次月经2月24日,基础体温单相,余无殊,苔薄,脉细。

治则:补肾益精,利湿化痰,清泻肝经湿热。

方药:淫羊藿30g,菟丝子12g,肉苁蓉12g,熟地12g,枸杞子12g,鸡血藤15g,肉桂(后下)3g,当归9g,香附12g,红花9g,石菖蒲12g,青礞石12g,枳壳6g,桔梗6g,茯苓12g,桂枝6g,皂角刺12g,龙胆草6g,山栀子9g,鳖甲12g,鹿角片9g,山慈菇9g。

五诊：2013年7月19日。

后遵上法调理，近3个月来月经基本正常，自然行经已3个月经周期，基础体温可见双相。经行第二天血检：LH 10.2IU/L，FSH 4.27IU/L，E_2 103.1pg/ml，T 0.67nmol/L，P 1.84nmol/L。6月1日B超：子宫44mm×29mm×35mm，内膜7mm，左卵巢25mm×16mm，右卵巢32mm×25mm，内见数个小卵泡，大者10mm×12mm。末次月经7月3日—7月7日，前次月经5月31日—6月5日，量中，色黯，夹小血块，无痛经，腰酸，无乳胀，诉饮食正常，坚持锻炼，体重下降25kg，现为60kg。带下中，二便调，苔薄，脉细。

治则：补肾疏肝，活血化瘀，清热利湿。

方药：当归9g，川芎4.5g，熟地12g，生地12g，鸡血藤12g，香附12g，菟丝子12g，怀山药12g，川楝子12g，紫石英（先煎）12g，白芍9g，鳖甲12g，柴胡9g，龙胆草6g，石菖蒲12g，皂角刺12g，山栀子9g，象贝9g，鹿角片9g，青礞石12g，夏枯草12g，淫羊藿30g，桔梗6g，枳壳6g。

2014年1月随访，月经已基本正常，且测基础体温已呈正常双相，仍坚持锻炼，体重控制良好，患者送近照，身材姣好。

病案分析

病机分析：患者LH升高，LH/FSH＞2.5。结合其病史①月经稀发甚至停闭，行经量少；②子宫发育较小；③脱发；④肥胖；⑤B超双侧卵巢多囊表现，属于多囊卵巢综合征。从中医理论而言，《女科切要》认为"肥白妇人，经闭不通者，必是湿痰与脂膜壅塞之故也。"该患者年仅17岁，天癸至而未充，肾精、肾气不足，血海不能满溢，故经水落后而行；脾虚运化失司，痰湿内停，阻滞冲任。患者子宫发育不良，易脱发，亦为肾虚表现。李教授辨治认为该患者属脾肾两虚，痰湿内阻，冲任失调，故施以补肾健脾，祛痰化湿，调理冲任。后因患者面痤，肝火内炽，故三诊后加用清泻肝经湿热之品。

用药分析：本案治疗攻补兼施。初诊以四物汤养血活血调经；

合健脾益肾之药,佐以除湿之品。藿香、佩兰辛温化湿;石菖蒲开窍宁神,化湿除痰,《神农本草经》云"久服轻身";青礞石甘、咸,坠痰下气;薏苡仁健脾利水渗湿;山栀子泻火除烦,清热利湿,通行三焦;龙胆草清热燥湿,清泄肝火。全方共奏补益脾肾,祛痰化湿,兼以清泄肝火之效。

若是正值期中,但是基础体温单相,李教授施以助黄汤温肾助阳、活血化瘀。方中淫羊藿、菟丝子、肉苁蓉、肉桂、胡芦巴、杜仲、狗脊补肾温阳;熟地补血滋阴,补肾益精;枸杞子滋补肾阴;当归、香附、鸡血藤补血活血调经;红花、丹参、丹皮活血化瘀通经;石菖蒲化痰除湿;桔梗宽胸理气,提壶揭盖。

随后治疗,守方根据月经周期气血阴阳变化和随症加减调整处方。可在方中酌情加入鳖甲、鹿角片并补肾阴肾阳,促进排卵;黄精滋补肾阴;丹参、丹皮活血化瘀;皂角刺消肿托毒,助排卵;车前草利尿渗湿。

经过9个多月的坚持治疗,患者连续3个月经水顺利自然来潮,基础体温双相,E_2上升,性激素水平渐至正常,且子宫也发育,收获佳效。半年后随访,月经基本正常,体重减轻,体形亦恢复正常。

验案忠告:多囊卵巢综合征是一种发病多因性、临床表现多态性的内分泌疾病,西医多用避孕药调节月经周期,降低雄激素,调经后促排卵。本病案为青春期少女,暂无需促排卵,故调经为首要治则。患者痰浊瘀血交结,脉络受阻而经水闭止不行,故治疗以补肾化痰,调理气血为主,在经期加强活血通络,再加上运动减肥、控制饮食、降体重,治疗后取得了较明显的疗效。其表现有四:①体重变化:降低了25kg。②月经变化:由闭经,不用西药半年一行,至目前停用西药并自发行经,近3个月能自发排卵,周期基本正常。③生殖器官变化:子宫大小由初诊时的38mm×25mm×36mm至目前的44mm×29mm×35mm。

李教授认为闭经患者月经停闭时间不宜过久,必要时可适当加用西药激素治疗,以激发性腺轴活动及运转。该类患者应注意精神调摄,饮食适宜。需要注意,多囊卵巢综合征大多病程较长,治疗效果不尽如人意,更不可能短期治愈,但非不治之症,要树立信心,坚持治疗。

(徐莲薇　张　琼)

▌▌▌ 闭经(多囊卵巢综合征) ▌▌▌

潘某,女,17岁。

初诊: 2012年7月17日。

现病史: 月经稀发3年余。

既往史: 患者2009年因青霉素过敏,予激素治疗后月经稀发,1~6个月一转,量少。经中药治疗后,月经23天一行。2011年于英国求学,周期延至30~60天不定。末次月经7月16日(服安宫黄体酮)量偏少,色淡,前次月经2012年1月。2012年7月9日本院B超(月经第7天): 子宫40mm×38mm×37mm,内膜10mm,双卵巢多卵泡。2012年7月10日本院血内分泌(闭经7月)FSH 8.79IU/L, LH 17.2IU/L↑, E_2 23pg/ml, P 0.49nmol/L, PRL 15.76mIU/L, T 0.83nmol/L↑。近一年内体重增加9kg,过敏体质。刻下: 胃纳可,夜寐安,大便干,苔薄质微红。

月经史: 13岁初潮,6~7/30,量中等偏多,色红,无痛经。14岁起月经稀发(见现病史)。

婚育史: 室女。

中医诊断: 闭经。

西医诊断: 多囊卵巢综合征。

病机: 肾气不足,天癸尚未充盛之际,受药物影响,冲任失调,月经不能以时下;虽经治疗,肾气受损,再异地而居,扰乱冲任,血海不能按时满溢。

治则: 益气补肾, 养血调经。

方药: 当归9g, 川芎6g, 熟地12g, 生地12g, 鸡血藤12g, 香附12g, 淫羊藿15g, 菟丝子12g, 怀山药12g, 川楝子12g, 紫石英(先煎)12g, 白芍9g, 党参9g, 黄芪9g, 柴胡9g, 全瓜蒌12g, 火麻仁12g, 天花粉12g, 山栀子9g, 石菖蒲12g, 乌贼骨12g, 生茜草6g。

医嘱: ①注意生活饮食、运动, 控制体重; ②测BBT; ③忌油腻、甘甜之物。

二诊: 2012年7月31日。

末次月经7月16日, 撤退性出血。刻下: 无特殊, 大便偏干, 苔薄, 脉细。7月23日查糖耐量及胰岛素抵抗实验均正常。

治则: 益气补肾, 健脾化痰, 养血调经。

方药: 党参9g, 黄芪9g, 白芍9g, 白术9g, 茯苓9g, 桂枝6g, 皂角刺12g, 象贝9g, 天花粉12g, 全瓜蒌12g, 石斛12g, 煅瓦楞子(先煎)30g, 石菖蒲12g, 山栀子9g, 淫羊藿30g, 姜半夏9g, 火麻仁12g。

三诊: 2012年9月25日。

末次月经8月14日—8月17日, 9月4日点滴出血, 月经周期已准, 刻下基础体温上升3天, 便干。

治则: 益气补肾, 健脾化痰, 养血调经。

方药: 仙茅9g, 石菖蒲12g, 青礞石12g, 熟地12g, 生地12g, 皂角刺12g, 龟板18g, 鹿角片9g, 全瓜蒌12g, 肉苁蓉12g, 巴戟天12g, 当归9g, 川芎6g, 香附12g, 白术9g, 白芍9g, 淫羊藿15g, 天花粉12g, 姜半夏9g, 煅瓦楞子(先煎)30g。

四诊: 2012年12月25日。

末次月经10月12日, 前次月经9月1日, 现经闭2个月未行, 苔薄, 脉细。患者在英国留学, 中药时断时服, 故月经又出现紊乱, 近日回国。12月20日复查血内分泌LH 5.95IU/L, FSH 4.02IU/L, E2 49 pg/ml, T 0.53nmol/L, P 0.59nmol/L, DHEA 298.3nmol/24h。B超: 子宫大小33mm×33mm×28mm, EN 6mm, 双卵巢各见直径4~5mm的卵泡7~8个。

治则：温阳补肾,养血通经。

方药：当归9g,川芎4.5g,香附12g,附子(先煎)9g,桂枝6g,桃仁9g,红花9g,川楝子12g,丹皮9g,丹参12g,延胡12g,熟地黄12g,泽兰9g,泽泻9g,益母草30g,川牛膝12g,苏木9g,凌霄花9g,鬼箭羽12g,石见穿15g。

五诊：2013年1月4日。

末次月经2012年12月29日—2013年1月4日,量中,色红,夹血块,经前腹胀,腰酸,乳胀,带下无味,手足冷,上月基础体温高相8天,苔薄,脉细。

治则：温阳补肾,养血调经。

方药：淫羊藿30g,菟丝子12g,肉苁蓉12g,熟地12g,枸杞子12g,鸡血藤15g,当归9g,香附12g,红花9g,龟板18g,鹿角片9g,煅龙牡(先煎)各30g,石楠叶12g,黄精9g,附子(先煎)9g,肉桂(后下)6g。

医嘱：慎起居,调饮食,控制体重,运动减肥,缓解精神压力。

病案分析

病机分析：该患者月经稀发,结合雄激素升高及B超检查,诊断为多囊卵巢综合征。一年内体重急剧上升,提示患者存在糖代谢、脂代谢失调的可能性。李教授多以肾虚血瘀辨治多囊卵巢综合征,根据辨证加或清肝、或化痰、或疏肝治之。盖"肾为先天之本",为气血之根,月经产生的动力和基础。肾虚亦导致冲任气血失常,气血瘀滞,壅阻冲任胞脉成癥,卵巢增大、包膜增厚,致使卵子难以排出。患者形体丰满,为痰湿之体,故而治疗加入活血、化痰之品。

用药分析：初诊方中以四物汤补血活血调经；生熟地同用,《保命集》称其为"二黄散",补肝肾、滋阴血；鸡血藤补血行血、舒筋活络,善治血虚经闭；乌贼骨配茜草取《黄帝内经》治疗血枯经闭的要方四乌鲗骨一藘茹丸,相须而用,补肾虚、益精血、通冲任；淫羊藿、菟丝子补益肝肾；党参、怀山药健脾胃、益精血；紫石英暖宫；香附与川楝子相伍，加强疏肝理气之功；患者舌红，故加入天花粉清热生津，散结消肿；山栀子清热泻火；石菖蒲化湿开胃，开窍豁痰，醒神益智；其中瓜蒌、黄连等药取《刘奉五妇科经验》之瓜石汤之意，养阴清热，活血通经。

患者有短期内体重增加，李教授考虑此为脾运失健，痰浊内生所致，故二诊时予以健脾化痰治疗，方用四君子加减，加用石斛益胃生津，滋阴清热；姜半夏燥湿化痰，降逆止呕，消痞散结；煅瓦楞子消痰化瘀，软坚散结。

此后李教授根据患者月经周期结合辨证论治，经期时养血活血通经，顺应经期冲任气血流通；经后予益气补肾，养血调经递进，并予石菖蒲、青礞石坠痰下气，平肝镇惊，治顽痰、老痰，亦能减肥。因患者症情顽固，故加强温阳助肾治疗。在益气补肾，养血调经基础上加用附子和桂枝，补火助阳。患者月经2月未行，加入益母草、川牛膝、苏木、凌霄花、鬼箭羽等活血通经之品。石见穿软坚散结消症。药后月经既行，继予温补肾气，滋养肝肾之品治疗。

治疗2个月后患者症情明显好转，月经周期已正常，且基础体温出现双相，表明已出现排卵，宗原法增进。加龟板配鹿角，为龟鹿二仙汤的主要组成，一阴一阳，阴阳双补，任督共养，补人之精气神。

验案忠告：多囊卵巢综合征为妇科常见病、多发病，病程较长且难以治愈。李教授依照中医辨病与辨证相结合的治疗原则，将该病分为四型：肾亏瘀阻型、阴虚内热型、肾亏痰瘀型和肝郁化火型，分别治以补肾祛瘀方、瓜石散、肾亏慈皂汤和龙胆泻肝汤。其中瓜石散出自《刘奉五妇科经验》，药物组成有栝蒌、石斛、玄参、麦冬、生地、瞿麦、车前子、益母草、马尾连、牛膝，功善滋肾养阴、清热调经，用于阴虚内热型月经稀发或经闭。李教授在此方基础上辨证施治，随症加减，有效治疗多囊卵巢综合征患者。在本案中，患者由服激素起病，去国读书复发，治疗后好转，再次出国停药又复发,一方面可以看出多囊卵巢综合征易受到外界环境、所用药物等的影响,出现月经失调;另一方面可见其为顽固之症。李教授强调,该类患者宜注意生活起居,调整饮食结构,增加体育运动,控制体重,运动减肥,缓解精神压力,保持良好心态,均有益于疾病的治疗与康复。

(徐莲薇)

多囊卵巢综合征、卵巢囊肿

王某,女,23岁。

初诊:2012年7月28日。

主诉:月经落后而行4年余。

现病史:13岁初潮,自2008年起月经不调,每每落后,测基础体温(BBT)为单相。2007年7月24日外院B超诊断为多囊卵巢综合征,双侧卵巢多囊性改变(>10个小卵泡),服用达英-35半年。2008年3月24日,外院B超:子宫33mm×45mm×36mm,内膜7mm;ROV 22mm×23mm×23mm,内见3~4个小囊,最大直径5mm,有20mm×12mm×21mm无回声;LOV 24mm×26mm×26mm,内见3~4个小囊,报告:提示右卵巢囊肿。今年4月起B超,乳房小叶增生,右侧结节。刻下:胃纳可,夜寐安,二便调,苔薄,脉细。

月经史:13岁初潮,5/40~90,量多色黯红,夹血块,乳胀。末次月经6月9日,7天净。

生育史:0-0-0-0。

中医诊断:月经不调;癥瘕。

西医诊断:多囊卵巢综合征;右卵巢囊肿。

病机:肝郁气滞,冲任气血失调,胞络不通而闭经。

治则:养血活血,疏肝通络。

方药：当归9g，川芎6g，熟地12g，桃仁9g，红花9g，香附12g，川楝子12g，益母草30g，泽兰9g，泽泻9g，鬼箭羽12g，橘叶9g，橘核9g。

医嘱：①测BBT；②忌辛辣刺激油腻饮食；③适当运动；④勿熬夜。

二诊：2012年9月1日。

末次月经8月4日，经行量中，乳胀，目前带下少。BBT已升4天，其他无特殊。苔薄，脉细。

治则：养血补肾，疏肝清肝。

方药：当归9g，川芎6g，香附12g，淫羊藿15g，鸡血藤15g，菟丝子12g，枸杞子12g，党参12g，黄芪12g，胡芦巴12g，石楠叶12g，黄精12g，龙胆草6g，苏木9g，橘叶9g，橘核9g。

三诊：2012年9月22日。

末次月经9月6日—9月11日，量中，色红，夹小血块，无乳胀，心悸，苔薄，唇紫黯，脉细。

治则：养精血，补肝肾，活血调经。

方药：当归12g，枸杞子12g，生地12g，熟地12g，淫羊藿30g，鸡血藤15g，菟丝子12g，胡芦巴12g，丹参12g，茶树根12g，山栀9g，龙胆草6g，石楠叶12g，黄精12g，象贝母9g。

经上述治疗后，月经基本正常，基础体温呈现双相曲线，无痛经，无乳胀。2013年5月9日外院B超：子宫后位，子宫38mm×46mm×44mm，宫颈长30mm，子宫内膜5mm，LOV 21mm×27mm×28mm，ROV 19mm×33mm×30mm，盆腔无异常，提示：子宫及两侧卵巢未见明显异常。根据上法继续治疗。

四诊：2014年3月22日。

月经3月14日—3月19日，量中，色红，无血块，无腹痛，仍有大便干结，苔薄，舌尖红，脉细弦。

治则：补肝肾，养精血，清肝泻火。

方药：当归9g，川芎6g，生地12g，熟地12g，鸡血藤12g，香附

12g,枸杞子12g,胡芦巴12g,山栀9g,柴胡9g,龙胆草6g,皂角刺12g,生大黄(后下)6g,淫羊藿30g,石楠叶12g。

医嘱:卵泡监测。

五诊:2014年5月10日。

末次月经3月14日,现孕56天,4月23日于外院测血β-HCG 23057mIU/L,5月8日长宁妇保院B超见胚芽9mm,见胎心搏动,附件无包块。诊断:孕6周6天。刻下:无呕吐,自4月8日起BBT上升,昨日有少量阴道出血,大便干结,苔薄,舌尖红,脉细弦。

治则:养血补血,补肾安胎,佐润肠通便。

方药:党参9g,黄芪9g,白术12g,白芍12g,菟丝子12g,桑寄生12g,苎麻根12g,火麻仁9g,瓜蒌仁9g。

目前已孕3个月,无其他异常,已产前登记,均正常。2015年3月电话随访,生一女儿,健康。

病案分析

病机分析:多囊卵巢综合征(PCOS)主要是闭经或不规则阴道出血,肥胖、多毛、婚后不孕的一组综合征。这是由于丘脑下部、垂体、卵巢之间激素分泌异常,破坏了性轴之间的相互协调关系,导致卵巢不排卵、卵巢增大。中医无多囊卵巢综合征之病名,从病状表现分析是为中医所指的"月经不调"、"闭经"的范畴。分析本病所形成的原因,是肾气不足,肾亏瘀阻、肝郁化火、痰湿内阻、阴虚火旺等所致。今患者自初潮后不久就月经不调,每每落后,甚至闭经,虽服西药达英-35半年仍无效。分析原因是患者先天肾气不足,气血失调,又有卵巢囊肿,乳房小叶增生等病症,应以补肾养血,疏肝调经,今患者已闭经50天未行经,又乳房胀痛,当务之急是让患者行经,故初诊是养血活血,疏肝通经为治则。

用药分析:本案用药大致分为四个方面。①月经过期未行,以养血活血,疏肝通络为主,使其经行。初诊即如此,方用桃红四物汤加益母草、泽兰、鬼箭羽等通经活血;加橘叶、橘核疏肝和络,减轻乳房胀痛。②调冲任，养精血，化瘀散结，自二诊至四诊，即用经验方助黄汤（菟丝子、熟地、淫羊藿、枸杞子、红花、鸡血藤、香附、肉苁蓉等）加减，加丹参、三棱、莪术、夏枯草、皂角刺活血化瘀，软坚散结，以消卵巢囊肿，并改善卵巢之囊性结构。③卵巢囊肿已消失，调经治本，促排卵，补肝肾，养精血，清肝泻火，调冲任，患者口干，大便干结，用药除部分助黄汤之熟地、淫羊藿、肉苁蓉、当归、川芎、鸡血藤、枸杞子等药外，加用山栀、柴胡、龙胆草、生大黄、石楠叶、川楝子，结果月经调和，基础体温出现了双相，有了排卵。④婚后妊娠，及时保胎，孕后及时保胎，方后中党参、黄芪、白术、白芍健脾养血；菟丝子、桑寄生补肾安胎；火麻仁、瓜蒌仁润肠通便，为防患者便干用力而致阴道出血；苎麻根清热安胎。

验案忠告：多囊卵巢综合征已是妇科常见病多发病，根据2003年荷兰鹿特丹会议制定标准：①稀发排卵或无排卵。②高雄激素（高睾酮）。③卵巢多囊性改变，超声提示卵巢体积≥10ml，或同一切面上直径2~9mm的卵泡数≥12个。以上3项具备2项者即可诊断，当然应排除先天肾上皮质激素等病症。目前临床多囊卵巢综合征者除高睾酮之外，又出现胰岛素增高，有报道30%~40%PCOS者有胰岛素抵抗，肥胖者可达66%，40岁以上女性10%可发展为2型糖尿病，所以对PCOS者除一般化验血生殖内分泌六项之外，还应测血糖、糖化血红蛋白、胰岛素等指标。还应监测患者有无排卵及用药治疗情况，应测基础体温，必要时B超监测排卵，以指导受孕。未婚女性如出现有PCOS者，应抓紧治疗，本案患者知道本病影响受孕，故婚前即重视治疗，以免婚后不孕之后再治疗已为时晚矣。

（李祥云）

绝经期综合征

徐某,女,54岁。

初诊:2014年5月17日。

主诉:子宫及双侧卵巢切除术后2年,轰热汗出明显。

现病史:2012年因月经淋漓不净,在瑞金医院就诊,B超示:子宫内膜15mm,行诊刮治疗,病理:中度不典型增生。后至仁济医院行全子宫及双侧卵巢切除术。目前轰热汗出,恶风畏冷,关节疼痛,头痛头胀,烦躁易怒,时有耳鸣,胸闷心悸,时有胸痛。查心电图示:ST段低平。心超:未见异常。B超:双侧甲状腺多发结节,脂肪肝。

刻下:夜寐欠佳,大便偏干。舌黯苔薄,脉细。

月经史:14岁初潮,6/30,2012年行全子宫及双侧卵巢切除术后绝经。

生育史:1-0-1-1。

中医:绝经前后诸症。

西医:绝经期综合征。

病机:七七之后,肾气衰惫,冲任脉虚,精血不足,天癸耗竭,肾阴阳平衡失调,脏腑失于濡养,从而出现脏腑功能失调诸多证候,发而为病。

治则:补肾养阴,燮理阴阳。

方药:知母9g,黄芩9g,黄柏9g,淮小麦30g,熟地12g,生地12g,首乌12g,丹参30g,肉苁蓉12g,煅龙牡(先煎)各30g,淫羊藿15g,五味子6g,生铁落(先煎)45g,远志9g,郁金9g,姜半夏9g。

医嘱:测血生殖内分泌。

二诊:2014年6月7日。

服上药后恶风畏冷、烦躁易怒等诸恙均有好转,目前尚有轰热汗出,关节疼痛,头痛头胀,时有耳鸣,心悸怔忡,大便干结,需用开塞露通便。苔薄,脉弦细。实验室检查:LH 19.5mIU/ml,FSH

61.91mIU/ml，E_2 20pmol/L，PRL 99.62mIU/L，P 0.4nmol/L，T 1.26nmol/L。

治则：清热养心，止汗通便。

方药：知母9g，黄芩9g，黄柏9g，淮小麦30g，熟地12g，生地12g，首乌12g，丹参30g，丹皮12g，肉苁蓉12g，煅龙牡（先煎）各30g，远志9g，五味子6g，煅瓦楞（先煎）30g，姜半夏9g，碧桃干9g，糯稻根30g，生大黄（后下）6g，珍珠母（先煎）30g。

治疗后诸证皆有改善，之后在上方基础上，随症加减，巩固治疗2个月，症状基本消失而病愈。

病案分析

病机分析：妇女49岁之后，进入更年期，肾气衰，冲任虚，天癸竭。肾水不足，不能上济心阳，不能涵养肝木，阴火无以制约，独亢于上，则出现夜寐不安、烦躁易怒、心悸怔忡、轰热汗出等症状。肾虚元气不足，无力鼓动血脉，血液运行迟缓，脉络因而瘀滞不通，导致血瘀，则见头胀头痛、胸闷胸痛等表现。故该病以肾虚为本，阴火、血瘀为标，而见临床变证百出。故治疗拟补肾养阴，活血养心，燮理阴阳。

用药分析：李教授对于该病的治疗以清热疏解、燮理阴阳为治疗大法，贯穿治疗始终，以期达到妇女绝经后的阴阳平衡状态。方中淫羊藿补肾阳，温经脉，强筋骨，止痹痛；熟地滋肾阴，益精血；肉苁蓉、首乌补肾填精，润肠通便。生地、丹皮、黄芩、黄柏、知母清阴火，养阴津；丹参、郁金既有活血化瘀之功，又能与淮小麦共奏养心除烦之效；煅龙骨、煅牡蛎、珍珠母潜阳安神，收敛固涩；五味子滋肾敛汗，宁心安神；远志、姜半夏理气化痰，宽胸散结。治疗中重用生铁落，其质重性降又入心、肝二经，能镇潜浮躁之神气，使心有所主，重用以平心肝之火，重镇安神，临床颇有验效。随症加减：因患者汗出明显，予碧桃干、糯稻根收敛止汗。因患者大便秘结，予生大黄清火通便。

验案忠告：对于妇女在更年期的治疗，除药物外，还要从饮食、心情、运动、起居多方面进行调节，以期能改善症状，轻松平稳地度过。如绝经前后妇女应饮食清淡且多样,切忌偏食或嗜食膏脂厚味;保持健康开朗的心态,避免过度操劳;适当运动,劳逸结合;起居有常,不妄劳作。通过日常生活的调控,加之中药的治疗,才能在妇女过渡到老年之时,帮助机体调节到新的平衡,减轻症状,恢复健康。本例患者2年前行子宫及双侧卵巢切除术,易发生老年性阴道炎,故还应观察注意平时带下情况。

(岑 怡)

▌▌ 痛 经 ▌▌

刘某,女,33岁。

初诊:2013年9月24日。

主诉:经行腹痛多年。

现病史:患者月经周期规律,经量中,经常右下腹疼痛、经行腹痛,伴腰酸腹胀,经前乳胀、烦躁、自觉下肢乏力,经行则好转。结婚2年,未避孕1年而未孕。今年6月至外院就诊,查HSG示左侧输卵管通而不畅,右侧输卵管通而不畅伴伞端周围轻度粘连。自述子宫附件B超未见异常,男方精液检查未见异常。

刻下:微恶寒,易汗出,带下可,胃纳可,大便干结,2~3日一行,夜寐安。目前暂无生育要求。舌苔薄,质淡,脉细。

月经史:14岁初潮,5~7/28,量中,色黯,无血块。末次月经9月22日—9月26日。

生育史:0-0-0-0。

中医诊断:痛经;不孕。

西医诊断:痛经;原发性不孕(输卵管阻塞)。

病机:寒凝瘀滞,瘀而化热,湿瘀交阻,络道不通而腹痛。

治则:益气清解,祛瘀通络止痛。

方药:黄芪12g,路路通9g,香附12g,丹参12g,丹皮12g,赤芍

9g,莪术9g,三棱9g,败酱草30g,红藤30g,紫花地丁30g,皂角刺12g,地鳖虫12g,威灵仙12g,石菖蒲12g,石见穿12g,党参12g。

医嘱:①上药多煎150ml,睡前保留灌肠,另服穿山甲粉5g/天,经期停用;②警惕宫外孕的发生;③忌食辛辣助阳之物;④保持大便通畅。

二诊:2013年10月15日。

经水将至,时有同房时右下腹疼痛。苔薄白,脉细。

治则:益气清解,祛瘀通络。

方药:黄芪12g,路路通9g,香附12g,丹参12g,丹皮12g,赤芍9g,莪术9g,三棱9g,败酱草30g,红藤30g,制乳没(各)6g,石见穿15g,半枝莲15g,地鳖虫12g,紫花地丁30g,党参12g,威灵仙9g,蒲公英30g。

三诊:2013年11月12日。

今日经水来潮,量中,色红,腹冷微痛,无腰酸,经前乳胀,经前服药后右侧小腹隐痛好转。苔薄,脉沉细。

治则:温经散寒,活血调经。

方药:熟地12g,延胡索12g,丹参12g,丹皮12g,川楝子12g,红花9g,桃仁9g,香附12g,川芎6g,当归身9g,白芍9g,羌活9g,独活9g,川乌6g,艾叶6g,小茴香6g,炒荆芥9g。

四诊:2013年11月24日。

药后诸症已除,平素亦无腹痛,苔薄,脉沉细。暂无生育要求。

治则:益气清解,祛瘀通络。

方药:黄芪12g,路路通9g,香附12g,丹参12g,丹皮12g,石见穿15g,赤芍9g,莪术9g,三棱9g,败酱草30g,紫花地丁30g,制乳香6g,炙没药6g,地鳖虫12g,威灵仙9g,党参12g。

以后随访3个月痛经消失,平时亦无腹痛。

病案分析

病机分析:患者平素恶寒,经常右下腹痛,经行色黯,且婚久不孕,此多由于内伤于寒,寒凝冲任,气血失畅,经血不畅而痛经。

瘀阻日久化热,肝经郁热则经前乳胀,烦躁,湿瘀交阻,络道不通故有输卵管通而不畅,不能受孕。治疗宜清解祛瘀,通络止痛。

用药分析:在治疗上注意平时及经期用药的关系。本案患者虽有寒凝血瘀,但日久已化热,湿热瘀交阻而致痛经、输卵管不通等。李教授首诊平素则以益气清解,疏肝理气,活血通络。方用峻竣煎经验方加减治疗,方中香附、丹参、丹皮等活血理气。三棱、莪术活血化瘀。穿山甲、地鳖虫破血散结。红藤、败酱草、紫花地丁清热解毒。皂角刺、石见穿等破瘀散结通络。党参、黄芪补气助阳,兼顾疏通输卵管以助孕。并辅以灌肠,使药力直接作用于盆腔。经期时经行以温通畅行为治以桃红四物汤加温经药,以温经散寒,活血祛瘀为主,加用艾叶、小茴香温宫散寒,香附、延胡索、川楝子理气止痛,以温通冲任胞脉,使经血得畅。如此服药2个月后,痛经及伴随症状已除,收效迅速。

验案忠告:治疗痛经患者,多数考虑"不通则痛"或"不荣则痛"的机理而处方用药。本案患者因"不通则痛",治疗时注意分清寒热虚实,虽因寒凝血瘀,但已有瘀而化热现象,若一直用大量温经散寒药,空耗气动血,故注意分阶段用药,平时以益气清解,活血通络,经期则顺势而为,温宫散寒,理气止痛。同时注意非经期方药之灌肠,并配合每日5g穿山甲粉吞服,如此综合疗法能取效迅速。

(付金荣)

经 行 气 胸

王某,女,40岁。

初诊:2014年5月27日。

主诉:经行气胸2个月。

现病史:平时工作劳累,常有夜班,休息较少,近来尤剧。上次月经4月21日—4月26日,4月22日突发胸闷气急、胸痛、干呕且逐渐加重,急去医院就诊,测血CA125 49.12mg/l,因病情严重而收住院。4月26日行CT检查,发现右肺压缩40%,住院后即给予胸腔封闭式负压连续引流。经治疗后,症情缓解而于4月30日出院。出院后,无特殊不适,亦未进一步治疗。5月15日经水又行,次日晨起又感胸闷胸痛、干咳气急、神疲乏力,诸羔如上月,急去医院就诊,又行CT检查:右肺压缩30%以上。再次住院,5月18日CT发现右肺压缩又增加,故再次行胸腔封闭式负压连续引流。患者出院后不久,即来我处要求中医治疗。目前无咳嗽,但胸部仍有不舒感,神疲乏力,大便秘结,夜寐欠眠,苔薄,舌下静脉增粗,脉弦滑。

既往史:儿时患肺门淋巴结结核;内异症史;多发性子宫肌瘤;桥本甲状腺炎,服用优甲乐。

月经史:13岁初潮,5/25,末次月经5月15日,量中偏少,色暗红无血块,痛经剧。

妇科检查:宫颈:轻糜;宫体:前位,如孕50天大小,质硬,压痛;附件:右侧巧克力囊肿。

中医诊断:胸痹。

西医诊断:经行气胸。

病机:素体虚弱,久病缠身,工作劳累,伤气伤血,气乏运行失畅,经行尤甚,胸阳失运,心脉阻滞而发病变,类似中医所指"胸痹"。

治则:益气养血,活血宽胸。

方药:党参15g,黄芪30g,全瓜蒌30g,薤白9g,桔梗9g,皂角刺12g,姜半夏9g,石菖蒲15g,天南星9g,柴胡9g,鱼腥草30g,蒲公英30g,莪术15g,地龙15g,夏枯草12g,陈皮9g,大腹皮9g,苦杏仁12g,薏苡仁30g,加白酒适量。

医嘱:①适当休息;②预防感冒;③调节情志;④忌肥甘辛辣、生冷饮食。

二诊:2014年6月10日。

月经6月7日至今将净,经量偏少,色黯,下腹略有隐痛,神疲乏力,该月未发生胸闷气急、胸痛干咳等气胸症状,夜寐欠眠,其他无特殊不舒,苔薄,脉细弦。

治则:养血调经,活血宽胸,补肾安神。

方药:当归12g,川芎6g,鸡血藤15g,党参15g,黄芪30g,玄参12g,全瓜蒌30g,薤白12g,地龙12g,三棱9g,莪术9g,丹皮12g,丹参12g,皂角刺12g,淫羊藿30g,生地12g,熟地12g,夜交藤30g,合欢皮30g。

医嘱:①测基础体温;②血生殖内分泌;③测抗子宫内膜抗体、抗精子抗体;④测血沉。

三诊:2014年6月24日。

2014年6月10日,经行5天净,月经第3天测血生殖内分泌:LH 7.49IU/L,FSH 25.28IU/L,E_2 21.79pmol/L,T 0.97nmol/L,P 0.09nmol/L,PRL 279.88mIU/L,抗子宫内膜抗体(+),抗精子抗体阴性。目前有时少腹隐痛,大便干结,排便困难,夜寐欠眠,带下较多。苔薄,舌下静脉怒张,脉细弦。

治则:破瘀散结,开肺化痰,益气扶正。

方药:党参15g,黄芪30g,三棱12g,莪术15g,炙乳香6g,炙没药6g,延胡索12g,血竭6g,水蛭12g,皂角刺12g,丹皮12g,丹参12g,全瓜蒌30g,薤白9g,鱼腥草30g,薏苡仁30g,杏仁9g,天南星9g,炒荆芥9g。

以后根据上方随症加减。自服中药以来气胸一直未发作,月经9月1日来潮,5天净,未发生气胸症状,11月份随访一切正常,无气胸症状,因工作忙累,中药未再天天服用,仅断续服用,之后服膏方巩固疗效。2015年6月随访,经行气胸未再发作。

病案分析

病机分析:气胸是不含气体的胸膜腔有气体进入造成积气状态时称之。气胸多发病急,突然会一侧胸痛,可有针刺样或刀割样剧痛,继则胸闷气急、呼吸困难;气体刺激胸膜可致咳嗽、干咳、烦躁发疹,严重者可出冷汗、虚脱、心律失常,更甚者会意识不清、呼吸衰竭，病情危重。其发生有自发性、外伤性和医源性三种。本案属于自发性气胸，由于患者有子宫内膜异位症病史，可能胸膜上有异位的子宫内膜，异位的子宫内膜破裂形成继发性自发性气胸。月经性气胸多与月经有关，一般发生在月经来潮的前后24~72小时内发生，推测与性激素的水平变化有关。月经性气胸临床极其少见，根据其临床表现，属中医"胸痹"的范畴。中医所说的胸痹是指胸部闷痛，甚则胸痛彻背、短气、喘息不得卧的病证。轻者胸闷、呼吸不畅为窒息状；重者胸痛；严重者心痛彻背，背痛彻心。胸痹最早记载见于《灵枢·本脏》，《素问·藏气法时论》曰："心病者，胸中痛，胁支满，胁下痛，膺背肩胛间痛，两臂内痛。"《圣济总录·胸痹门》曰："胸痛者，胸痹痛之类也……胸膺两乳见刺痛，甚则引背胛，或彻背膂。"综观这些描述，月经气胸即指胸痹。由于患者自幼身体虚弱，儿时患肺门淋巴结核，肺部受损，成年后又患子宫内膜异位症、巧克力囊肿，素有痛经史，工作后又劳累，常有夜班，休息较少，积年累月，伤气伤血，使气血运行失畅，经行之际气血更为虚弱，病久胸阳失运，瘀血内生，心脉阻滞，故发胸痹，如果瘀阻进一步发展可闭阻心脉，会引发真心痛，所以治则拟益气养血扶助正气，活血祛瘀宜通络，宽胸理气舒展心肺。

用药分析：本案是疑难病症之一，且有一定的危急。《金匮要略·胸痹心痛短气病》曰："胸痹之痛，喘息咳唾，短气，寸口脉沉而迟，关上小紧数，栝楼薤白白酒汤主之。"又曰："胸痹不得卧，心痛彻背者，瓜蒌薤白半夏汤主之。"本案之治疗，因素体虚弱，故自始至终用益气养血，用党参、黄芪，且大剂量党参15g、黄芪30g，用以扶助正气，初诊至三诊均用瓜蒌薤白白酒汤主之。初诊适用瓜蒌薤白半夏汤，瓜蒌通阳散结、行气祛痰，薤白温通清利、通阳行气止痛，白酒活血行气，半夏燥湿化痰、散结消痞，皂角刺、石菖蒲、天南星、陈皮均化痰醒脾，杏仁止咳化痰平喘且通便，鱼腥草、蒲公英、桔梗宽胸开肺气、清热解毒，莪术、地龙活血祛淤，柴胡、大腹皮疏肝理气，夏枯草软坚散结，薏苡仁健脾利湿。二诊因在经期，是以四物汤为基础方,加重用活血祛瘀药,有三棱、莪术、丹参、鸡血藤、地龙等,因欠眠加用夜交藤、合欢皮。三诊为过渡方,鉴于经行气胸未作,考虑病之根源为子宫内膜异位症,仍在用宽胸开肺、行气化痰之基础上加重破瘀散结药,有水蛭、血竭、三棱、莪术、炙乳没等以此治本。四诊之后,由于经行气胸3个月未发作,故不再应用瓜蒌薤白白酒汤,而以破淤散结为主法,治其根本,并配用清解化痰之天南星、蒲公英、皂角刺、石菖蒲、杏仁、半夏等以利健脾,使脾健胜湿,又利于党参、黄芪之益气扶正之药味的吸收。通草清热利湿且有通利作用。

验案忠告:经行气胸,中医无此病名,依据症状表现属中医"胸痹"的范畴,该病临床极为少见,杂志鲜有报道,是疑难病症之一,有时病情危急。本病诊断极为重要,多依胸部CT而根据肺部受压的程度,肺内病变情况以及有无胸膜粘连、胸腔积液及纵隔移位等决定之,有肺结核史者多有胸膜粘连,日久肺部可有不同程度的萎缩。少量气胸症状,轻者可严格卧床休息,酌情给予镇静镇痛药,高浓度的吸氧可加快胸腔内气体的吸收,经鼻导管或面罩吸入10L/min有较好的效果。如果严重些就如本患者,采用胸腔封闭式负压连续引流,如果经常发作,则应开胸手术修补破口。患者惧怕手术,要求中医治疗。从本案治疗中笔者认为:①大剂量益气补血之中药以扶助正气,正如《黄帝内经》所云:"邪之所凑,其气必虚","正气存内,邪不可干"。②初诊时,应通阳行气、祛痰散结、宽胸止痛,拟瓜蒌薤白白酒汤,及瓜蒌薤白半夏汤治之。③病情稳定后,2~3个月不再发生经行气胸时,应用过渡方,即三诊时所介绍的方药。④治疗之根本,本案气胸源于内异症加之疲劳过度,故应治之根本,一方面适当休息,一方面治疗内异症,予破瘀散结之中药。千万不能病情暂愈就停止治疗,要巩固治疗一段时间,以免再次复发后更为难治。

(李祥云)

▌▌ 经行头痛 ▌▌

贾某,女,34岁。

初诊:2013年11月2日。

主诉:经行头痛3年。

现病史:近3年来,每次经行头痛,近来头痛明显加剧。头痛时即服止痛片,暂时得以缓解,因无系统治疗,病情发展至非经期也出现头痛,经行头痛更剧。伴恶心呕吐,经行量少。自述头痛源起于3年前服避孕药之后。去年阴痒,白带检查发现有滴虫,经净后阴痒加剧。平时大便秘结。苔薄,脉细。

月经史:16岁初潮,2/28,末次月经10月27日—10月29日,量少,夹血块,色黯红。

生育史:1-0-1-1。

病机:血虚阳亢,肝阳上扰清窍而致头痛。

治则:养血益冲,平肝止痛。

中医诊断:经行头痛。

西医诊断:经前期综合征。

方药:当归9g,川芎6g,鸡血藤15g,淫羊藿15g,生地12g,熟地12g,川楝子12g,怀山药12g,香附12g,潼蒺藜12g,白蒺藜12g,白芷9g,蔓荆子12g,全蝎3g,桑叶12g,石决明30g,芦荟6g。

医嘱:①忌服避孕药;②忌食辛辣助阳之品;③经前就诊。

二诊:2013年11月23日。

经水将行,前天起头痛又作,以枕后骨为主,两目胀痛,经行乳胀。既往头痛服布洛芬好转,此次未服西药,口干便秘好转。苔薄,脉细。

治则:养血活血,平肝止痛。

方药:当归9g,川芎6g,桃仁9g,红花9g,香附12g,赤芍9g,川楝子12g,熟地12g,泽兰9g,泽泻9g,益母草30g,苏木9g,凌霄花9g,鬼箭羽12g,蔓荆子12g,荷叶9g,全蝎6g,蜈蚣6g,芦荟6g,橘叶9g,橘核9g,密蒙花12g。

医嘱:①忌食辛辣助阳之品,可吃枸杞子、女贞子、铁皮枫斗等为食疗;②心情平和,勿生气暴怒。

三诊:2013年12月24日。

末次月经11月27日,经量较前增多,头痛明显改善,口干,双眼干涩,自述受寒感冒咳嗽,苔薄,脉细。

方药:当归15g,菟丝子12g,鸡血藤15g,淫羊藿30g,肉桂(后下)3g,枸杞子15g,熟地12g,肉苁蓉12g,炒荆芥9g,炒防风9g,鱼腥草30g,白芷9g,潼蒺藜12g,白蒺藜12g,女贞子12g,桑叶12g,菊花9g,芦荟6g,全蝎6g,青箱子9g。

以后根据上方又就诊一次,4个月后随访,经行头痛愈,未再复发。

病案分析

病机分析:每逢经期或行经前后,出现以头痛为主证的患者,称之为"经行头痛",经行头痛发生的原因大致有四:一为血虚,血虚者脑失所养而头痛。二为肝火,经行时,冲脉之气偏旺,肝气之火随冲脉之气上逆至头而头痛;或血虚阳亢,肝阳扰清窍而头痛;或郁怒伤肝,气郁化火,肝火上扰致头痛。三为痰湿,痰湿阻滞,湿浊上蒙清窍而头痛。四为血瘀,情志不舒,气机不畅,血行受阻,头脑脉络不通畅,瘀阻于头脑而头痛。分析本患者头痛,源起于3年前口服避孕药之后,因服药日久,扰乱冲任气机,冲为血海,任主胞胎,冲任脉虚,血虚阳亢,阳亢上扰清窍故头痛。患者初始为经行头痛,常吃止痛片,暂时得以缓解,由于治标不治本,未能系统治疗,故而病情发展至非经期也出现头痛。综上分析,患者立法应养血调中,平肝止痛。患者月经量少,经行时应通畅为顺,故宜养血活血,平肝止痛为法。

用药分析:初诊用当归、川芎、鸡血藤、生地、熟地养血补血益冲任;怀山药健脾益气,配用生地、熟地补而不滞,不热不燥且益气养胃阴；白蒺藜、白芷、蔓荆子、石决明、桑叶平肝止头痛；全蝎入肝经，祛风止头痛；潼蒺藜滋肝肾、养精血、益冲任；芦荟泻肝火、通大便。二诊是经水将行之时，因患者经行量少，以桃红四物汤加减养血活血通经，加益母草、泽兰、苏木、凌霄花、鬼箭羽使经水增多；荷叶、蔓荆子、全蝎、蜈蚣平肝止头痛；因枕后骨痛，故全蝎、蜈蚣合用增加息风止痛之力；又因头痛剧影响双目，故加用密蒙花清肝明目。香附、川楝子疏肝理气止痛，橘叶、橘核疏肝行气，消肿散结，用治乳房胀痛；芦荟泻火通便。经二诊治疗后患者头痛明显改善，故而以在上述基础上用滋养肝肾、益精养血之杞子、熟地、菟丝子、肉苁蓉、淫羊藿、女贞子等，寓补益冲任，治本为主，并适当加用平肝止痛治其标，此外还根据病情变化随症加减，如此标本兼治，终获成功。

验案忠告：患者病起于服避孕药之后，我们知道避孕药是激素，参与性周期的调节，影响了自然的女性性周期，干扰了冲任的正常调节功能，月经减少，出现了经行头痛，所以治疗应调经调冲任，冲为血海，故应养血养冲益精为本。患者初诊时是标本兼治，二诊是经水将行，头痛为最剧烈之时，所以加重平肝止痛之药治其标，全蝎、蜈蚣为虫类药，严重头痛者每用之均有效，这是我们的常用对药。当患者出现显效时，此时应重视治本，滋肾养肝、益精养血、补冲调经，血不虚，精血足，肝有濡养，肝能藏血，肝阳不亢，不会干扰清窍，故而病愈。总之治疗经行头痛，当疼痛剧烈时，应先治标，病证将愈就应治其本，要正确掌握治疗之阶段。在治疗附段，告之患者忌服辛辣，保持心情平和，常吃养肝之味，如枸杞子、女贞子、铁皮枫斗等，及平肝之菊花、桑叶等，均益于本病之调理。

（李祥云）

经 行 泄 泻

黄某,女,30岁。

初诊: 2013年5月3日。

主诉: 经行腹泻16年。

现病史: 经期错后,月经量少,色黯有块,经前乳胀,经行腹痛、腹胀、腹泻,每日2~3次,水样便,经净后腹泻自止。平素畏寒肢冷,带下量多,蛋清样。刻下: 近日时有盗汗,胃纳尚可,小便清长,苔薄,脉细小弦。

月经史:14岁初潮,2~3/38,末次月经2013年4月23日—4月25日。

生育史: 0-0-0-0。

中医诊断: 经行泄泻。

西医诊断: 经前期综合征。

病机: 命门火衰,温运失常,脾虚木犯。

治则: 健脾固肠,温肾扶阳,调补冲任。

方药: 党参12g,黄芪12g,熟地12g,怀山药12g,附子(先煎)9g,山萸肉9g,肉桂(后下)6g,淫羊藿30g,鸡血藤12g,香附12g,枸杞子12g,红花12g,菟丝子12g,胡芦巴12g,炒扁豆12g,瘪桃干9g,煅龙骨(先煎)30g,煅牡蛎(先煎)30g。

医嘱:①B超检查;②测基础体温。

二诊: 2013年5月15日。

乳胀、腹胀,自觉经水将行,胃脘不适,苔薄,脉细弦。2013年5月3日外院B超: 子宫50mm×33mm×42mm,内膜7.5mm,左卵巢30mm×20mm,内见卵泡12×12mm,右卵巢20mm×18mm。

治则: 疏肝理气,健脾止泻,活血调经。

方药: 红花9g,益母草30g,莪术12g,姜半夏9g,煅瓦楞子(先煎)30g,木香9g,延胡12g,甘松9g,苏木9g,熟地12g,当归9g,川芎6g,川楝子12g,香附12g,丹参9g,炒扁豆12g,肉豆蔻(后下)9g,泽兰9g,泽泻9g,陈皮9g,柴胡9g。

医嘱:①饮食清淡,忌肥腻、滑肠之品;②放松心情,舒畅情志。

三诊:2013年5月31日。

就诊时经水初净,经行腹泻减轻,以经验方调经汤为基础,治以温肾扶阳,暖土固肠。

之后根据上述周期治疗2个月,月经30天一行,经量增多,经行腹泻症状消失。

病案分析

病机分析:患者平素畏寒,四肢不温,小便清长,此命门火衰,肾阳不足。少阴虚寒,未能蒸发脾阳而致脾弱不健,脾弱化源不足,血海不充,冲任受损,经量偏少,经期错后。《景岳全书·泄泻》所谓:"泄泻之本,无不由脾胃"且"肾为胃关,开窍于二阴,所以二便之开闭,皆肾脏所主,今肾中阳气不足,命门火衰……阴气极盛之时,则令人洞泻不止也。"脾肾阳气虚弱,两脏功能失于协调,水谷精微不化,湿浊内聚大肠,每逢经期,经血下泻,脾血更亏,血虚肝木失养,失其疏泄之常,克伐脾土,故经行泻下,腹痛必泻,腹胀不止,泻下如水。

用药分析:初诊临近排卵期以经验方助黄汤为基础方。方中除以右归丸温补脾肾,补火益精外,加菟丝子、淫羊藿、胡芦巴补益元阳,调冲填精,促进卵子发育;红花、香附理气活血;鸡血藤补血行血;党参、黄芪专长补脾益气;炒扁豆健脾化湿,化清降浊;煅龙牡、瘪桃干固涩敛汗。二诊为经前期,经水将至,其泻即将发动,在四物汤基础上,加上四组药物:一组红花、益母草、莪术、苏木、丹参活血调经,化瘀止痛;一组陈皮、柴胡、泽兰、川楝子、延胡索、木香疏肝理气,抑木扶土;一组泽泻、炒扁豆、肉豆蔻健脾渗湿,温中涩肠,专治肠鸣腹痛,水泻无度;一组煅瓦楞、姜半夏、甘松理气和胃,降逆止痛,专为脾虚胃弱所投。

验案忠告:本病与内科泄泻的不同之处就是与月经有关,只在经前或经期发生腹泻。月经期体内会分泌某些化学物质刺激子宫收缩,从而让经血顺利排出,这与刺激肠道收缩,引起腹泻的化学物质是一样的。故辨证施治时要根据月经周期的不同而变化,同时结合本患者月经周期较长、错后,月经量少的特点,在治疗中相互兼顾:初诊时患者正值月经中期,所以在温补脾肾同时兼顾活血促排,调补冲任;二诊时为经行之前,面临经水将至,腹痛腹泻将欲发作之时,抓住时机,养血柔肝,疏肝理气,温中涩肠,止泻调经,预防在先,防患未然;三诊之时经水初净,血海空虚,肾精不足,投以益气养血、补肾填精、暖宫固肠,扶正固本,预防复发。如此结合辨证的同时,按月经周期治疗,则脾肾得温,脾土得运,冲任得补,经水增多,按时来潮,腹泻之症自然水到渠成,迎刃而解。

（陈　霞）

带下病案

▌▌ 带 下 病 ▌▌

王某,女,30岁。

初诊: 2013年8月21日。

主诉: 带下量多半年余。

现病史: 患者半年前人流后出现带下量多,色白黄相兼,质稀,有异味。平素少腹胀痛,腰酸明显,神疲乏力,纳不馨,大便软,舌红苔剥黄腻,边有齿痕,脉细。

月经史: 14岁初潮,7/25,末次月经8月8日—8月14日,量少,色黯红,夹血块,有痛经,腰酸。

生育史: 1-0-6-1,育1子,6岁,剖宫产,4次人流史,2次药流史。

妇科检查: 外阴: 已婚式,阴道: 畅,带下量多,黄白相兼,质稀,有异味;宫颈: 重糜;宫体: 中位,正常大小,活动;附件:(–)。

中医诊断: 带下病。

西医诊断: 慢性宫颈炎。

病机: 脾虚运化失司,水谷之精微不能上输以化血,反聚而成湿,流注下焦,伤及任带而为带下过多。

治则: 清热利湿,健脾止带。

方药: 苍术9g,白术9g,茯苓12g,厚朴6g,薏苡仁12g,金樱子12g,芡实12g,车前子9g,杜仲12g,怀山药15g,炒白扁豆12g,白芍15g,红藤30g,皂角刺12g,椿根皮15g,炙甘草6g。

医嘱: ①忌房事; ②忌生冷辛辣。

二诊: 2013年9月15日。

末次月经8月30日—9月5日,量中色红,无明显痛经,下腹隐痛,带下明显减少,腰酸,无明显秽臭味。舌红苔花白,边有齿痕,脉细。

治则:清热利湿,健脾止带。

方药:苍术9g,白术9g,茯苓12g,厚朴6g,薏苡仁12g,金樱子12g,芡实12g,车前子9g,杜仲12g,怀山药15g,炒白扁豆12g,白芍15g,红藤30g,皂角刺12g,椿根皮15g,党参12g,黄芪12g,龟板18g,鹿角片9g,胡芦巴12g,炙甘草6g。

依上方出入继续调理2个月,带下量正常,无异味,无腹痛。

病案分析

病机分析:带下一词首见于《素问·骨空论》:"任脉为病……女子带下瘕聚。"患者多次流产,损伤冲任督带脉,半年前又人流清宫,余邪未清,加之素体脾虚,脾失健运,湿邪下注,虚实夹杂,损伤任带。《女科经纶·带下门》引缪仲淳云:"白带多是脾虚……脾伤则湿土之气下陷,是脾精不守,不能输为荣血而下白滑之物。"又见舌红苔剥黄腻,边有齿痕,脉细,此为脾虚湿盛之征,故治疗用清热利湿,健脾止带。

用药分析:方中苍术、白术健脾燥湿;茯苓健脾利湿;厚朴行气除湿;薏苡仁、白扁豆健脾化湿;金樱子、芡实祛湿止带;白芍、甘草,见《伤寒论》芍药甘草汤,二药一敛一缓,酸甘化阴,缓急止痛,药理研究发现,甘草能增加抑制末梢神经作用,芍药能协调中枢性痛觉中枢,对肌肉之末梢神经有兴奋作用;红藤清热解毒,以清余邪;车前子,椿根皮清热利湿;皂角刺清热化痰祛湿;怀山药补脾兼以补肾;杜仲补肝肾。二诊患者带下明显减少,仍有腰酸,这是由于脾气不足,生化乏源,日久及肾,肾虚则冲任不固,带脉失司,湿浊下注而成带下,治湿及肾,故治疗既注重健脾益气,又兼顾温补肾阳,二诊在原方基础上再加党参、黄芪增加补脾益气功效;鹿角片、胡芦巴温补肾阳;龟板补肾阴,与鹿角片为龟鹿二仙汤的主要组成,乃血肉有情之品,二药一阴一阳,阴阳双补，既补前胸之任脉，又补后背之督脉。经巩固治疗后，使患者冲任调和，带脉固摄，肾气充足，脾气健旺，而达到治带之目的。

验案忠告：①带下病是妇女常见病、多发病。造成白带病的原因很多，如滴虫性阴道炎、霉菌性阴道炎、老年性阴道炎、子宫颈糜烂、子宫颈息肉、子宫内膜炎、宫颈癌等。中医治疗带下主要从健脾补肾入手。②在治疗过程中，应忌房事，若症状没有改善或加重，应进一步完善各项白带检查，宫颈筛查，若出现白带腐臭难闻，以赤带下当警惕是否有癌变。③预防带下病应从增强体质和防止感染入手。平时应积极参加体育锻炼，增强体质，下腹部要保暖，防止风冷之邪入侵，饮食要有节制，免伤脾胃。经期禁止游泳，防止病菌上行感染；浴具要分开；有脚癣者，脚布与洗会阴布分开；提倡淋浴，厕所改为蹲式，以防止交叉感染。

（周　琦）

▌▌阴　痒▐▐

李某，女，43岁。

初诊：2014年3月11日。

主诉：阴痒带多2周。

现病史：带下淡黄无臭味，阴部奇痒，曾去曙光医院就诊，化验白带未见异常，并行宫颈检查，亦无异常，当时未用药。嘱保持外阴清洁，局部清洗，之后仍阴痒。今来就诊，无他不舒，有时腰酸，苔薄，脉细。

妇科检查：外阴：已婚式，皮肤无湿疹，无红肿；阴道：内有少量淡黄色分泌物；宫颈：轻糜；宫体：前位，正常大小，活动；附件：（－）。

白带常规,未见异常。

中医诊断:阴痒。

西医诊断:阴道炎。

病机:脾虚生湿,湿蕴化热,湿热下注,蕴积于阴部而致。

治则:健脾利湿,清解止痒。

方药:党参12g,黄芪12g,墓头回15g,金樱子12g,椿根皮12g,怀山药15g,煅龙牡(先煎)各30g,红藤30g,茯苓12g,杜仲12g,菟丝子12g,车前子(包)9g。

外洗方:蛇床子15g,苦参12g,白鲜皮15g,地肤子9g,黄柏9g,薄荷9g,花椒6g,煎水外洗。

医嘱:①饮食忌辛辣刺激,鱼腥油腻之物;②外阴忌用肥皂清洗;③暂忌房事。

二诊:2014年3月21日。

药后带下减少,阴痒已愈,为巩固疗效,原方再续服7剂。

病案分析

病机分析:带下俱是湿证,湿之来源多与脾虚有关,脾者主运化水湿,为水盐代谢之枢纽,脾虚水湿不运,聚湿下注,伤及带脉,带脉失固而为带下;又湿蕴化热,湿热蕴积于阴部,肌肤受累则阴中奇痒难忍。故根源在脾,应健脾利湿,清解止痒为大法。由于阴部奇痒,故再加用清热解毒,燥湿止痒外洗药,内外合治共奏效机。

用药分析:党参、黄芪、怀山药、茯苓健脾渗湿固带脉;椿根皮、墓头回清热燥湿,固涩止带;菟丝子、杜仲、金樱子补肾固精,收敛固带;煅龙骨、煅牡蛎收敛固涩,止带尤佳,兼能重镇安神,配用健脾药之参、芪、茯苓、怀山药能加强健脾止带之力,临床每多配用之。红藤、车前子清热利湿,尤其配用茯苓、薏苡仁更增强清热利湿之功。整个处方共奏健脾利湿止痒之功,由于配伍得当,增强了疗效,为使疗效增加,内外合治,全系清热解毒利湿止痒之味,加花椒主要起杀菌止痒的作用。

验案忠告：带下阴痒是妇科临床常见病与多发病，尤其目前临床上最近常见之，除部分人由于卫生条件差，带多阴痒外，有部分白领者，她们非常注意个人卫生，每天洗澡，性生活也不多，为何出现带多阴痒呢？主要是工作忙碌，饮食不当，生活无规律，吃饭不规则，损伤脾胃。脾胃为生化之源，一则胃病增多，身体虚弱，再则脾虚带多，除个人不重视治疗外，也无时间来排队就诊，故一拖再拖，病之严重再来就诊，经检查又无异常，故更不予以重视治疗了。本案即为白领，经检查未见异常，医生也未予以重视治疗，结果病奇痒难忍再来就诊，遇到这种患者还应给予重视治之，治之重点拟用健脾利湿药，常选用党参、白术、黄芪、怀山药、茯苓、薏苡仁等；此外固涩收敛之味如煅龙骨、煅牡蛎、金樱子、椿根皮、五倍子、鸡冠花；还有清解药红藤、黄柏、土茯苓、龙胆草等也常选用之。如果阴痒剧者，主张配用外洗方，这张外洗方是经验方，每每用之有效。药味配伍亦极重要，用药分析中已介绍，药味配伍得当可增强疗效。治疗期间，按照医嘱所关照之事重视之，亦非常必要。

（李祥云）

阴痒（支原体阳性）

刘某，女，37岁。

初诊：2014年9月10日。

主诉：外阴瘙痒5个月。

现病史：患者近5个月来外阴反复瘙痒，曾于2014年3月28日至外院就诊，白带检查：Uu(＋)，Mh(＋)，予多西环素口服（2盒），治疗后Uu(－)，Mh(－)，但仍自觉外阴瘙痒。8月1日因瘙痒加重于外院查：Uu(＋)，Mh(＋)，予美满霉素口服2周，8月20日复查Uu(－)，Mh(－)。

刻下:仍觉外阴瘙痒,夜间瘙痒明显,严重时睡眠中瘙痒难耐至醒,心烦急躁,带下无明显增多,无异味,大便不成形,夜寐欠安。舌红苔薄白腻,脉细。

月经史:16岁初潮,6/30,末次月经8月24日—8月29日,量多,色黯,夹血块,无痛经。

生育史:1-0-1-1,男孩,14岁,顺产,节育环避孕。

中医诊断:阴痒。

西医诊断:阴道炎(支原体阳性)。

病机:脾虚湿盛,积久化热,流注下焦,损伤任带,湿热蕴积生虫,导致阴痒。

治则:清热利湿,杀虫止痒。

方药:党参12g,黄芪12g,土茯苓30g,青蒿9g,地骨皮12g,椿根皮12g,百部12g,野菊花9g,黄芩9g,黄柏9g,木芙蓉花9g,炒白扁豆12g,藿香(后下)9g,夜交藤30g。

外洗方:蛇床子15g,苦参15g,明矾6g,花椒6g,蜂房12g,皂角刺12g,白头翁15g,每晚睡前坐浴。

医嘱:①忌辛辣油腻之品;②少食甜食;③禁性生活。

二诊:2014年9月17日。

末次月经8月24日—8月29日。自诉用上药4天后外阴瘙痒明显好转,带下量减少,时有耳鸣,夜寐改善。舌红苔薄白,脉细。

治则:健脾利湿,杀虫止痒。

方药:党参12g,黄芪12g,土茯苓30g,青蒿9g,地骨皮12g,椿根皮12g,百部12g,野菊花9g,黄芩9g,黄柏9g,木芙蓉花9g,炒白扁豆12g,藿香(后下)9g,夜交藤30g,合欢皮30g,磁石30g,金樱子12g。

外洗方:蛇床子15g,苦参15g,明矾6g,花椒6g,蜂房12g,皂角刺12g,白头翁15g,每晚睡前坐浴。

按上方巩固治疗1个月,随访无阴痒。

病案分析

病机分析:"阴痒"出自《肘后备急方》。《医宗金鉴》:"妇人阴痒,多因湿热生虫,甚则肢体倦怠,小便淋漓。"《女科经纶》:"妇人有阴痒生虫之证也。厥阴属风木之脏,木朽则蠹生,肝经血少,津液枯竭,致气血不能荣运,则壅郁生湿,湿生热,热生虫,理所必然。故治法不外渗湿清热,外以杀虫为治。然其本元,又当滋养肝血,补助脾土,益阴燥湿也。"患者素体脾虚,故大便不成形,夜寐欠安,阴痒反复发作,严重时睡眠中瘙痒难耐至醒,心烦急躁,是因脾虚湿盛,积久化热,流注下焦,损伤任带,湿热蕴积生虫所致,又见舌红苔薄白腻,脉细为脾虚湿盛之征,故治疗用清热利湿,杀虫止痒。

用药分析:方中党参、黄芪益气健脾;扁豆、藿香健脾利湿;土茯苓解毒除湿;黄芩、黄柏泻火解毒;椿根皮清热燥湿;木芙蓉花、野菊花清热解毒;百部杀虫燥湿止痒;青蒿、地骨皮退虚热;夜交藤养心安神。外洗方中蛇床子杀虫止痒,清热燥湿;苦参泻火燥湿补阴,在抗病毒、抗菌等方面有着良好的作用,并有降低细菌含量的功能,达到抑制细菌生长的目的;明矾燥湿止痒;花椒、蜂房解毒,杀虫;白头翁、皂角刺清热解毒。二诊阴痒改善,时有耳鸣,夜寐改善,故在原方基础上合欢皮养心安神;足厥阴肝经结于阴器,薛己总结妇人阴痒属肝经所化,磁石平肝潜阳,既能泻肝疏风止痒,又能安神镇惊,聪耳明目;金樱子补肾收敛固涩,近年来研究发现,金樱子具有抗菌消炎作用,提取液可杀死金黄色葡萄球菌及大肠杆菌等。经巩固治疗后,患者冲任调和,带脉固摄,脾气健旺,内外方合用,标本兼治,清热祛湿杀虫而达到治痒之目的。

验案忠告:患者阴痒反复,白带检查Uu(+),Mh(+),经西医抗菌治疗后虽然转阴,但阴痒症状未有明显改善,症状加重后复查Uu、Mh又为阳性,再次抗菌治疗后转阴,但阴痒症状没有改善,甚至睡眠中瘙痒难耐至醒,痛苦不堪,故寻求中医药治疗。中医药治疗阴痒主要从肝、脾、肾入手,外洗方杀虫收敛止痒,标本兼治,效果显著,故阴痒可依本案方法治疗。治疗期间应重视阴道分泌物的复查；明矾、花椒外用后皮肤干涩，如皮肤有破损则慎用以免疼痛不适；禁性生活，防止交叉感染；同时忌辛辣，海鲜发物，甜腻食品，宜多食用含维生素B丰富的食物。若阴痒症状没有改善，或进一步加重，应及时就诊进行活检以排除外阴癌可能。

（周　琦）

妊 娠 病 案

▮▮ 激　经 ▮▮

沈某,女,36岁。

初诊: 2014年7月9日。

主诉: 早孕后不规则阴道出血1个月。

现病史: 患者结婚7年,婚后未避孕。平时月经尚规则,月经量较多,周期约28~35天。2013年1月外院B超提示多发性子宫小肌瘤,大者22mm×16mm×19mm,肌壁间向外突出,未治疗。自述末次月经2014年6月9日,7天量多同月经,经前乳胀,以后量少淋漓不净,今起量较前稍多,量同月经,色黯红,无腹痛,伴腰酸乏力嗜睡,曾服中药益气养血止血2周。今测尿HCG阳性,追问上次月经5月4日,6天净。舌红苔薄腻微黄,脉细滑。

月经史: 13岁初潮,5~7/28~35,末次月经2014年6月9日,再上次月经5月4日。

生育史: 0-0-1-0。

中医诊断: 激经。

西医诊断: 先兆流产。

病机: 脾肾两虚,阴虚火旺,灼伤胞络,血热妄行。

治则: 健脾补肾,养血止血安胎。

方药: 党参12g,黄芪12g,菟丝子12g,杜仲12g,续断12g,狗脊12g,阿胶(烊冲)9g,枸杞12g,黄芩9g,白术12g,苎麻根12g,仙鹤草12g,小蓟草15g。

二诊: 2014年7月16日。

稍有恶心,阴道仍有少量出血,咖啡色,无腹痛,7月11日在外院做B超示:子宫内孕囊47mm×19mm×54mm,头臀长24m,见心血管搏动,血HCG 200000IU/ml。根据孕囊大小,纠正其末次月经2014年5月4日,6天净。今孕73天,舌质红苔薄腻,脉滑数。

治则:健脾补肾,养血止血,固涩安胎。

方药:党参12g,黄芪12g,菟丝子12g,杜仲12g,续断12g,狗脊12g,阿胶(烊冲)9g,枸杞12g,黄芩9g,白术12g,苎麻根12g,仙鹤草12g,小蓟草15g,南瓜蒂9g,煅龙牡(先煎)各30g,艾叶9g。

三诊:2014年9月3日。

今孕17周,已无阴道出血1个月,无腹痛无恶心呕吐,已在外院产前检查未见异常,回顾病史确诊激经。舌质红苔薄脉滑。

治则:健脾养血安胎。

方药:党参12g,黄芪12g,菟丝子12g,杜仲12g,续断12g,狗脊12g,阿胶(烊冲)9g,枸杞12g,黄芩9g,白术12g,苎麻根12g,南瓜蒂9g。

病案分析

病机分析:少数妇女于确诊妊娠后,在应届月经期,仍会有短期少量的月经样阴道出血,有人误认为是"月经",其实为蜕膜出血,中医称之为"激经"。西医学认为激经可能是孕卵着床的一种生理反应。在妊娠前3个月,囊胚尚未占据整个宫腔,在包蜕膜与真蜕膜间存有腔隙,在两膜融合过程中,由孕妇所产生的绒毛膜促性腺激素尚不能使卵巢黄体完全转化为妊娠黄体,因而卵巢功能活动继续,于每月应来月经时可有少量阴道出血。待妊娠3~4个月以后,性激素由胎盘分泌而代替了卵巢功能,也就不再继续有周期性的出血,对母体及胎儿不会产生影响。

中医认为任主胞胎,胞系于肾。肾气不足是造成孕期出血的主要原因,由于阴虚火旺、灼伤胞脉而致者。激经产生的原因,中医认为是血盛气衰,脾肾两虚,阴虚火旺。盖肾为先天之本,司生殖与闭藏;脾为后天之本,主运化与统血。素体脾肾两亏,固摄不利,怀孕之后,脾肾益虚,则失其闭藏统摄,故见孕期出血。而素体肝肾阴虚,相火偏旺,怀孕之后阴血下聚养胎,阴血相对不足,相火更炽。故而在以往月经来潮期,机体气血相对偏盛,火伤血络,气血妄行而出现阴道少量流血。激经虽然可能是妊娠的特殊生理现象,对胎孕无妨,但《女科经论·引女科集略》认为:"女之肾脉系于胎,是母之真气,子之所赖也,若肾气亏损,便不能固胎元。"《景岳全书·妇人规》曰:"凡胎热者,血易动,血动者,胎不安。"且孕期出血患者较恐慌,故安胎治疗很有必要。

用药分析:治法循《诸病源候论》及《经效产宝》中安胎之法,遣方合仲景《金匮要略》胶艾汤与《女科百问》杜仲丸加减,重用黄芪、党参益气固胎;杜仲、续断、狗脊、菟丝子补肾益精、固摄冲任;枸杞、阿胶滋阴养血;黄芩、白术、苎麻根清热化湿,和胃安胎;仙鹤草、小蓟清热止血。全方令肾旺脾健,精血化生,以荫胎元;热去湿除,血脉畅行,邪去胎安。诸药配伍,共奏益气养血、固元安胎之功,终使妊娠安然无虞,度过激经期,胎儿发育良好。

验案忠告:该案患者末次月经5月4日,从6月9日起阴道出血量同月经,不易诊断早孕,在确诊早孕后又极难与胎漏进行鉴别。临床亦有不少激经孕妇在孕早期阴道出血难以与胎漏相鉴别而可能转化为流产,故应给予充分重视,积极治疗。另外,关于妊娠后的阴道出血还应考虑到有可能因妊娠并发蜕膜息肉、子宫颈糜烂、子宫颈癌等而导致阴道不规则出血,此时应到医院做进一步的诊断与治疗,以免延误病情。

(张　琼)

‖ 妊 娠 腹 痛 ‖

彭某,女,34岁。
初诊:2014年4月9日。

主诉:孕70天,少腹抽痛1周。

现病史:结婚4年未避孕未孕,于2013年6月孕40天自然流产1次,未行清宫。经常腰酸,乳胀,带下量少,手足心热,易汗出,有小叶增生史,于2013年7月30日治疗后怀孕,末次月经2014年1月31日。患者于2014年3月11日孕48天时外出旅游时见少量阴道出血,3月14日于外院查血β-HCG 14464.1nmol/L,P 47.68nmol/L,4月2日起少腹时有抽痛,走窜感,无阴道出血,4月7日外院B超示:子宫62mm×77mm×70mm,宫腔内见胚囊59mm×30mm×53mm,胚芽23mm,见胎心搏动。刻下:少腹仍有抽痛,自觉恶心,胃脘胀闷不适,基础体温维持高相。苔薄白,脉滑。

月经史:13岁初潮,5/30,量中色红,有小血块,无痛经,腰酸乳胀,末次月经2014年1月31日。

生育史:0-0-1-0。

中医诊断:妊娠腹痛。

西医诊断:先兆流产。

病机:脾虚肝郁,胞脉阻滞,气血运行不畅,不通则痛。

治则:健脾柔肝,缓急止痛。

方药:党参9g,黄芪9g,白术12g,白芍15g,炙甘草6g,黄芩9g,菟丝子12g,苏叶9g,姜竹茹9g,麦冬9g,陈皮6g,杜仲12g,苎麻根12g。

医嘱:①每天测量基础体温;②注意保暖;③忌生冷辛辣食物。

二诊:2014年4月16日。

孕77天,无少腹抽痛,无阴道出血,恶心不明显,纳可寐安,二便正常。苔薄白,脉滑。

治则:健胃和中,补肾安胎。

方药:党参9g,黄芪9g,白术9g,白芍9g,杜仲12g,寄生12g,菟丝子12g,陈皮6g,黄芩9g,狗脊12g,续断12g,苏梗9g,苎麻根12g。

医嘱:①每天测量基础体温;②注意保暖;③忌生冷辛辣食物。

之后按上述方药加减用药,每周随访无特殊。2014年7月孕5个月时随访,产前检查一切正常。

病案分析

病机分析：妊娠腹痛，亦称胞阻。《圣济总录》曰："妊娠脏腑虚弱，冒寒湿之气，邪气与正气相击，故令腹痛。病不已，则伤胞络，令胎不安。"《陈素庵妇科补解》又云："妊娠少腹痛者，因胞络宿有风冷，后却受娠，受娠之后则血不通，冷与血相搏，故令少腹痛也。甚则胎动不安。"患者素有腰酸、乳胀，自然流产一次，此次妊后脾虚肝郁，木气横逆，又外出旅游劳累胞脉阻滞，气血运行不畅，不通则痛，则见少腹时有抽痛，恶心，胃脘胀闷不适。故首诊急则治其标，健脾柔肝，缓急止痛，腹痛愈后治其本，肾气充，冲任脉盛，就能固胎，不会流产，故应补肾，补肾即可固冲任，治则为健胃和中，补肾安胎。

用药分析：方中重用白芍泄肝木，安脾土，养血柔肝，合甘草此为芍药甘草汤，和里缓急止痛；党参、黄芪、白术健脾益气，扶助脾土；黄芩清热燥湿安胎，配伍白术起协同作用，现代医学研究证实，黄芩含有孕酮起松弛子宫作用，故有安胎之效；患者乳胀，有小叶增生史，陈皮疏肝理气，抑木扶土；手足心热，易汗出，麦冬养阴；姜竹茹降逆止呕；苏叶、苏梗理气安胎；再加菟丝子、狗脊、杜仲、续断、寄生、苎麻根，共奏补肾安胎之效。

验案忠告：妊娠腹痛是孕期常见病，若不伴有下血证，一般预后良好。若痛久不止，病势日进，也可损伤胎元，甚则发展为堕胎、小产，因此，临床上妊娠腹痛应引起足够重视，以防腹痛加剧进而先兆流产乃至流产。本案经及时治疗后腹痛明显减轻，但仍然不能掉以轻心，加上患者有自然流产一次，更应继续补肾安胎治疗。本案用芍药甘草汤重用白芍和里缓急，对妊娠腹痛者是首选之方，但应排除出血流产。治疗期间，嘱咐患者做好基础体温测量，以了解孕期胎儿的情况，若腹痛加剧应及时就诊，以防宫外孕，必要时行B超检查以了解胚胎情况。

（周　琦）

妊娠腹痛、妊娠身痒

潘某,女,30岁。

初诊:2013年6月5日。

主诉:孕27天,血HCG阳性,伴下腹隐痛1天。

现病史:患者结婚3年,去年10月曾孕47天自然流产,以后未避孕,但一直未孕,故非常重视怀孕。末次月经5月9日,现经水逾期未至,6月3日外院血检:血HCG 91.76mIU/ml, P 127.2nmol/L。今患者自觉下腹隐痛,无阴道流血,来我院就诊以防流产。刻下:下腹隐痛,乳胀,神疲乏力,无明显腰酸,夜寐差,大便3日未解,全身皮肤作痒,但皮色不变,苔薄,脉细。

月经史:14岁初潮,3~5/28,末次月经5月9日,量中,有血块,乳胀,无痛经。

生育史:0-0-2-0,2006年人流一次,2012年10月孕47天自然流产并清宫。

中医诊断:①妊娠腹痛;②妊娠身痒。

西医诊断:先兆流产。

病机:肝肾不足,精血亏虚因而冲任血少,胞脉失养,则致妊娠腹痛。

治则:益肾补肝安胎。

方药:党参12g,黄芪12g,白术9g,白芍9g,菟丝子12g,续断12g,狗脊12g,黄芩9g,杜仲12g,苎麻根12g,南瓜蒂9g,火麻仁9g。

医嘱:①注意休息,避免过度劳累;②保持心情舒畅;③避免接触寒凉刺激或有毒物质。

二诊:2013年6月14日。

6月13日血HCG 12396mIU/ml, P 73.8nmol/L,药后腹痛好转,晨起呕恶较剧,外阴瘙痒,皮肤出现红疹痒痛,便秘,苔薄尖红脉滑。

治则:补肾安胎,清热燥湿。

方药: 党参9g, 黄芪9g, 藿香9g, 佩兰9g, 麦冬9g, 黄芩9g, 黄连6g, 生甘草6g, 蒲公英15g, 炒荆芥6g, 地肤子9g, 苎麻根12g。

外洗方: 薄荷3g, 香樟木7.5g。

医嘱: ①注意休息, 避免过度劳累; ②保持心情舒畅; ③避免搔抓皮肤。

三诊: 2013年6月28日。

孕50天, 2013年6月27日血检, 血HCG 157846mIU/ml, P 114.47nmol/L, PRL 1077.62mIU/L, 刻下神疲, 恶心呕吐一次, 皮疹未作, 已无瘙痒, 便秘, BBT高相平稳正常, 便秘, 苔薄尖红, 脉细滑。

治则: 补益肝肾, 养血安胎。

方药: 党参12g, 黄芪12g, 枸杞子9g, 桑椹子9g, 白术9g, 白芍9g, 苏叶9g, 黄芩9g, 火麻仁9g, 苎麻根12g, 南瓜蒂9g, 姜竹茹9g。

医嘱: ①注意休息, 避免过度劳累; ②保持心情舒畅。

孕4个月时随访, 患者已于产科孕期登记检查, 一切正常。

病案分析

病机分析: 患者有2次流产病史, 其中1次自然流产, 因此情绪非常紧张。数次流产损及肾气, 肾气不足, 胞脉失养, 兼之平素忧思多虑, 肝郁气滞, 内耗肝血, 冲任精血不足, 不荣则痛, 临症见下腹隐痛; 肝气郁结, 气机阻滞, 故见乳胀; 孕后血养胎元, 大肠缺乏津液濡养, 故见便秘; 肾气不足, 神疲乏力。二诊时, 患者感染湿热之邪, 阻遏肌肤, 出现皮肤瘙痒, 下注外阴, 出现阴部瘙痒, 此时, 患者发展为虚实夹杂的复杂病症。

用药分析: 李教授治以党参、黄芪、白术健脾益气, 补益生化之源; 白芍柔肝敛阴, 和营止痛; 菟丝子、续断、狗脊、杜仲补肾安胎; 苎麻根、黄芩清热安胎; 南瓜蒂祛痰安胎; 火麻仁润肠通便, 善治津血不足之肠燥便秘。全方共奏补肝益肾、滋阴安胎之效。患者服药后腹痛减轻, 但是出现外阴瘙痒, 皮肤红疹痒痛, 李教授在补肾安胎基础上, 治以清热燥湿。方中藿香、佩兰化湿和中止呕; 麦冬养阴益胃生津, 润肠通便; 黄芩、黄连清热燥湿; 生甘草调和药性；蒲公英清热解毒；炒荆芥祛风解表，透疹止痒；地肤子清热利湿止痒，善治下焦、外阴瘙痒；苎麻根清热安胎。另用外洗方熏洗患处，薄荷发散风热，透疹解毒；香樟木祛风除湿，此药含樟脑成分，尽管有活血化瘀作用，一般是孕期不用，因痒剧难忍且小剂量短期应用，不会影响胎儿生长发育。李教授治疗妊娠外阴瘙痒，内外兼施，提高疗效。患者经过治疗后，血HCG上升如停经日期，B超检查胚囊发育正常，同时阴痒症状消失，治疗非常成功。此时李教授处方又转至平补安胎，十分奥妙。

验案忠告：患者有流产病史，又数月不孕，故妊娠期间过度紧张，所以治疗时应向患者做好解释工作。患者病情复杂，既有肝肾精血不足之内因，又有外感湿热之外因，因此出现妊娠腹痛、妊娠身痒的虚实夹杂病症。李教授在治疗本病时抓住本质，以补肝益肾安胎为主，兼治外阴和皮肤瘙痒。一方面内外兼治，加强疗效，另一方面用药必须顾及孕妇及胎儿，适当降低用药剂量。

（徐莲薇）

胎动不安（试管婴儿）

夏某，女，30岁。

初诊：2013年8月14日。

主诉：阴道出血3天，伴腹痛。

现病史：患者于2013年7月16日行IVF-ET，7月27日血 β-HCG 229nmol/L，P23.2nmol/L，8月4日血 β-HCG 4900nmol/L，P 53.41nmol/L。8月11日起患者阴道见中量出血，色鲜红，伴腹痛，腰腹下坠，无组织落出，外院予雷诺酮每日1粒塞阴道，芬吗通每日1粒口服，达芙通每日1粒口服，效果不显，仍有出血，故寻求中医药治疗。舌红苔薄白，脉细滑。

月经史：14岁初潮，5—7/28，量中，色红，无痛经。

生育史: 0-0-2-0。

中医诊断: 胎动不安。

西医诊断: 先兆流产(试管婴儿)。

病机: 肾气亏损,冲任不固,胎失所系,胎元不固。

治则: 补肾安胎,益气止血。

方药: 党参12g,黄芪12g,白术12g,白芍12g,菟丝子12g,寄生12g,仙鹤草12g,小蓟12g,杜仲12g,狗脊12g,苎麻根12g,艾叶6g,阿胶(烊冲)9g。

医嘱: 测基础体温。

二诊: 2013年8月28日。

孕9周,8月24日阴道出血1天,量多色红有血块,无腹痛,腰酸。患者内心紧张即刻去某妇幼保健医院诊治,B超示: 宫体位置: 前位,71mm×64mm×50mm,外形尚规则,肌层回声欠均匀,宫腔内见两个胚囊,大小28mm×17mm×21mm、19mm×19mm×14mm,胚芽长约10mm×8mm,均见原始心管搏动,胎心: 146次/分,宫颈前后径30mm,宫颈长32mm,宫腔内见条状弱回声,最大前后径约9mm。提示: ①宫腔内双胎妊娠;②宫腔积血。

上述中药继续服,无阴道出血已止3天,基础体温高相正常,牙龈肿痛,刻下肢体出现皮疹,基础体温略高0.2℃,舌红,苔薄白,脉细微滑。

治则: 养阴清热,补肾安胎。

方药: 党参12g,黄芪12g,白术9g,白芍9g,菟丝子12g,杜仲12g,黄芩9g,黄连3g,苏叶9g,知母9g,苎麻根12g。

之后不定期按上述方药加减用药至孕7个月时,孕期一切正常。

病案分析

病机分析:《素问·上古天真论》曰:"女子七岁,肾气盛,齿更发长;二七而天癸至,任脉通,太冲脉盛,月事以时下。"在脏腑中,肾为先天之本,肾藏精,精可化血,精血同源,天癸取决于肾,只有肾气盛才能天癸至,月经正常。如果肾气衰,会出现月经不调,闭经,子宫发育不良,不孕症等妇科疾病。患者有2次流产史,此次行IVF-ET而受孕,孕后腹痛,腰酸,阴道出血,胎脉系于肾,素体肾气不足,冲任不固,故而胎失所养而见胎漏。任脉主胞胎,如果肾气充,冲任脉盛,就能固胎,不会流产,故应补肾,补肾即可固冲任,治疗原则为补肾安胎,益气止血。

用药分析:本方用菟丝子、续断、狗脊、杜仲、桑椹子补肾安胎;黄芪、党参、白术益气补血;又因妊娠之后阴道出血,故用阿胶、小蓟、仙鹤草、艾叶止血固胎元;再加黄芩与白术配伍,起协同作用。三诊患者牙龈肿痛,此因胎火内热上冲,故用黄连、知母清热滋阴,并协同黄芩共奏安胎之功。

验案忠告:IVF的成功与否主要取决于卵细胞质量和子宫内膜容受性两个方面,一旦胚胎种植成功不要忽视保胎的重要性。临床发现试管婴儿成功率不高,而流产经中药保胎安胎后成功率明显增加,所以建议IVF后应以补肾安胎为主,尤其出现胎漏者还应加用止血之品治之,如果阴道出血量多,伴腹痛,可适当加用达芙通、黄体酮、HCG一起治疗。治疗期间还应该继续测量基础体温,以了解孕期胎儿的情况,必要时行B超检查以了解胚胎情况。

(周　琦)

▌▌▌ 胎萎不长 ▌▌▌

杨某,女,30岁。

初诊:2012年10月26日。

主诉:结婚3年,婚后不孕。

现病史:体虚乏力,腰膝疲软,头晕耳鸣,烦躁多虑,经行腹痛,经色黯淡,腰酸乳胀,带下清稀。2012年8月月经11天测血内分泌:LH 7.55U/L,FSH 5.43U/L,E_2 32.33pmol/L,T 0.44nmol/L,P 0.66nmol/L,PRL 384.4mU/L;阴超(月经10天):子宫34mm×38mm×

40mm,宫内回声欠匀,内膜5mm,附件(-),苔薄,脉细小弦。

月经史:13岁初潮,7/32~42,末次月经10月2日—10月8日,量中。

生育史:0-0-0-0。

妇科检查:外阴:已婚式,阴毛较密集;阴道:无异常;宫颈:中糜颗粒状;宫体:后位略小;附件:(-)。

中医诊断:胎萎不长。

西医诊断:胚胎发育迟缓。

病机:肾气不足,水不涵木,血海失盈,肝郁气滞。

治则:益肾填精,疏肝养血。

方药:白术9g,紫石英(先煎)15g,川楝子12g,怀山药12g,菟丝子12g,香附12g,鸡血藤15g,生地12g,熟地12g,川芎6g,柴胡9g,杜仲12g,石菖蒲12g,八月札12g。

医嘱:①测基础体温;②勿食油腻生冷之物;③注意休息,勿熬夜。

二诊:2013年4月27日。

末次月经3月11日,患者于4月25日因"停经45天,少量阴道流血半天"至上海某专科医院急诊(20点45分)检查B超:孕囊(GS)20mm×18mm×12mm卵黄囊不明显,胚芽未见;告知胚胎停育可能,如阴道流血增多、腹痛,随时就诊,嘱明门诊,查血HCG及孕酮。诊断:停经待查,胚胎停育可能。建议明天门诊,并做好人流准备,次日晨去该院门诊,B超仍如昨晚,胚芽未见,卵黄囊不明显,患者拒绝人流手术,测血HCG 43208mIU/L,P 32.86nmol/L。医嘱:①随访;②一周复检B超。今来本院门诊:孕47天,阴道少量见红,B超提示宫内妊娠。刻下:恶心、纳呆,苔薄,脉细。

治则:健脾益肾,养血安胎。

方药:党参12g,黄芪12g,菟丝子12g,杜仲12g,狗脊12g,续断12g,白术12g,白芍12g,黄芩9g,苎麻根12g,熟地12g,仙鹤草30g,小蓟15g。

西药:黄体酮20mg×7支,每次20mg,每日1次肌注;Vit E 100mg×30粒,每次100mg,每日1次;Vit B$_6$ 10mg×100粒,每次2粒,3次/日。

三诊: 2013年5月29日。

孕79天,基础体温持续高温,仍泛恶剧; 5月24日B超: 宫内胚囊49mm × 36mm × 30mm,内见卵黄囊,见心管搏动,苔薄,脉细。

治则: 健脾益肾,养血安胎。

方药: 党参9g,黄芪9g,白术12g,白芍12g,菟丝子12g,苎麻根12g,杜仲15g,狗脊12g,黄芩9g,续断15g,熟地12g,姜竹茹9g,姜半夏9g,陈皮6g,砂仁(后下)3g。西药: Vit B_6 10mg × 50粒,每次20mg,每日3次,口服。

随访至2014年2月,患者已于1月18日顺产,女婴,母女健康。

病案分析

病机分析: 本案治疗前期,妇检子宫偏小,B超宫内回声欠佳,测基础体温上升不良。证属脾肾两虚,冲任失调。经调理成功怀孕。孕45天时阴道出血,B超: 孕囊(GS)20mm × 18mm × 12mm、卵黄囊不明显,胚芽未见,被告知胚胎停育可能。胎元发育滞缓,显与素体虚弱,肾气亏耗,气血不足有关,故仍守前法,治从肝脾肾入手,慎养气血,固冲养胎。

用药分析: 首诊治则益肾填精,疏肝养血,以血肉有情之品补肾填精,使气血充盈,冲任调和,喜获妊娠。孕后胎元失养,发育滞缓,胎漏见红,先于养血保胎,之后随诊加减,在一度B超提示胚芽未见,卵黄囊不明显,被告知胚胎停育可能的危险诊断结论下,终于使"停胎"复生,保胎至正常发育16周以上,随访正常生育一女婴。

验案忠告: ①素体虚弱患者,一朝怀孕,须率先及早保胎。②孕后阴道出血,须安定患者情绪,认真分析病情,对阴道出血不多,基础体温高相正常,无腹痛,仍有妊娠反应,且HCG仍在较高水平者,认真随访观察,不忙于下流产结论。③一旦发生孕后见红,尽量朝好的方向争取,积极治疗,中西药合用,珍爱生命,力争保胎。

(马毓俊)

先兆流产、绒毛膜下血肿

李某,女,32岁。

初诊: 2014年1月22日。

主诉: 不孕。

现病史: 婚后曾怀孕3次,前两次怀孕因不想要,自行药流。2013年1月第三次怀孕,停经45天,阴道出血,致难免流产,清宫送病检: 胚胎非整倍染色体。流产后避孕到2013年10月,至今未避孕而未能怀孕。2013年12月19日(月经第2天)上海六院血内分泌检测: 促黄体生成激素(LH)3.67U/L,促卵泡成熟激素(FSH)11.62U/L↑, 雌二醇(E2)214.00pmol/L↓,睾酮(T)0.34nmol/L,泌乳素(PRL)7.72mU/L,游离雄激素3.84nmol/L,性激素结合蛋白(SHBG)30.72nmol/L,硫酸脱氢表雄酮349.20nmol/L,促甲状腺激素3.85mu/L↑,游离三碘甲腺原氨酸(FT$_3$)4.66pg/ml,游离甲状腺素(FT$_4$)16.42pg/ml; 经行量中,少腹坠胀,腰膝酸软,末次月经1月13日—1月17日。目前口服优甲乐半片/天,带下中,大便成形稍薄,苔薄,边有齿痕。

生育史: 0-0-3-0。

月经史: 13岁初潮,5~6/26,量中,色红,无血块,无腹痛。

中医诊断: 不孕。

西医诊断: 卵巢功能低下,继发不孕。

病机: 流产3次,冲任损伤,肾气不足,血海不盈,两精不能相搏而不孕。

治则: 益肾填精,调补冲任。

方药: 当归9g,肉桂3g,鸡血藤15g,枸杞子12g,熟地12g,肉苁蓉12g,菟丝子12g,香附12g,胡芦巴12g,首乌12g,龟板18g,鹿角片9g,紫河车粉(吞)9g,附子9g。

医嘱: ①测BBT;②嘱丈夫精液常规检测。

二诊: 2014年2月26日。

基础体温上升5日,上升良好,苔薄边有齿痕,脉细小弦。

治则: 健脾益气,补肾调经。

方药: 党参9g,黄芪9g,黄精12g,木香6g,石楠叶12g,龟板18g,鹿角片9g,白术9g,紫石英15g,川楝子12g,山药12g,菟丝子12g,香附12g,鸡血藤15g,生熟地(各)12g,川芎6g,紫河车粉9g。

三诊: 2014年3月11日。

末次月经3月6日—3月9日,量较前增多,上月基础体温双相,上升良好,打嗝,欲吐,二便正常,苔薄,边有齿痕,脉细。

治则: 益肾调冲,理气和胃。

方药: 香附12g,当归9g,肉桂3g,鸡血藤15g,枸杞子12g,熟地12g,肉苁蓉12g,菟丝子12g,桔梗6g,黄精12g,石楠叶12g,附子9g,姜半夏9g,龟板18g,鹿角片9g,紫河车粉9g,陈腹皮(各)9g。

四诊: 2014年4月4日。

月经第3天测血生殖内分泌: 促黄体生成激素(LH)1.80U/L,促卵泡成熟激素(FSH)6.52U/L,睾酮(T)1.44nmol/L;末次月经3月31日至今未净,量中,色黯,少量血块,腹胀,腰酸,无乳胀,苔薄齿痕,脉细。

治则: 健脾益气,补肾调冲。

方药: 白术9g,紫石英15g,川楝子12g,山药12g,菟丝子12g,香附12g,鸡血藤15g,生熟地(各)12g,川芎6g,党参12g,黄芪12g,黄精9g,淫羊藿30g,紫河车粉9g,龟板18g,鹿角片9g。

五诊: 2014年4月29日。

末次月经3月31日,基础体温持续上升,4月26日测血生殖内分泌: β-HCG 25.6mIU/L,P 34.3nmol/L。刻下: 大便黏稠,无腹痛,夜寐易醒,燥热,苔薄,边有齿痕,脉细。

治则: 益气养冲,温肾安宫。

方药: 党参9g,黄芪9g,白术芍(各)9g,杜仲12g,川断12g,茯苓9g,炒扁豆12g,苏叶9g,苎麻根12g,南瓜蒂9g。

六诊: 2014年5月6日。

孕36天,5月4日起阴道出血,量如月经,今量已减少,无腹痛,苔薄,脉滑数。5月4日 β-HCG 1504mIU/L,5月6日 β-HCG 3029mIU/L,P 39.23nmol/L。

治则: 健脾补肾,安胎止血。

方药: 党参9g,黄芪9g,白术芍(各)9g,艾叶6g,阿胶9g,小蓟15g,仙鹤草15g,黄芩9g,苎麻根12g,南瓜蒂9g。

七诊: 2014年5月13日。

孕43天,今日阴道出血又有,鲜红,如月经量,无腹痛,腹泻,今日2次,舌质黯黑,脉细。5月10日B超示: 宫内微性结构10mm×8mm×9mm(偏右宫内); 5月13日B超: 宫内囊性结构7mm×8mm×11mm,其旁弱加声29mm×30mm×39mm,疑为内出血(绒毛膜下血肿)。

中医诊断: 胎漏。

西医诊断: 先兆流产,绒毛膜下血肿。

治则: 健脾补肾,止血安胎。

方药: 党参9g,黄芪9g,白术芍(各)9g,大小蓟(各)12g,仙鹤草15g,艾叶6g,阿胶9g,杜仲12g,川断12g,苎麻根12g,炒扁豆12g,怀山药9g。

西药: 黄体酮20mg×10支,肌注,每次1支,每日1次。

八诊: 2014年5月16日。

孕47天,基础体温高相良好,阴道出血量较前减少,苔黄腻,脉细滑。

治则: 健脾补肾,化湿清热,养血安胎。

方药: 党参9g,黄芪9g,藿佩(各)9g,川断12g,苏叶9g,黄芩9g,小蓟9g,仙鹤草15g,艾叶6g,阿胶9g,苎麻根12g。

九诊: 2014年5月21日。

孕52天,阴道少量呈陈旧性出血,无腹痛,泛恶。化验: HCG 24411.00mIU/L,P 39.36nmol/L。目前无特殊,苔薄,脉细。

治则:健脾补肾,养血安胎。

方药:党参9g,黄芪9g,白术芍(各)9g,艾叶6g,阿胶9g,仙鹤草12g,熟地9g,黄芩9g,苏叶9g,苎麻根12g,南瓜蒂15g。

十诊:2014年5月28日。

5月27日外院阴超示:早孕(46天),胚囊22mm×19mm×20mm,胚芽8mm,见心管搏动,孕囊旁积液33mm×49mm×30mm,阴道见少量咖啡色分泌物,小腹坠胀,饭后呕吐清水,苔白腻,脉细。

治则:益气和胃,养血安胎。

方药:党参9g,黄芪9g,白术芍(各)9g,菟丝子12g,川断12g,黄芩9g,蒲公英12g,苎麻根12g,苏叶9g,姜竹茹9g,姜半夏9g,陈皮9g,砂仁后下3g,仙鹤草15g。

十一诊:2014年6月11日。

孕71天,2014年6月10日外院B超:胚囊32mm×38mm×39mm,胚芽长25mm,见心管搏动,旁见积液22mm×40mm×24mm,提示:早孕(66天左右),孕囊旁积液较上次缩小,走路后或大便用力,阴道少量黑色分泌物,无腹痛,呕吐剧,苔薄腻,脉细滑。

治则:益气和胃,养血安胎。

方药:藿佩(各)9g,陈皮6g,砂仁(后下)6g,苏叶9g,党参9g,黄芪9g,白术芍(各)9g,姜半夏9g,姜竹茹9g,蒲公英12g,黄芩9g,苎麻根12g,灶心土15g,黄连6g。

十二诊:2014年6月27日。

孕89天,尿常规白细胞5~10/HP,少腹胀满,恶心呕吐,行走1~2站路去医院就有点滴出血,淡红,有时腹痛且胀,苔薄,边有齿痕,脉细。

治则:益气和胃,养血安胎。

方药:党参12g,黄芪12g,白术芍(各)12g,苏叶9g,姜半夏9g,姜竹茹9g,陈皮9g,黄芩9g,仙鹤草15g,黄连6g,苎麻根12g,谷芽9g。

治疗至2014年7月8日,B超:孕14周2天,宫内见1个胎儿,顶臀径71mm;CDFI示:胎心156次/分,心律齐,见胎心搏动;胎盘位置:

右侧壁,胎盘厚15mm;胎盘分级:0级;胎盘下缘距内口20mm,胎盘下缘见长条形弱回声,11mm×27mm×25mm;羊水深度31mm。超声提示:①单胎;②胎儿生长相当于13周2天;③胎盘下缘长条形弱回声,绒毛膜下血肿可能。带下淡红色,无腹痛,打嗝,晨起时有泛恶,苔腻,脉滑。继续保胎随访,阴道出血已止,胎儿发育正常,母体健康。

病案分析

病机分析:本案患者3次流产,伤伐正气,脾肾受损,气血两虚。先是FSH值升高,显示卵巢功能衰微,两精不能相搏而求嗣未遂。经治疗妊孕后,同样因为正气不足,冲任不固,不能摄血养胎,以致胎动不安,有胎漏之虞。盖冲为血海,任主胞胎,冲任之气固,则胎有所载,元有所养,胎儿可正常生长发育。而脾虚则中气不足,不能化水谷为精微,上奉于心而生血;气虚不足以载胎,血虚不足以养胎元;肾虚则冲任不固,胎失所系,因而导致胎动不安、胎漏等症。回顾病史,本病治疗虽分两个阶段,但都与脾肾两脏密切相关,前阶段肾精不足,脾阳衰微,重在益肾填精,振奋阳气,益冲养血以促妊孕;后阶段胎动不安,冲任不固,法当健脾益肾,养血安胎,药饵调摄与心理慰抚并举,虽经阴道外出血、宫内出之血风险,一直应用养血止血之剂,终使患者幸免坠胎之虞,化险为夷。

用药分析:本案前阶段益肾填精,健脾益气,调补冲任,养血促孕,以李教授经验方"调经方"、"助黄汤"加减从治,其中菟丝子、枸杞子、石楠叶、胡芦巴补益肾气;配附子、肉桂、淫羊藿、肉苁蓉温肾助阳,充养先天之本;党参、黄芪、白术、黄精、山药健脾益气,以资生化之源;生熟地、首乌、当归、鸡血藤、川芎滋阴活血,与龟鹿二仙、紫河车合用,调补冲任,养血暖宫。紫河车,系人出生时所脱胎盘,性味甘、咸、温,入肺、心、肾经,有补肾益精,益气养血之功。本品始载于《本草拾遗》,言其"主气血羸瘦,妇人劳损,面黩皮黑,腹内诸病渐瘦悴者"。《本草纲目》:"儿孕胎中,脐系于母,胎系母脊,受母之荫,父精母血,相合而成。虽后天之形,实得先天之气,其滋补之功极重,久服耳聪目明,须发乌黑,延年益寿"。《本草经疏》:"人胞乃补阴阳两虚之药,有反本还元之功"。我国自古视"胎盘"为滋补上品,补人之精气神,它能从根本上医治和调节人体各器官的生理功能,激活人体内的衰老细胞及细胞再生功能,使人精力旺盛,青春焕发。现代医学研究认为,胎盘含蛋白质、糖、钙、维生素、免疫因子、女性激素、助孕酮、类固醇激素、促性腺激素、促肾上腺皮质激素等,还含有多种有应用价值的酶,能促进乳腺、子宫发育,是调补冲任,益肾促孕的要药。患者经上述方药3个月治疗,体质增强,月经如期,血生殖内分泌正常,终于确诊早孕。然孕后阴道出血,症状反复,B超提示孕囊旁积液,血肿碍胎堪虑。《金匮要略》云:"胎动下血……所以血不止者,其癥不去故也"。陈良甫《妇人大全良方》:"妊娠漏胎,此由冲任脉虚……气血失度,使胎不安,故令下血也"。朱丹溪:"胎漏多因于血热,然有气虚血少者,此脾气虚而不能摄血也。"西医学认为,孕妇绒毛膜下出现血肿,是因为包裹胚胎的绒毛膜(形成胎盘的子宫内绒毛)与子宫壁有稍许分离,外侧会形成血块,从而引起出血,胚胎所需的营养供给也会随之受影响。李教授恪守经典、参印前贤,衷中参西,以经验方"保胎方"精心调治,方中党参、黄芪健脾益气,升阳助孕;白术、黄芩益气健脾,清热养胎;菟丝子、杜仲补肾安胎;白芍养血敛阴;南瓜蒂、苎麻根清热安胎;另加蒲公英清解消癥;艾叶、阿胶、小蓟、仙鹤草养血止血,终使孕后出血渐止,血肿消退,胎元发育,母体健康。

验案忠告:妊娠于28周前终止者称为流产。根据其不同的阶段,分别为:先兆流产、难免流产、不全流产、完全流产、过期流产。临床观察,自然流产的发生率在15%~40%。发生流产的原因有:①染色体异常(夫妇中如有一人染色体异常,它可传至子代,导致流产或反复流产)。②母体因素(高热、病原体感染、内分泌异常、免疫功能异常、不良生活习惯与不良环境因素等)。中医称先兆流产为胎漏,胎动不安,进而发展,可有小产之虞。中医认为主要是冲任不固,不能摄血养胎所致。

本案忠告:①既往认为孕后阴道出血可致流产。现科技发展,经B超检查,孕后孕囊旁之积液有内出血之疑,内出血挤压胚胎可致胎死而流产。我们曾经遇到几例患者,对有阴道外出血者多给予止血药,对内出血者初始不认识,未用止血药,结果由于内出血多致胚胎死亡,胎停而流产,之后我们总结经验,无论是外出血、内出血,或内外出血均用止血药,并B超随访,内出血逐渐缩小是有效标志,阴道出血止,胚胎发育生长是可喜之标志。②对先兆流产的治疗除卧床休息、严禁性生活外,应对患者营造一个有利于心情稳定、解除紧张气氛的环境,对曾经有流产史者,应给予更多的精神支持。③患者避免不必要的阴道检查,减少对子宫的刺激,同时避免过分的精神紧张,否则容易引起流产。④怀孕期间需均衡饮食,注意个人卫生,常换衣,勤洗澡,但不宜盆浴、游泳。特别要注意阴部卫生,防止病菌感染。衣着应宽大,腰带不要束紧。平时应穿平底鞋。⑤要保持心情舒畅:研究认为,自然流产原因之一是因为孕妇皮层下中枢兴奋亢进所致,因此,妊娠期精神要舒畅,避免各种刺激,采用多种方法消除紧张、烦闷、恐惧心理,以调和情志。

(马毓俊)

先兆流产(凝血功能异常)

程某,女,28岁。

初诊:2014年8月2日。

主诉:孕31天,要求保胎。

现病史:患者结婚3年,曾在2012年3月生化妊娠一胎,2012年7月孕2个月后因胎停而行人工流产。2014年初在本处治疗半年后于7月24日在外院检查血结果如下:血β-HCG 2691mIU/ml,P 36.08ng/ml,确诊怀孕。但血D-二聚体0.46mg/L↑,血小板最大聚集率(AA)83.3↑,二磷酸腺苷(ADP)90.39 μmol/L↑,故西医给予阿司匹林治疗,但7月24日服药至今,阴道仍有少量出血,色红。苔薄,脉细。

月经史:14岁初潮,5/30,末次月经7月3日—7月7日,量中,色红,无血块。

生育史:0-0-2-0。

中医诊断:胎漏。

西医诊断:先兆流产(凝血功能异常)。

病机:肾亏血少,阴血聚于下,瘀血阻于胞宫。

治则:补肾养血,活血安胎。

方药:党参9g,黄芪9g,白术12g,白芍12g,仙鹤草12g,艾叶9g,南瓜蒂12g,苎麻根12g,当归9g,川芎6g,丹参9g,赤芍9g,黄芩9g,阿胶9g。

二诊:2014年8月16日。

孕45天。阴道仍有少量出血,咖啡色。因服阿司匹林晚间胃脘不适,有时恶心,故自停阿司匹林,BBT高相维持。

8月14日在外院查血结果如下:β-HCG 165666mIU/ml,P 37.13ng/ml,E$_2$ 1990.3pg/ml,D-二聚体0.28mg/L,血小板最大聚集率78.68↑。

8月15日在外院B超检查结果如下:子宫大小:54mm×66mm×73mm,宫腔内见孕囊大小约42mm×23mm×24mm,胚芽长9mm,见心跳搏动,子宫动脉左侧S/D/RI,右侧S/D/RI,双侧舒张期反向,提示子宫供血不足。苔薄,脉细微滑。

病机:肾亏瘀阻,胞脉失养。

治则:补肾养血安胎,活血化瘀。

方药:党参9g,黄芪9g,怀山药15g,仙鹤草12g,白术12g,白芍12g,杜仲12g,狗脊12g,当归9g,川芎6g,苎麻根12g。

三诊:2014年8月30日。

孕59天。阴道出血已止。BBT高相维持,有时恶心呕吐,夜寐欠佳,大便干结。昨日外院查血结果如下:β-HCG>200000mIU/ml,

P 51.4ng/ml，E_2 3783pg/ml，D-二聚体0.32mg/L↑，血小板最大聚集率65.63。苔薄，脉滑数。

病机：肾亏阴虚，血聚于下，阻滞胞脉，肾阴虚不能上承于心，心火旺盛。

治则：补肾滋阴，养血安胎，活血化瘀，养心安神。

方药：党参9g，黄芪9g，怀山药15g，仙鹤草12g，白术12g，白芍12g，杜仲12g，狗脊12g，当归9g，川芎6g，苎麻根12g，麦冬12g，夜交藤30g。

按上法治疗3个月，血小板聚集最大值以及D-二聚体均下降至正常值以内，患者及胎儿安康无恙。

病案分析

病机分析：血小板聚集是指血小板之间相互黏附聚集成团的特性。D-二聚体是指纤维蛋白单体经活化因子ⅩⅢ交联后，再经纤维酶水解所产生的一种特异性降解产物，是一个特异性的纤溶过程标记物。它来源于纤溶酶溶解的交联纤维蛋白凝块。纤维蛋白降解产物中，唯D-二聚体交联碎片可反映血栓形成后的溶栓活性。D-二聚体的增高提示了与体内各种原因引起的血栓性疾病相关，同时也说明纤溶活性的增强。患者孕后检查血小板聚集最大值和D-二聚体都偏高。这些指标的增高表明体内有瘀阻之迹象，易出现西医所指的血栓，中医所指的"血瘀"。中医无此病名，根据经验和临床辨证认为此病是由于孕后肾亏血少，阴血聚于下，瘀血阻于胞宫，胚胎以及以后的胎盘血供受到影响，易引起胚胎或者胎盘坏死，引起流产。

药物分析：根据临床和辨证本案患者既有瘀阻，又有阴道出血，故治疗以补肾养血，益气止血安胎为主，并在此基础上加用活血化瘀之药。其中党参、黄芪、白术、白芍、阿胶、怀山药健脾益气，养血生血安胎；艾叶、南瓜蒂、苎麻根安胎；当归、川芎、丹参活血化瘀，降低血黏度；赤芍清热凉血，活血；黄芩、苎麻根清热安胎；阿胶、艾叶、仙鹤草温经散寒，养血安胎；狗脊、杜仲补肾安胎；麦冬滋阴养血;夜交藤养心安神。

验案忠告:本案患者孕后查血显示血小板聚集最大值和D-二聚体偏高,提示患者的血液流变发生变化,血液的黏稠和血栓的形成都可能造成对胎儿的血供不利,从而引起流产,西医给予阿司匹林治疗,以降低血液的黏稠度。但服此药后易引起阴道出血。中医无此病名,治疗主要根据临床辨证和临床经验予以用药,本案用活血化瘀之品意在降低血液黏稠度防止血栓的形成,从而有利于胎儿的生长。《黄帝内经》之"有故无殒,亦无殒也"即指此。但是孕后用活血药并不是孕后的常规用药,若用活血药,必须慎之又慎,用药量和药物的选择都必须恰到好处,尽量不用峻猛之活血化瘀之品,而且仍然以补肾安胎为主要的治疗方法。

（冯锡明）

习惯性流产

王某,女,34岁。

初诊:2013年1月2日。

主诉:孕6周,血小板聚集率增高。

现病史:患者因既往有2次流产,流产后检查发现系血小板聚集率增高所致。2012年5月再次怀孕,发现血小板聚集率增高,给予肝素、阿司匹林等治疗,效不佳,仍发生流产。目前又妊娠6周,外院检查发现血小板聚集率仍然增高,担心依然会发生流产,故前来寻求中药治疗。刻下:孕46天,基础体温高相正常。无阴道出血,无腹痛,平素腰酸。舌淡,苔薄白,脉细。

月经史:14岁初潮,5/30,末次月经2012年11月18日,量中,色黯,无痛经,无乳房胀痛等不适。

生育史:0-0-3-0。

中医诊断:滑胎。

西医诊断: 习惯性流产。

病机: 肾亏血虚, 瘀血阻滞, 冲任失调, 胎失所养。

治则: 养血活血, 补肾养胎。

方药: 党参12g, 黄芪12g, 苏叶9g, 杜仲12g, 狗脊12g, 白术9g, 白芍9g, 菟丝子12g, 熟地9g, 苎麻根12, 黄芩9g, 当归9g, 川芎6g, 鸡血藤12g, 香附9g。

医嘱: ①每天测量基础体温; ②合理饮食; ③稳定情绪; ④避免劳累, 谨防感冒; ⑤不适随诊。

患者以上方为基础方, 随症加减, 服用4个月保胎。根据血小板聚集情况, 配合服用阿司匹林25mg/日。胎儿发育正常。

二诊: 2013年5月19日。

孕26周。B超检查胚胎发育良好, 虽继续服用阿司匹林, 血小板聚集率较初孕时更高。患者担心胎儿有所不测, 同时发现手腕有块疹, 色红作痒, 胃口欠佳, 故要求继续保胎治疗。检查: 双手手腕内侧可见红疹, 融合成片状, 高于皮肤, 抓痕明显。舌淡, 苔薄, 脉滑。

治则: 健脾补肾, 活血清解。

方药: 党参12g, 黄芪12g, 怀山药15g, 丹皮9g, 丹参9g, 赤芍9g, 陈皮9g, 当归9g, 川芎6g, 黄连6g, 桑椹子12g, 苎麻根12g, 谷芽12g, 麦芽12g。

医嘱: ①合理饮食, 忌食海鲜等易过敏食品; ②稳定情绪; ③避免劳累; ④不适随诊。

三诊: 2013年6月19日。

孕30周2天。胎儿发育良好, 手腕皮疹未减。血小板聚集率恢复正常, 仍继前服用阿司匹林。舌淡, 苔薄白, 脉滑。

治则: 养血补肾, 活血清解。

方药: 党参12g, 黄芪12g, 怀山药15g, 丹参9g, 赤芍9g, 陈皮9g, 黄连6g, 生甘草6g, 蒲公英12g, 桑椹子12g, 苎麻根12g, 谷芽12g, 麦芽12g。

医嘱：①合理饮食；②稳定情绪；③避免劳累；④严禁房事；⑤不适随诊。

服上药7贴，手腕皮疹痊愈。之后依据上述方药，并随症加减服药，保胎至孕34周。于2013年8月足月顺产一男婴，母子健康。

病案分析

病机分析：本案患者连续流产3次，均因血小板聚集率增高，造成血液高凝状态，影响血运，导致流产。3次以上流产，中医学称为"滑胎"，多与母体先天不足，肾气亏虚致冲任不固，气血不足，不能摄养胎元密切相关。因此，本例患者多次流产主要责之于肾亏血虚，瘀血阻滞，使冲任失调，胎失所养。故治疗上总以养血活血，补肾安胎为大法。

用药分析：本例治疗以李教授经验方保胎方及泰山磐石散为基础方，随症加减，坚持在整个孕期连续服药，给予补肾养血，保胎安胎。孕早期，主要以补肾养血安胎为主，并适当加入当归、川芎、鸡血藤等养血理气活血药，使气行血行，减少血液的高凝状态，以期安胎。孕中期，考虑血小板聚集率增高不下，比孕早期还高，为防止高血凝状态而引起更严重的瘀血，故再适当加用丹参、赤芍等活血之品，还同时服用西药阿司匹林。如此增强用药力度，最后血小板凝集率正常，有利于孕期母子安顺。后因患者出现手部皮疹，中医辨证与湿热有关，故选用蒲公英合生甘草，清热利湿，服用后，患者皮疹痊愈。

验案忠告：瘀血是妇科疾病常见的致病因素，故活血化瘀法是中医治疗妇科疾病的常用方法。受孕以后，由于阴血下聚冲任以养胎，故活血化瘀法在妊娠期间一般慎用。但如若病情需要，亦应使用，正如《黄帝内经》所云："有故无陨，亦无殒也"。本例患者多次流产均因血小板聚集率增高所致，中医辨为"瘀血"。本次患者能顺利生产，关键在于活血化瘀药的合理使用。

（周毅萍）

前置胎盘（胎元不固）、妊娠皮肤瘙痒

张某,女,30岁。

初诊: 2012年8月25日。

主诉: 停经2个月余,晨起泛恶,上肢皮肤瘙痒1周。

现病史: 患者结婚1年,既往月经周期40天左右,有甲减病史。经量较少,有血块,无痛经。2年前曾人流一次,平时腰酸乏力,下腹隐痛伴白带量多色黄,纳可,夜寐尚安,小便正常,大便秘结,2~3日一行,舌质红,苔白腻,脉细滑。予服中药治疗,同时测基础体温了解排卵情况。治疗1年左右,末次月经2012年6月2日,已停经85天,测尿HCG阳性,晨起泛恶,上肢皮肤瘙痒,有湿疹高出皮肤。无腹痛,无阴道出血。舌淡红苔白腻,脉滑。

月经史: 14岁,5~6/40,末次月经2012年6月2日。

生育史: 0-0-1-0。

中医诊断: 胎元不固; 妊娠皮肤瘙痒。

西医诊断: 前置胎盘; 湿疹。

病机: 脾肾两虚,湿热内蕴。

治则: 益气补肾,清解化湿安胎。

方药: 党参12g,黄芪12g,白术9g,白芍9g,菟丝子12g,杜仲15g,黄芩9g,黄连6g,苏叶9g,藿香(后下)9g,佩兰(后下)9g。

二诊: 2012年9月12日。

孕14周5天,湿疹已退,无恶心呕吐,下腹胀,无阴道出血,9月5日外院B超: 单胎,胎儿12周6天,胎盘下缘盖过宫颈内口,见胎心165次/分。苔薄脉滑。

补充诊断: 前置胎盘。

病机: 脾肾两虚,中气下陷。

治则: 益气提升,固肾安胎。

方药: 党参12g,黄芪12g,白术9g,白芍9g,菟丝子12g,苏叶9g,

枸杞9g,杜仲10g,南瓜蒂9g,桑寄生9g,苎麻根15g,升麻9g。

患者孕5个月,已感胎动,腹胀腰酸,B超示:胎心148次/分。胎盘完全覆盖宫颈,已诊断为中央性前置胎盘。患者按上述处方随诊加减,并经常随访观察,患者一直无腹痛,无阴道出血,2013年3月电话随访,患者已于2013年2月19日孕37周3天时剖宫产一男婴,重2980g,Apgar评分10分,无产后出血,无恶露量多,未输血。产后1个月恶露干净。

病案分析

病机分析:中国古籍无前置胎盘亦无盆腔炎之名,根据其临床特点及西医学对本病病因病机的认识,认为与孕卵不良或子宫内膜炎有关,可散见于"热入血室"、"带下病"、"妇人腹痛"、"胎漏"、"小产"、"胎元不固"等病证中。薛己《女科撮要》云"或因六淫七情,或因醉饱房劳,或因膏粱厚味,或服燥剂致脾胃亏损、阳气下陷,或湿痰下注蕴积而成。"均可以导致带下量多以致盆腔炎症。关于妇科炎症,古人认为是"热入血室而成结胸,由邪气传入经络,与主气相搏,上下流行,遇经适来适断,邪乘虚入于血室,血为邪迫入于肝经……",若邪毒蕴结于胞宫,反复进退,耗伤气血,缠绵难愈,久病及肾则肾虚血瘀,而致不孕或胎漏。

中医学认为,男女孕育的机理如《素问·上古天真论》云:"女子……二七而天癸至,任脉通,太冲脉盛,月事以时下,故有子……丈夫……二八,肾气盛,天癸至,精气溢泻,阴阳和,故能有子。"若父母先天之精气亏损不足则易致胎元不健,如在《诸病源候论·妇人妊娠病诸候》中认为:"凡胎儿不固,无非气血损伤之病,若气虚则提摄不固,血虚则灌溉不固,所以多致小产"。故该患者病机为脾肾两虚,湿热内蕴,中气下陷以致前置胎盘。

用药分析:党参善补五脏之气,与黄芪相须使用共同起补气升提,大补气血,扶正固摄的作用;与白术相配更加强健脾益气以固胎元;菟丝子加桑寄生、枸杞补肾填精,固摄冲任,为中医古典保胎方寿胎丸的主要组成;更有黄芩配白术为安胎之圣药,其清热而不寒，健脾补气，常配用参芪共用增强安胎之功；杜仲配桑寄生协同，增强补肝肾、强筋骨、安胎之效；升麻甘、辛、微苦、凉。有升阳举陷，摄血归经之功，常与党参黄芪同用以加强补中益气；南瓜蒂、苎麻根清热安胎。一诊中加黄连、苏叶、藿香、佩兰化湿降逆止呕；二诊中加白芍、桑椹子滋阴养血。

验案忠告：虽然现代医学在不断发展，但一些产科疾病的治疗和决策如前置胎盘没有发生根本的变化，期待和观察仍然是西医在保胎领域的治疗共识，前置胎盘产前出血的一般治疗原则为镇静、止血、抑制宫缩，其中抑制宫缩为主要环节，其传统用药包括β-肾上腺素能受体兴奋剂、硫酸镁、前列腺素合成酶抑制剂等。但这些药物有扩张血管、增快心率、降低血压、升高血糖、镁中毒等副作用，对前置胎盘运用益气提升法，在大量补气的中药中加入固肾药，大大有助于修复受损的子宫内膜，有助于胎盘的升举、上移、发育，从而起到良好的治疗作用，其法值得推广。

（张　琼）

▌▌▌ 右侧异位妊娠包块腹痛 ▌▌▌

徐某，女，29岁。

初诊：2014年4月8日。

主诉：发现异位妊娠包块增大1天。

现病史：婚前有人流史，2012年婚后不孕，2013年1月HSG：双侧输卵管积水，伞端粘连。2014年1月起慕名至我处治疗，建议治疗阶段做好避孕措施，患者未遵医嘱。4月1日因"停经43天，阴道出血一天"，查血HCG 768.7IU/L，B超：宫内未见孕囊，右附件混合性包块31mm×26mm×24mm，盆腔积液18mm。普陀区妇保院诊断为"异位妊娠"予MTX注射保守治疗。4月7日复查血HCG 200.17IU/L，B超：右附件不均质包块45mm×36mm×23mm，盆腔积液25mm。异位妊娠包块较前增大,至我处就诊。刻下:阴道出血已净,少腹隐痛,苔薄质黯,脉弦滑。

月经史:15岁初潮,4~5/30,量少,色黯有血块。末次月经2014年2月27日。

生育史:0-0-2-0。

中医诊断:异位妊娠;癥瘕。

西医诊断:右侧异位妊娠包块腹痛。

病机:少腹瘀滞,胎元阻络,结而成癥。

治则:活血化瘀,消癥杀胚,通络止痛。

方药:三棱12g,莪术12g,赤芍9g,丹皮9g,丹参9g,桂枝6g,桃仁12g,党参12g,黄芪12g,茯苓9g,蒲公英30g,小茴香6g,鳖甲12g,制乳香6g,制没药6g。

医嘱:①注意腹痛情况;②随访HCG及B超;③保持大便通畅,避免增加腹压;④忌油腻、好发之物。

1周后HCG降至10.3IU/L,B超:右附件包块16mm×16mm×11mm,盆腔积液10mm。腹痛消失。

病案分析

病机分析:患者流产后摄生不慎,湿毒之邪乘虚而入客于子门,阻遏经脉,而致气滞血瘀,冲任不畅,以致胎元运行受阻,不能进入胞宫而滞留于胞外,故宫内未见孕囊;而胎元阻滞胞脉,使气血运行不畅,故见少腹隐痛;瘀血阻络,血不循经,故有阴道出血;虽经MTX注射杀胚,胎元渐殒,离经之血与胎物互结成癥,以致右侧附件不均质包块增大,溢于脉外之血增多,则盆腔积液增加。综上所述,本病属"少腹血瘀证",包括"异位妊娠部位之瘀"及"盆腔离经之血所积之瘀",故治疗以消癥杀胚、畅运气血、促使瘀滞吸收为重。

用药分析:处方以活络效灵丹合桂枝茯苓丸加减为主。方中三棱、莪术、乳香、没药破瘀消癥,行气止痛,据现代药理研究分析,没药有杀胚作用,莪术油有明显抗早孕的作用;桃仁活血化瘀,散而不收;丹参、赤芍化瘀生新,活血养血;桂枝、小茴香温通经脉,活血止痛;鳖甲软坚散结;蒲公英、丹皮、茯苓清热散瘀,利水消肿,促进盆腔炎症吸收;消癥杀胚之类攻伐药物(包括西药MTX)易耗伤气血,李教授在治疗过程中,攻伐不忘扶正,除了用丹参、赤芍养血生新外,还加党参、黄芪补中益气扶正,使机体气血得养,损伤得复。

验案忠告:①此类患者临床治疗时应注重未病先防,既病防变。平时注意个人卫生,避免感染,积极治疗盆腔炎症,尤其是在输卵管阻塞的治疗阶段,输卵管不甚通畅时注意避孕,以免发生宫外孕;一旦确诊异位妊娠,须立即住院治疗,这对未生育者采取保守治疗、保留生育功能和尽快恢复输卵管通畅尤为重要,即便是手术治疗,在未破裂之前手术与发生破裂大出血后手术相比,对患者各方面影响也要小很多。②中药治疗消癥杀胚,通络止痛,可以促进异位妊娠包块及盆腔淤血的清除,防止盆腔粘连,既降低了妊娠产物对输卵管功能的破坏,又促进了盆腔炎症的松解与吸收,且降低了西药的毒副作用。同时加快了患者康复的速度,有利于提高再次受孕机会,减少了重复异位妊娠的几率。

(陈　霞)

左侧异位妊娠包块不消失

曹某,女,34岁。

初诊:2013年11月12日。

主诉:左下腹胀痛3个月余。

现病史:结婚7年,未避孕2年。2011年孕2个月余胎停,行清宫术;2013年8月宫外孕(左侧输卵管),行保守治疗。近3个月左下腹时有胀痛,心情低落,神疲乏力,大便偏软,有生育要求。舌红苔薄腻,脉细弦。

月经史: 14岁初潮,7/34,量中,色红,夹血块,有痛经,乳胀。末次月经11月4日—11月7日,量多色红,血块多,有痛经,乳胀。

生育史: 0-0-2-0。

妇科检查: 外院B超(2013年11月2日): 子宫前位, 大小47mm×49mm×35mm, 肌层回声欠均匀, 内膜: 5mm, 左卵巢: 20mm×23mm×26mm, 见低回声12mm×11mm×15mm, 边界不清楚, 右卵巢: 15mm×20mm×23mm, 提示: 左卵巢旁低回声, 疑为宫外孕包块。

中医诊断: 异位妊娠; 癥瘕。

西医诊断: 左侧异位妊娠包块不消失。

病机: 宫外孕杀胚保守治疗,瘀阻胞中,脏腑失和,气机阻滞,瘀血内停,不通则痛。

治则: 行气活血,破血消癥。

方药: 黄芪15g,党参15g,白术9g,紫石英(先煎)15g,川楝子12g,怀山药12g,菟丝子12g,香附12g,鸡血藤15g,生地12g,熟地12g,川芎6g,红藤30g,败酱草30g,乳香6g,没药6g,丹皮12g,丹参12g,赤芍9g,炒白扁豆12g。

二诊: 2013年11月27日。

左少腹胀痛较前好转,偶有心烦乳胀,腰酸,末次月经11月4日—11月7日,期中白带质厚,无异味,色白。舌红苔薄腻,脉细。基础体温爬坡上升。

治则: 补肾祛瘀,活血消癥。

方药: 黄芪15g,党参15g,当归12g,川芎6g,白术12g,白芍12g,香附12g,枸杞12g,淫羊藿15g,菟丝子12g,肉苁蓉12g,鸡血藤15g,茯苓12g,胡芦巴12g,山茱萸12g,阳起石12g,黄精12g,橘叶9g,橘核9g,乳香6g,没药6g,红藤30g,败酱草30g,地鳖虫12g。

上药多煎150ml,配用肛门直肠保留灌肠。

三诊: 2014年1月15日。

外院B超(2014年1月11日): 子宫前位, 大小47mm×49mm×

35mm,肌层回声欠均匀,内膜5mm,LOV 20mm×23mm×26mm,ROV 15mm×20mm×23mm,提示无明显占位图像。

末次月经1月3日—1月8日,量中,有痛经,乳胀,无心烦,腰酸不明显,左下腹胀痛明显好转。舌红苔薄白,脉细。基础体温双相。

治则:补肾祛瘀,调和冲任。

方药:香附12g,当归9g,肉桂3g,鸡血藤15g,枸杞子12g,熟地12g,肉苁蓉12g,菟丝子12g,紫花地丁30g,皂角刺12g,乳香6g,没药6g,延胡索12g,红藤30g,威灵仙12g,象贝母12g,穿山甲12g。

依上方出入继续调理2个月,左下腹胀痛愈,基础体温呈双相。

病案分析

病机分析:宫外孕属中医"癥瘕"范畴,癥与瘕有所区别,《证治准绳》曰:"在腹内,或肠胃之间,与脏器结搏坚牢,虽推之不移,名曰癥,言其病形可征验也……瘀血成块,坚而不移,名曰血癥。"患者宫外孕保守杀胚治疗后,瘀血积于输卵管中,气机阻滞,不通则痛,又见患者心烦,乳胀,舌红苔薄腻,脉细弦,肝气郁滞,脏腑失和,脾虚大便软,故治疗原则为行气活血,破血消癥,同时李教授认为调气活血治疗癥瘕的大法中,加用扶正之味,更能增强祛瘀之力,故应兼顾补脾肾。

用药分析:方中穿山甲、地鳖虫破血消癥;因瘀阻滞久化热,故用红藤、败酱草清热解毒,活血散瘀;丹皮、丹参清热凉血,活血祛瘀,香附、川楝子、延胡索、橘叶、橘核疏肝解郁;紫花地丁清热利湿;乳香、没药止痛消肿;当归、川芎、鸡血藤活血调经祛瘀;皂角刺、威灵仙、象贝母软坚散结;理气活血化瘀的药可促进与改善血循环,因而可消炎消肿,祛瘀散结,达到消肿块的目的。然而活血破瘀之药日久会损伤元气,故用黄芪、党参补气健脾;怀山药、炒白扁豆健脾化湿;通过药理实验证明,这些药物能增强网状内皮系统的吸附能力,提高免疫功能,增强白细胞的吞噬能力,使吞噬细胞增加。病之初起正气较强,可以攻、破;病久正气较弱,故应攻补兼施;病之末期,正气虚弱,只可补益了。患者杀胚治疗后近3个月,正气较弱,故予扶正祛邪,增强祛瘀之力,又因患者生育要求迫切,加用生地、熟地、杞子、淫羊藿、肉苁蓉、菟丝子、黄精、紫石英、肉桂补肾调经,冲任调和。经治疗后,肿块很快消失,腹痛愈,基础体温双相。

验案忠告:①宫外孕保守治疗能减少患者的身心创伤和经济负担,但杀胚治疗成功后异位妊娠部位包块则成为影响患者彻底痊愈的隐患,宫外孕保守治疗后妊娠部位包块主要由坏死胚胎、血凝块、炎性分泌物包裹粘连形成,若其吸收不良将造成患者再次宫外孕的几率增加、患侧输卵管功能丧失、盆腔粘连、慢性盆腔痛等后果,故杀胚治疗后采用中医药治疗能有效改善症状,消除肿块。②依据癥瘕性质,适当选择药物,对于本案应使用理气活血的化瘀药,应用1~2个月后加用软坚散结药,同时考虑患者病程长短,攻守适当,扶正祛邪,内外合治用药灵活,提高疗效。③治疗过程中应加强观察肿块的发展和症状突变,及时进行妇科内诊检查、B超检查、宫腔和腹腔镜检查、活体组织病理检查等,防止贻误病情。

(周　琦)

▮▮ 妊娠剧吐、便秘 ▮▮

王某,女,32岁。

初诊:2013年6月22日。

现病史:婚后9年,曾流产3次,1998年、2002年各人流一次,2008年孕60天因胎停又行清宫术。术后4年未再怀孕,于2012年9月行IVF-ET,孕40天后阴道反复出血,胎死腹中行清宫术。之后2013年4月来我院检查诊治,诊断为黄体功能不全,给予健脾补肾养血之助黄汤治疗。末次月经5月14日,现月经过期,测尿HCG(+),刻下泛恶剧,下腹酸胀,便秘,苔薄,脉细。

月经史:13岁初潮,5/30,量中色红,测基础体温呈黄体不健状。

生育史: 0-0-3-0。

中医诊断: 妊娠恶阻。

西医诊断: 妊娠剧吐; 便秘。

病机: 反复流产,肾亏血虚,血虚肝旺,胃失降和,当先补肾,养血安胎。胎元固,兼和胃止呕。

治则: 健脾和胃,补肾安胎。

方药: 党参12g,黄芪12g,白术12g,白芍12g,菟丝子12g,杜仲15g,狗脊12g,续断12g,苏叶9g,姜竹茹9g,苎麻根12g,南瓜蒂12g。

医嘱: ①中药宜浓煎多次分服,饮食少食多餐; ②饮食宜清淡,可适量吃香蕉、火龙果以通便; ③继续测基础体温; ④预防感冒。

二诊: 2013年7月5日。

孕53天,基础体温高相正常,泛恶剧,水谷难入,甚则呕吐黄水,不思饮食,大便不通,需用开塞露通便,苔薄白,脉细微滑。

治则: 健脾和胃,泄热通便。

方药: 党参9g,黄芪9g,黄连3g,黄芩9g,菟丝子12g,姜半夏9g,姜竹茹9g,麦冬9g,火麻仁9g,苏叶9g,藿香(后下)9g,佩兰(后下)9g,苎麻根12g。

三诊: 2013年7月13日。

孕60天,呕吐剧,面部消瘦,面色黄,神疲乏力,腹部有针刺感,苔薄,脉细。

治则: 养血滋阴,和胃止呕。

方药: 党参9g,黄芪9g,白术9g,白芍9g,黄芩9g,砂仁(后下)6g,陈皮6g,麦冬9g,苏叶9g,黄连3g,杜仲12g,苎麻根12g,姜竹茹9g,姜半夏9g。

四诊: 2013年7月20日。

孕67天,基础体温一直高相,大便仍干,恶心呕吐时有缓解,苔薄,脉细,尿酮体弱阳性。

治则: 养血滋阴,和胃止呕。

方药：党参9g，黄芪9g，杜仲12g，白术12g，白芍12g，苏叶9g，黄连6g，石决明（先煎）15g，伏龙肝15g，姜半夏9g，麦冬12g，姜竹茹9g，砂仁（后下）6g，藿香（后下）9g，佩兰（后下）9g，生地9g，熟地9g，火麻仁9g，苎麻根12g。

医嘱：①浓煎，多次分服；②如呕吐严重可补液，可服维生素B$_6$。

服上药后呕吐大为缓解，未行补液，并嘱患者可吃香蕉、火龙果缓解便难，必要时用开塞露。孕80天后突然恶心明显减轻，大便干结亦好转，孕期如常，随访生一女孩，母婴健康。

病案分析

病机分析：患者婚后流产3次，即使试管婴儿亦因孕后阴道反复出血而胎死腹中，并行清宫术。冲任气血受损，尽管经治后已孕，亦有气血不足之征。因孕后聚血养胎，相对气血不足，血虚肝旺，胃失降则呕吐，肝旺越剧，则呕吐越重，治当健脾养血，补肾益精，养肝和胃止呕。

用药分析：方中党参、黄芪、白术等健脾养血；菟丝子、杜仲、狗脊、续断补肾益精养胎；藿香、佩兰、苏叶、砂仁、陈皮、姜半夏、姜竹茹和胃止呕；麦冬、火麻仁滋阴通便；黄芩清热安胎，配合白术安胎尤佳；伏龙肝和胃止呕；生熟地清热养血。

验案忠告：孕后呕吐是正常生理现象，其发生是孕后血中绒毛膜促性腺激素（HCG）分泌急剧上升，刺激自主神经系统而致呕吐，同时孕后大脑皮质及皮质下中枢功能协调失调所致。如果孕后呕吐严重，食入即吐，不能进食，或呕吐黄水、血水，此称为妊娠剧吐。该患者即属此种类型，呕吐严重可引起脱水、电解质紊乱，尿酮体会出现阳性，提示酸中毒，必须进行补液，纠正酸中毒。如果不纠正酸中毒，病情进一步加重，可影响肝肾功能损害，故应重视本病。妊娠呕吐一般在孕40天左右即会出现，大约孕3个月后会逐渐消失。再有报道孕期呕吐严重者往往发生妊娠高血压综合征的比例增加。对于妊娠呕吐严重，血中β-HCG明显升高者，还应考虑双胎妊娠、葡萄胎、绒毛膜上皮癌等情况。孕后呕吐者服中药，笔者主张中药宜浓煎成150~200ml,可多次分服,一次量不可太多,以免呕吐中药会全部吐光。在治疗中还主张白芍与石决明同用,白芍苦酸微寒入肝经,石决明微寒平肝潜阳,两者配用增强平肝柔肝之力,再配用麦冬养阴平肝;再加用苏叶、黄连、伏龙肝、姜半夏、姜竹茹等一派止呕和胃之剂,故药后明显好转,对呕吐者还应做一些思想工作,消除其多种顾虑,告知患者吃归吃,吐归吐,不能怕吐而拒食,否则适得其反。

（李俊箐）

▮▮ 妊 娠 失 眠 ▮▮

李某,女,31岁。

初诊: 2012年7月28日。

主诉: 婚后5年未孕。

现病史: 患者因不孕曾于2009年1月在外院行子宫输卵管碘油术（HSG）诊断为双侧输卵管通而极不畅,尔后在我院进行治疗,给予破瘀通络加灌肠药治疗,后于2011年6月再次HSG,显示双侧输卵管已通畅,之后再予中药治疗及情志安慰,由于心情放松,放下了包袱,末次月经5月10日,月经过期诊断为早孕。

患者原打算再不怀孕就去做试管婴儿,现已孕78天,自然兴奋之极,前几天曾有阴道出血,经肌注黄体酮后血止,近一周来思想极为紧张,情绪低落,担心胎儿能否保住、是否会畸形、出生后是否健康、智力有无影响等一系列问题,顾虑重重。由于初孕时的过度兴奋,到急剧下降的悲观,情绪落差太大无法控制,故而心悸慌乱,汗出较多,5天来几乎日夜均未能入睡,精神恍惚。曾去西医医院就诊,一家医院不给她用药,让她放下包袱,另一家医院给予安定,患者拒绝而再来我院就诊。患者面色萎黄,疲劳状,乏力,纳差,大便干,苔薄,脉细滑。

月经史：15岁初潮，6—7/28天，量中，末次月经5月10日。

生育史：0-0-0-0。

中医诊断：妊娠失眠。

西医诊断：神经衰弱。

病机：孕后聚血养胎，相对机体气血不足，血虚心神失养，心肾不交，虚火上炎，热扰神明而不寐。

治则：清心降火，交通心肾，养血安神。

方药：黄连6g，黄芩9g，阿胶（烊冲，不放黄酒）9g，白术9g，白芍9g，淮小麦30g，党参12g，黄芪12g，夜交藤30g，合欢皮30g，五味子3g，火麻仁9g，苎麻根15g，自备生鸡蛋黄1枚冲服。

医嘱：①心情放松，可适当听音乐；②勿食辛辣刺激之物；③按摩足底涌泉穴、手上神门穴。

二诊：2012年8月4日。

药后能入睡1小时，但梦多纷扰，心悸怔忡，惶恐不安，汗出较多，现已孕85天，苔薄，脉细滑。

治则：交通心肾，养血安神。

方药：党参12g，黄芪12g，黄连12g，阿胶（烊冲）9g，黄芩9g，夜交藤30g，合欢皮30g，淮小麦30g，五味子6g，远志6g，灯心草3g，苎麻根12g，南瓜蒂9g，煎好后趁热自放生鸡蛋黄1枚冲服。

医嘱：①治疗期给予精神安慰，心理疏导；②合理休息，如夜间不能入眠，可白天睡；③夜间少喝水，以免夜尿增多而影响睡眠。

三诊：2012年8月11日。

服药后能入睡，一晚可睡4小时，但仍梦多，自感心律快，心慌不舒已较上周明显安定，胸闷减轻，胃纳欠佳，无腹痛，便秘，苔薄白，脉滑。

治则：交通心肾，养血安神。

方药：党参12g，黄芪12g，黄连6g，黄芩9g，阿胶（烊冲）9g，淮小麦30g，夜交藤30g，合欢皮30g，五味子6g，远志6g，灯心草3g，苎麻根12g,南瓜蒂9g,酸枣仁9g,柏子仁9g。

四诊:2012年8月25日。

孕3月,睡眠已完全正常,已孕期登记,检查血、尿、血压等一切正常,目前无不舒,苔薄质红,脉滑。

治则:补肾健俾,养血安神。

方药:党参12g,黄芪12g,白术9g,白芍9g,熟地9g,枸杞子9g,桑椹子12g,淮小麦30g,夜交藤30g,苎麻根12g。

患者整个孕期无特殊,2013年上半年随访,生一男孩,母子健康。

病案分析

病机分析:患者婚后5年,日久不孕,多处求医诊治,一旦怀孕,欣喜若狂。之后阴道出血,有流产之虞,故而心情低落,经历了情绪的大起大落。患者思想顾虑重重,则心神不交而致失眠多梦,以后导致病情加重,彻夜不寐。本案是以《伤寒论》黄连阿胶汤为主方治之。本方原用于少阴病阴虚火旺症。少阴为人身之根本,本热而标寒。少阴上火而下水,水火相济则阴阳相交而能发挥正常功能,如果上焦之君火热扰,则心中烦,心悸不得卧,而下焦水阴之气不能上交君火也心烦,上焦君火之热也不能下入于下焦水,故不得卧,法当壮水以制阳,宜黄连阿胶汤主之。本方原用于治疗病后余热未清,阴血伤而未复,心烦失眠之证,目前应用已扩展,对肝肾阴虚,肝阳上亢,心肾不交之神经衰弱失眠症、绝经期综合征等均可应用。除上述病机分析外,另患者有孕,孕后聚血养胎,故还应养血固胎,又由于严重的失眠彻夜不寐,故还应重用养心安神之药,故而治则是清心降火,交通心肾,养血安神。

用药分析:处方以黄连阿胶汤为主方,贯穿于治疗始终,方中黄连、黄芩清心降火除烦热;阿胶、白芍、鸡子黄滋阴补血,且能缓和黄连、黄芩苦寒之弊;夜交藤、合欢皮、五味子、远志、灯心草、酸枣仁、柏子仁、淮小麦等均养心安神助睡眠;党参、黄芪健脾补血,南瓜蒂、苎麻根安胎,全方滋阴养血,交通心肾,心肾相交,水火相济而能助眠。待睡眠已愈,故又改方党参、黄芪、白术、白芍、熟地、枸杞子、桑椹子补血养血,固肾安胎。

验案忠告:久不孕育者一旦怀孕的确内心舒畅,喜出望外,高兴之极而失眠。而本患者实属严重,我用本法也曾治愈过数例该类患者,均取得较好疗效。本案忠告:①心理疏导至关重要,让患者要有信心,战胜疾病,千万不给患者讲述睡不着觉的危害性,以免患者更胡思乱想。②方中鸡子黄能养心安神,加入之能增加疗效。③安神中还应重视养血补肾固胎。④重视产后随访,严重失眠的患者往往心理脆弱,遇事就会胡思乱想,目前产后抑郁症增多,这多与心理不健康有关,尤其生孩子男女性别不符自己心愿时更严重,我曾经遇一患者,产后3个月欲自杀,经与其沟通,再用药治疗后而避免了悲剧的发生。

(李祥云)

⫼⫼ 妊 娠 感 冒 ⫼⫼

卫某,女,25岁。

初诊:2013年11月30日。

主诉:孕55天,现感冒3天。

现病史:本次为首次妊娠,恶风、喷嚏、声重、微感头痛。无发热,无咳嗽,略有妊娠反应,害怕感冒伤及胎元,又不敢服西药,故要求中药治疗。苔薄,脉细滑。

中医诊断:妊娠感冒。

西医诊断:感冒。

病机:受孕之后,加之妊娠反应,机体虚弱,易感受外邪,风邪外侵,肌腠不密,卫外功能减弱,而致感冒。

治则:解表清热安胎。

方药:炒荆芥9g,炒防风9g,鱼腥草12g,桑叶9g,菊花9g,黄芩

9g,荠菜9g,蒲公英12g。

医嘱:①注意保暖,勿再受寒;②测BBT,以观胎儿情况;③多喝温开水,增加排邪之通路。

服上药3剂痊愈,孕期母子均安。

病案分析

病机分析:孕期感冒,咳嗽是常见之疾,尤其初孕胚胎在分化之时,此时感冒,如果系病毒感染,则易致发育胎儿畸形,如脊柱裂、脑积水、先天性心脏病等。故预防大于治疗,要重视本病。孕妇在整个孕期如果将息不慎,均可引起感冒。感冒之发生多为孕期聚血以养胎元,相对气血不足,机体偏于虚弱,正如《黄帝内经》云:"邪之所凑,其气必虚",机体虚弱易感外邪,风邪外侵肌肤腠理,卫外功能减弱,邪客于内而致感冒,故应解表祛风,患者轻微头痛,故加用桑叶、菊花清解止头痛。

用药分析:因感受风邪,当用荆芥,防风祛风解表,两者均微温,常联合配伍应用,炒炙后则发表力缓和些。桑叶、菊花两者均微寒,可疏风清热,感冒发热头痛常选用之。蒲公英清热解毒并清肺热;鱼腥草"治未病",清热解毒,尤其清肺热;感冒之后往往会引起咳嗽,预防病邪犯肺而咳嗽,该二药常联合用药。黄芩清热泻火安胎,此处是一箭双雕,一则配蒲公英、鱼腥草加强清热作用,一则安胎,有报道黄芩药理分析含有孕酮,起保胎安胎作用。荠菜又名江剪刀草,江南民间常用作野菜吃,该药入肺经,可解毒杀菌,化痰止咳。本方是经验方,药力缓和,感冒初起每多选用之,既治感冒,又预防感冒之后发热转变咳嗽,有"治未病"的预防作用。

验案忠告:孕妇由于特殊的生理现象,孕后多虚,易于感冒,故应预防为先,如果感冒初期,一时难辨属于风寒感冒还是风热感冒时,不论是偏辛温还是辛凉解表,均可服该方,每每见效。该方不会伤及胎元,放心使用。孕后如果感冒嘱患者多喝开水,增加排泄,排出毒素,如果感冒后有咳嗽,可加用桑白皮、炙紫菀、炙款冬;

如果伴有腹痛可加用白术、苏叶、砂仁；如果发热加金银花、连翘、一枝黄花；发热甚应去医院查血常规等，进一步检查，以防合并其他病变。

（李祥云）

▌▌ 妊娠咳嗽、胎动不安 ▌▌

兰某，女，33岁。

初诊：2012年12月8日。

主诉：孕45天，感冒咳嗽4天伴阴道出血2天。

现病史：结婚3年，2010年10月曾自然流产一次，流产后至今已2年未避孕而未再妊娠。因月经不调，痛经腰酸怕冷而去上海多家三级医院检查诊治，未见明显异常，尔后经人介绍来我院诊治。温习病史，并经检查，初步认为系黄体功能不健全，卵泡发育欠佳所致不孕，给予健脾补肾之中药治疗后，现已孕45天，由于将息不慎而感冒咳嗽已4天，无痰，因咳嗽振动昨起阴道有少量出血。感冒后，曾去西医院诊治，因已怀孕，不便用药，让其来服中药治疗。测其础体温高相正常，查血HCG 1030 IU/L，苔薄，脉细微滑。

月经史：12岁初潮，3~6/30~60，量少色红，夹有小血块，有时痛经，经前乳胀剧，末次月经10月24日—10月27日。

生育史：0-0-1-0。

中医诊断：妊娠咳嗽；胎动不安。

西医诊断：感冒；先兆流产。

病机：孕后机体虚弱，易感受外邪，风邪犯肺，肺失肃降而咳嗽，咳嗽用力，伤及任脉胞宫，系胞无力而出血。

治则：健脾养血，解表止咳，补肾止血。

方药：党参12g，黄芪12g，白术12g，白芍12g，怀山药12g，菟丝子12g,藿香(后下)9g,佩兰(后下)9g,苏叶9g,艾叶6g,仙鹤草12g,炒荆芥9g,黄芩9g,炙紫菀9g,炙款冬9g,苎麻根12g。

医嘱:①继续测基础体温;②如无阴道多量出血,暂不行妇科检查;③咳嗽不剧时不宜肺部X线检查;④无特殊需要暂不做B超检查;⑤阴道出血多伴腹痛时,应来医院进行必要检查。

二诊:2012年12月18日。

孕56天,基础体温仍为双相,有感冒头痛,神疲乏力,胃脘不舒泛恶症状,仍咳嗽有痰,咳嗽剧时伴阴道出血,因有出血去西医医院诊治,给予达芙通治疗1粒/次,2次/日(患者未用),测血HCG 26078IU/L,苔薄,脉细滑。

治则:健脾和胃,解表化痰,止血安胎。

方药:党参9g,黄芪9g,苏叶9g,黄芩9g,藿香(后下)9g,佩兰(后下)9g,炙紫菀9g,炙款冬9g,桑白皮9g,蒲公英12g,苎麻根15g,仙鹤草15g,小蓟12g,炒荆芥9g,炒防风9g,白术9g,白芍9g。

三诊:2012年12月29日。

孕65天,阴道出血已止,12月25日B超:见胚芽及心血管搏动。自12月4日起咳嗽,经治疗后基本痊愈,但偶有咳嗽,为巩固疗效,仍用化痰止咳药。苔薄,脉细滑。

治则:健脾养血,止咳化痰,补肾安胎。

方药:党参9g,黄芪9g,白术9g,白芍9g,黄芩9g,炙紫菀9g,炙款冬9g,桑椹子12g,菟丝子12g,苎麻根12g,寄生12g。

之后患者已无咳嗽,阴道也无出血,临床随症加减保胎至3个月止。孕3个月后行产前登记,孕期检查一切正常。

2013年11月2日随访,2013年7月31日顺产生一子,母子健康正常。

病案分析

病机分析:孕前即脾肾不足,经行量少,孕后聚血养胎,相对气血不足,机体虚弱,抵抗力下降,易感受外邪,风邪由表及里犯肺,肺失肃降而咳嗽,因病之初起,初始犯肺,病情较轻,故用药不宜太重,由于咳嗽用力则伤及任脉胞宫,系胞无力而出血,所以治疗一定要解表止咳,由于素体气血不足,脾肾亏损,机体抵抗力下降,故应健脾补肾,扶助正气,此为根本,阴道出血应止血治标,故而立法应为健脾养血,解表止咳,补肾止血。

用药分析:党参、黄芪、白术、白芍、怀山药,健脾益气,扶助正气;荆芥、苏叶,祛风解表,且宽胸行气,祛散风寒,荆芥又偏入血分,还能止血;艾叶辛温散寒,温经止血,常用于胎漏、崩漏出血之疾;仙鹤草,江浙农村常称此药为"脱力草",用治调补气血,脱力劳伤,该药可治疗一切出血之症,无论病情寒热虚实均可应用止血,此药与方中之苎麻根、艾叶、炒荆芥一起应用共奏止血安胎之功;藿香、佩兰发表化湿,和胃畅中,二药性味平和,不论偏寒偏热皆可应用;炙紫菀、炙款冬均化痰止咳;黄芩清热燥湿安胎。由于药味平和,咳嗽仍作,故二诊中增加蒲公英清肺热祛痰浊;桑白皮亦清热止咳嗽,与蒲公英合用增强止咳化痰之力;防风祛风解表,解表祛湿,与荆芥合用增强解表之功,还能加强止血之力,由于阴道出血已止,咳嗽基本痊愈,故三诊去止血药,加寄生补肾安胎。

验案忠告:妊娠感冒咳嗽是孕期常见的病症,由于咳嗽又常致发阴道出血,病员往往惧怕服用西药致胎儿畸形,故常找中医治疗。对于本案经验忠告:咳嗽轻者伴阴道出血时,就按本案的治疗方案治之。咳嗽重者,应以止咳为主,此时还应化验血白分,如果白分高还要加重应用清热解毒、止咳化痰药。因怀孕,尽量不做X线检查,以防伤及胎儿。如果阴道出血量多,伴腹痛,可适当加用达芙通、黄体酮、绒毛膜促性腺激素(HCG)等治疗。如果咳嗽已愈,还可适当应用止咳药,如紫菀、款冬等以巩固疗效亦有必要。治疗期间还应继续测量基础体温,藉以了解孕妇胎儿情况。

(李祥云)

▌▌ 妊 娠 哮 喘 ▌▌

沈某,女,26岁。

初诊:2012年10月17日。

主诉:孕2个月余,咳嗽1个月,伴喉中哮鸣。

现病史:患者1个月前受寒后出现咳嗽,流涕,色黄量中,痰少,伴咽干咽痛,无发热恶寒,继而出现喉中哮鸣,呼吸气促困难,前日喘至半夜3点不得卧。素有哮喘史20余年,自诉每到秋冬交换季节就要发作哮喘。

刻下:无恶心呕吐,无腹痛无阴道出血,略有腰酸,因早孕而未敢使用任何西药治疗来缓解哮喘,故寻求中医药治疗。舌红苔薄黄腻,脉细滑。

月经史:13岁初潮,3~5/28,量中,色红,无痛经。

生育史:0-0-0-0。

中医诊断:妊娠哮喘。

西医诊断:哮喘。

病机:感受风寒,由咳而喘。孕后聚血养胎又易阴虚火旺,痰从热化,痰热壅肺,肺气上逆而喘咳。

治则:清热宣肺,化痰平喘。

方药:藿香(后下)9g,佩兰(后下)9g,苏叶9g,炙紫菀9g,炙款冬9g,姜半夏9g,桑白皮9g,白果9g,黄芩9g,蒲公英12g,炒荆芥9g,桂枝3g,鱼腥草12g,炙麻黄6g。

医嘱:①续测BBT;②注意保暖;③哮喘剧如有阴道出血即来院诊治。

二诊:2012年10月24日。

患者仍有鼻塞,无喉中哮鸣音,仍有胸闷气急,吸氧后好转,刻下动则汗出,寐欠安,苔薄白脉滑。

治则:宣肺化痰,养阴安神。

方药：党参9g，黄芪9g，炙麻黄9g，白果9g，炙紫菀9g，炙款冬9g，桑白皮12g，黄芩9g，麦冬9g，鱼腥草12g，苏叶9g，姜半夏9g，夜交藤12g，柴胡3g，百合9，苦杏仁6g，生甘草6g，

三诊：2012年10月31日。

孕13周，气急胸闷较前好转，哮喘已止，刻下恶心反胃，呕吐2次，偶觉胃胀，无胃痛，大便时干时溏，夜寐安，无腹痛无阴道出血，10月25日心电图示：心率95次/分，窦性心律不齐。苔薄白，脉细。

治则：养阴清肺，养血安胎。

方药：党参9g，黄芪9g，桑白皮12g，白果9g，炙紫菀9g，炙款冬9g，百合9g，黄芩9g，麦冬9g，姜半夏9g，姜竹茹9g，苎麻根12g，鱼腥草30g。

四诊：2012年11月21日。

孕16周，无咳嗽哮喘，无胸闷气急，苔薄白，脉细滑。

治则：补肾安胎，调和气血。

方药：党参12g，黄芪12g，白术12g，白芍12g，枸杞9g，桑椹子12g，续断12g，狗脊12g，杜仲12g，苏叶9g，菟丝子12g，苎麻根15g，南瓜蒂12g。

2014年春节随访孕期未再发哮喘，目前孕期检查母胎均正常。

病案分析

病机分析：《女科玉尺》曰："妊娠咳嗽，名曰子嗽。此胎气为病，产后自愈，不必服药，然或因外感风寒，宜桔梗散；或因火盛乘金，宜兜铃散、百合散。是又不可不治者。"患者素有哮喘史二十余年，且出现喘至半夜3点不得卧，当为不可不治者。陈自明曰："肺内主气，外司皮毛，皮毛不密，寒邪乘之，入射于肺则咳嗽。夫五脏六腑俱受气于肺，各以其时感于寒而为病。嗽不已则传于腑。久嗽不已，则伤胎。"妊娠后，阴血聚于冲任以养胎元，全身血液相对不足，血属阴，血不足则致阴液不足，感受风寒后，阴虚则生内热，痰热壅肺而发热哮。朱丹溪曰："胎前咳嗽，由津血聚养胎元，肺乏濡润，又兼郁火上炎所致"。故咳嗽流涕，色黄量中，肺热上逆，故咽干咽痛，

所以痰热壅肺,肺气上逆为主要病机。又肾为先天之本,主纳气,患者素有哮喘史,亦是肾不纳气的表现,肾气乃亏,肺虚不能生水,致阴火上炎,补肾能安胎固胎,故治疗原则为清热平喘,补肾安胎。

用药分析:《女科玉尺》曰:"妊娠风壅,咳嗽痰多喘满,宜百合散。"初诊、二诊以定喘汤为基础方加减,方中藿香、佩兰、苏叶、炒荆芥、桂枝解表祛风散寒;炙紫菀、炙款冬、甘草化痰止咳;姜半夏、姜竹茹化痰止呕;柴胡透表解热;桑白皮、黄芩清泄肺热;杏仁止咳平喘,麻黄宣肺定喘,白果敛肺平喘,合麻黄一开一敛调节肺气;蒲公英、鱼腥草清热解毒化痰;麦冬、百合养阴安神。三诊、四诊患者哮喘控制后,继予经验方补肾安胎,方中续断、狗脊、杜仲、桑椹子补肾安胎,黄芪、党参、白术、白芍益气补血;再加黄芩、白术、苏叶、苎麻根、南瓜蒂共奏安胎之效。

验案忠告:哮喘急性发作对孕妇和胎儿的危害很大,对胎儿的影响主要是引起早产、发育不良、生长迟缓、过期产和低体重儿等。对孕妇的影响是会发生先兆子痫、妊娠高血压、妊娠毒血症、阴道出血和难产等。严重的哮喘发作甚至会危及孕妇和胎儿的生命安全。本案经验忠告:妊娠哮喘的治疗主要是控制哮喘,西医治疗妊娠期哮喘的药物主要靠吸入激素,如布地奈德;吸入 β_2 受体激动剂,如沙丁胺醇;以及口服抗白三烯药物,如孟鲁司特。本患者担心药物对胎儿会造成不良影响,故寻求中医药治疗。仔细分析患者病史之后,抓住孕后聚血养胎又易阴虚火旺,痰从热化,痰热壅肺,肺气上逆而喘咳的特点,治疗以急则治其标,缓则治其本的原则,壮肺金,生肾水,初诊、二诊清热润肺,止咳平喘,三诊、四诊患者哮喘得到控制,加入补肾之药对控制哮喘也有裨益,故补肾安胎治之。同时应做好基础体温测量,观察孕期保胎情况也非常重要。同时告知应用马兜铃宜慎重,因有肾毒性,故本案不应用。

(周 琦)

▌▌ 妊 娠 湿 疹 ▌▌

高某,女,30岁。

初诊:2013年8月21日。

主诉:孕8周,臀部皮肤湿疹。

现病史:患者因4次人流及1次宫外孕术后,致双侧输卵管阻塞,曾因腹痛伴白带量多诊为慢性盆腔炎,服中成药治疗效果不明显。于2009年起去外院先后多次试管婴儿均未成功。2012年开始在我院服中药治疗。平时月经周期30~35天,经量较少,经前乳胀腰酸。平时少腹胀痛,腰酸乏力,带下量多色黄,形寒肢冷,情志不畅,烦躁易怒。经补肾养血,活血通络治疗半年而妊娠。刻下:孕8周,微有恶心呕吐,无阴道出血,自诉近5天来臀部皮肤瘙痒,红肿微痛,舌质红苔薄黄,脉滑数。

月经史:14岁初潮,5/30~35,量少,色黯红夹血块,末次月经6月8日。

生育史:0-0-5-0。

体格检查:右侧臀部点状红疹高出皮肤,密集成片,无溃破,面积约10×10cm。

中医诊断:湿疮。

西医诊断:妊娠湿疹。

病机:孕后湿热壅盛,外溢肌肤。

治则:清热利湿,养血安胎。

方药:当归9g,黄柏6g,黄连6g,黄芩9g,苏叶9g,藿香9g,佩兰9g,茯苓12g,地肤子6g,菟丝子12g,麦冬12g,姜竹茹9g,苎麻根12g。

医嘱:①忌食辛辣油腻之品;②保持皮肤清洁干燥;③勿搔抓;④勿用肥皂水烫洗。

二诊:2013年11月29日。

今年8月孕8周时臀部湿疹经上述药物治疗后即愈。现孕6个月余,臀部又起疱疹,局部红肿又高出皮肤,皮肤瘙痒微痛。舌质红苔薄腻,脉滑。

治则:清热解毒,利湿除疹。

方药:黄芩9g,黄连6g,板蓝根12g,鱼腥草12g,炒荆芥9g,赤芍9g,丹皮9g,丹参9g,白芍9g,白术9g,苏叶9g,银花9g,生甘草6g,蒲公英15g,茯苓9g,薏苡仁9g,紫花地丁12g,黄柏9g,地肤子9g。

三诊:2014年2月26日。

药后湿疹即愈,目前已孕37周,臀部皮肤疱疹又起,瘙痒不明显,自述饮食无特殊,未接触过过敏原。苔薄质红脉滑数。

治则:清热解毒,益气化湿。

方药:党参9g,黄芪9g,黄芩9g,黄连6g,菟丝子12g,熟地9g,黄柏9g,银花9g,生甘草6g,紫花地丁12g,地肤子9g,赤芍9g。

服药后疱疹即愈,一直到2014年2月分娩皮疹未复发。

病案分析

病机分析:妊娠期湿疹病机体现在三个方面:①妊娠后阴血聚于冲任胞宫以养胎元,阳气偏亢,外越肌肤。②患者有人流宫外孕手术,有慢性盆腔炎致输卵管阻塞,平时腹痛带下色黄,证属湿热内蕴,热毒熏灼,湿热外溢泛之皮肤而起疱疹。③由于孕月逐渐增大,胎体渐长,影响气机升降,气机不畅,郁而化火,外溢肌肤而致湿疹。

用药分析:一诊时患者早孕期,湿疹兼有妊娠呕吐症状,故治则为安胎和胃、清利湿热,方中黄芩、黄柏、黄连称为三黄,清热解毒效果较强,为《外台秘要》中的黄连解毒汤。其中黄连泻心火为君,黄柏苦寒而清下焦之热,黄芩尤善清中上焦湿热,三药配伍更具清热泻火解毒之功。黄柏加地肤子加强祛湿止痒。患者为孕妇,黄芩又被称为"安胎圣药",配上苎麻根清热安胎,麦冬益胃生津、清心除烦,藿香、佩兰和中止呕,苏叶、姜竹茹清胃止呕理气,当归养血补血。二诊时孕中期,在清热解毒基础上凉血祛风,故加上银花、紫花地丁、蒲公英清热解毒,甘草生用亦有泻火解毒之功,且能补虚。与银花相配,增清热解毒之功。《医方集解》:"金银花寒能清热解毒,甘能养血补虚,为痈疮圣药,甘草亦扶胃解毒之上剂也。"炒荆芥、银花祛风解表、透疹止痒,鱼腥草、板蓝根清热化痰。赤芍、丹皮、丹参清热凉血活血,酌加茯苓白术补气健脾之药,既清热解毒又益气安胎。三诊已为孕晚期,加党参、黄芪益气补血,菟丝子、熟地补肾养血配合清热解毒化湿。

验案忠告:本案三诊治疗共性都为清热利湿止痒,但在不同的孕期又有所不同。一诊早孕,有妊娠呕吐又易流产,故在清热解毒药上加安胎药,慎用活血药。二诊时已孕中期,胎元已固,可适当在凉血中酌加活血药。三诊已妊娠晚期,宜补气养血,不宜再用活血药。患者于孕期发生皮疹,若搔抓皮损易发生感染,某些外用药膏有激素不宜使用,中药治疗既能清热解毒,化湿消疹,兼能清热安胎,可谓一举两得。但此方偏寒,若胎动不安兼脾胃虚寒不宜久服,恐腹泻导致宫缩,故本案早孕时用药好转即以停药,孕中期和孕晚期皮疹又起兼有热象才巩固用药。

(张 琼)

▌▌ 妊娠湿疹、妊娠感冒 ▐▐

岳某,女,37岁。

初诊:2012年12月26日。

主诉:妊娠湿疹,感冒。

现病史:结婚5年,2010年曾胎停一次并行清宫术。月经基本正常,经常感冒。刻下感冒,头痛、鼻塞、咳嗽。唇毛黑。末次月经12月11日—12月17日。于2011年行子宫输卵管碘油造影术,报告:子宫正常,双输卵管通而不畅,曾去多家医院就诊仍未孕;B超示宫内多发性小肌瘤。

月经史:13岁初潮,5/30,量中,无痛经。

生育史: 0-0-1-0。

病机: 流产后将息不慎,气血瘀阻,阻滞脉络,两精不能相搏而不孕;现又感受外邪,风邪束表,肺失宣肃。

中医诊断: 不孕症; 感冒。

西医诊断: 继发性不孕症; 感冒。

治则: 解表止咳,祛瘀通络。

方药: 红藤30g,败酱草30g,三棱9g,莪术9g,赤芍9g,水蛭12g,夏枯草12g,丹皮12g,丹参12g,香附12g,炒荆芥9g,炒防风9g,牛蒡子12g,蒲公英30g,薏苡仁9g,银花9g,炙紫菀9g,炙款冬9g,桑白皮9g。

医嘱: ①上药多煎150ml,睡前保留灌肠,另服穿山甲粉5g/天,经期停用;②感冒期间多喝温开水;③测基础体温;④观察服药有无过敏反应;⑤复诊时带既往资料,如X片等。

二诊: 2013年1月2日。

药后感冒愈,现期中,基础体温尚未测,输卵管通而不畅,现无特殊,苔薄,脉细。

治则: 清解祛瘀,活血通络。

方药: 三棱9g,莪术9g,红藤30g,败酱草30g,丹皮12g,丹参12g,赤芍9g,紫花地丁30g,地鳖虫12g,皂角刺12g,淫羊藿30g。

医嘱: 测基础体温。

三诊: 2013年2月27日。

2013年1月14日行经5天净,月经居期未行,至外院测尿HCG(+),诊断为早孕。现孕44天。测血HCG 8192mIU/ml,P 46.5nmol/L,无恶心呕吐,无阴道出血,无腹痛,2月18日瑞金医院B超示:宫内早孕,见胚囊10mm×10mm×12mm,未见胎心,应患者要求给予达芙通2粒/次,2次/日,今已注射黄体酮20mg/天。苔薄,脉细。

治则: 健脾补肾,养血安胎。

方药: 党参9g,黄芪9g,白术9g,白芍9g,菟丝子12g,续断12g,狗脊12g,杜仲9g,黄芩9g,苎麻根12g,苏叶9g,南瓜蒂9g。

四诊: 2013年3月13日。

孕58天,目前仍用达芙通+HCG,黄体酮治疗,无腹痛,无阴道出血,BBT维持高相,近日B超示宫内早孕,见心管搏动。几天来两下肢及双手掌有皮疹,瘙痒难忍,检查皮疹发红,高于皮肤,有抓痕。苔薄,脉细滑。

治则:健脾补肾,清解止痒。

方药:党参12g,黄芪12g,白术9g,白芍9g,菟丝子12g,续断12g,茯苓9g,黄芩9g,苎麻根15g,炒荆芥9g,桑椹子9g,枸杞子9g。

五诊:2013年4月4日。

孕79天,感冒发热37.5℃,鼻塞、咽痛、咳嗽,无恶心呕吐,皮疹已愈,曾服清热解毒中药无效,苔薄白,脉细滑。

中医诊断:妊娠湿疹;妊娠感冒。

西医诊断:湿疹;感冒。

治则:解表清热,化痰止咳。

方药:炒荆芥9g,炒防风9g,蒲公英30g,鱼腥草12g,炙紫菀9g,炙款冬9g,蕺菜9g,胡颓子叶9g,茯苓9g,怀山药9g,苏叶9g,藿香(后下)9g,佩兰(后下)8g,前胡9g。

六诊:2013年4月10日。

孕86天,已无发热,仍有鼻塞、咳嗽咯痰,腰酸,伴下肢痛,无阴道出血,苔黄质腻,脉滑数。

治则:解表清肺,化痰止咳。

方药:藿香(后下)9g,佩兰(后下)9g,蒲公英30g,黄芩9g,白术9g,辛夷花9g,炒荆芥9g,炒防风9g,鱼腥草15g,桑叶9g,胡颓子叶12g,蕺菜9g,炙紫菀9g,苎麻根12g,薏苡仁9g,茯苓9g。

7月20日孕27周时随访,自述自4月4日感冒后至今4个月来反复感冒已4次,每次感冒即按照4月10日方服3~5帖即感冒愈,2014年1月随访患者,孕后期孕妇健康,已于2013年10月生一男孩,现母子安康。

病案分析

病机分析:婚后5年,经检查诊断为双侧输卵管通而不畅,输卵管因素的不孕多与感染有关,之前曾有流产史,是否由于流产而致输卵管阻塞，这也是原因之一。因胎停行清宫术，损伤冲任脉，冲任脉损伤易瘀血阻滞，加之又经常感冒，表示体虚表卫不固，体虚又加重瘀阻，瘀阻脉络，输卵管阻塞，两精不能相搏而致不孕，故治拟活血祛瘀，清解通络，初诊时因感冒咳嗽，故还加用解表化痰止咳药。

用药分析：前二诊以清解祛瘀，活血通络为主，处方以经验方峻竣煎为主方治之，方中三棱、莪术活血消肿，散瘀止痛。实验研究，两者还能抗体外血栓形成；赤芍、丹皮抗炎抑菌，凉血散瘀；红藤、败酱草、紫花地丁、皂角刺清热解毒；丹参活血扩血管，丹参的成分丹参酮还有抗菌消炎之效；夏枯草软坚散结；香附理气活血调经；穿山甲、地鳖虫破瘀通络，配用路路通是治输卵管之要药。如此治疗后，患者输卵管通畅而妊娠了，孕后即刻保胎。三诊用药党参、黄芪、白术芍、枸杞子健脾养血，以血养胎；菟丝子、续断、狗脊补肾益精养胎；黄芩含有孕酮，与白术配伍是孕后保胎之要药；苏叶和胃安胎，与苎麻根、南瓜蒂等均为孕后常用安胎保胎之味。四诊时下肢、双手掌均发皮疹，瘙痒难忍，故在三诊保胎的基础上加用黄连、炒荆芥祛风解毒止痒；茯苓健脾利湿，也利于皮疹之治疗。五诊后患者经常感冒咳嗽，用炒荆芥、防风、薄菜、桑叶等解表清热；胡颓子叶、炙紫菀、炙款冬、前胡清肺化痰止咳；蒲公英清热解毒；藿香、佩兰、苏叶化湿和胃且安胎；茯苓、怀山药健脾阻止生痰之源。根据上述用药，孕期每每感冒咳嗽之后，均服该药，每每有效。

验案忠告：本案初诊时是因输卵管通而不畅，故治疗应以清解祛瘀、活血通络为主，配用灌肠，内外合治增加疗效，这是治疗之根本。妊娠后初孕之时应以补肾健脾，养血安胎为主，此时易流产故应保胎，即使皮疹发生或感冒出现亦应保胎与清解，或化痰止咳同用，随着妊娠月份的增加，如果感冒重，或有发热，或咳痰多，应根据具体情况，当以清解化痰止咳为重，热清或咳痰已愈，即应停用，一般仅服5~7剂感冒、咳嗽即愈。

（李祥云　李俊箐）

妊娠梦交

王某,女,29岁。

初诊: 2013年3月27日。

主诉: 孕53天,梦中出现性交,醒后下腹隐痛已1周。

现病史: 患者结婚2年,2012年3月因孕50余天自然流产清宫一次,经中医治疗半年后,末次月经2013年2月2日,现孕50天,伴有恶心呕吐,近1周来每天出现夜晚梦中性交,犹如正常性生活,晨起醒来神疲乏力,腰酸头晕,小腹隐痛下坠,阴道少量咖啡色分泌物,苔薄腻,舌尖红,脉细数。

月经史: 13岁初潮,8/30,末次月经2013年2月2日。

生育史: 0-0-1-0,2012年3月孕50余天自然流产并行清宫术。

中医诊断: 妊娠梦交。

西医诊断: 早孕。

病机: 素体肝肾阴虚,孕后情志不畅,呕吐更伤阴,以致相火亢盛、心肾不交、痰湿内蕴致梦交。

治则: 健脾养血,清热化痰,固肾安胎。

方药: 党参15g,黄芪15g,白术12g,黄芩9g,黄连3g,黄柏6g,生地12g,熟地12g,白芍12g,狗脊15g,杜仲15g,菟丝子12g,姜半夏9g,姜竹茹9g,仙鹤草15g,小蓟9g。

医嘱: ①饮食宜清淡,忌食辛辣刺激食物;②放松心情,缓解紧张焦虑情绪。

二诊: 2013年4月11日。

已孕67天,服药2周后,梦交次数明显减少,夜晚睡眠仍不安,有恶心呕吐,头晕腰酸,阴道出血已止,已在外院做B超:子宫内见孕囊32mm×26mm×23mm,有胚芽和心管搏动。苔薄,舌微红,脉滑。

治则: 益气清热,养血安胎,和胃降逆。

方药: 党参15g, 黄芪15g, 白术12g, 黄芩9g, 生地12g, 熟地12g, 白芍12g, 狗脊15g, 杜仲15g, 菟丝子12g, 姜半夏9g, 姜竹茹9g, 苏叶12g, 苏梗12g, 麦冬9g, 黄连3g, 黄柏6g, 苎麻根12g。

三诊: 2013年4月25日。

孕81天, 无恶心呕吐, 腰酸乏力大有好转, 夜寐安, 不再梦中出现性交, 以上方巩固2周。

病案分析

病机分析: 梦交为病证名。出自《金匮要略·血痹虚劳病脉证并治》, 其曰: "女子梦交, 沈氏所谓劳伤心气, 火浮不敛, 则为心肾不交, 阳泛于上, 精孤于下, 火不摄水, 不交自泄, 故病失精, 或精虚心相内浮, 扰精而出, 则成梦交者是也"。又名梦与鬼交。症见睡则梦中交合, 头痛、头晕、精神恍惚, 甚则喜怒无常, 妄言妄见等。多因摄养失宜, 气血衰微; 或为七情所伤, 心血亏损, 神明失养所致, 患者有流产史, 恐性交损伤胎儿, 精神较紧张, 更会压抑正常的性冲动, 加上本身体质肝肾阴虚, 孕后阴血不足, 情志不畅, 呕吐更伤阴, 以致相火亢盛、心肾不交、痰湿内蕴、欲火不潜, 上扰心府而出现梦交。

用药分析: 本病多因肝肾不足, 真水不足, 相火妄动所致, 又因妊娠后呕吐加剧, 呕吐伤阴, 加剧了肾阴之不足。故治疗应补肾养阴, 清泻相火, 再加和胃止呕之剂。一诊方中党参、黄芪、白术、白芍、熟地健脾益气补血, 生血以养胎元; 黄芩、黄柏清热泻火, 尤以黄柏泻相火; 姜半夏、姜竹茹和胃止呕化痰; 黄芩加白术又为安胎圣药, 仙鹤草、小蓟草凉血止血。神不安则胎不安, 神宁则胎安, 故二诊中麦冬、黄连、苎麻根滋阴清热降火, 苏叶、苏梗配和姜半夏、姜竹茹和胃降逆, 以泻相火而护心神, 使水复于上, 心神下交, 欲火得潜, 淫荡之意自安。

验案忠告: 现代医学认为梦是被压抑愿望的变形满足, 各种本能欲望、情感和意念被压抑于潜意识之中, 睡眠中意识松弛, 潜意识的本能欲望、情感和意念就会活跃起来, 千方百计地进入梦中,求得发泄,故不难诊断。女子梦交西医无药物治疗方法,孕期也不宜服用镇静剂,严重时需就诊心理门诊。孕早期本不宜有激烈的性生活,患者有流产史,精神较紧张焦虑,清醒时更会压抑正常的性冲动,加上本身体质肝肾阴虚,心肾不交,以致梦交。用中药健脾养血、清热化痰泻相火,同时固肾安胎,能使患者心神宁,睡眠安,胎儿固。

（张　琼）

▌▌ 妊 娠 泄 泻 ▌▌

蔡某,女,32岁。

初诊:2014年3月12日。

主诉:孕37天,腹泻1周,伴腹痛。

现病史:患者1周前无明显诱因而大便溏泻,一日5次,至今仍泄泻,大便检查未见异常。刻下腰腹疼痛,无阴道出血,晨起恶心呕吐,时有头痛,夜尿频,寐欠安。患者婚后2年不孕,经治疗后而妊娠,妊娠后行保胎治疗。末次月经2月4日,3月7日血β-HCG 122.81nmol/L,P 65.83nmol/L。根据患者血内分泌指标,其流产风险较高,患者担心泄泻而流产,又担心用西药治疗腹泻有副作用,故腹泻后未敢使用任何西药治疗,寻求中医药治疗。舌红苔薄白,脉细滑。

月经史:14岁初潮,5/28,量中,色红,有痛经,乳胀,有小叶增生史。

生育史:0-0-0-0。

检查:大便常规(−)。血常规:白细胞:5.74×10^9/L,中性粒细胞75.9%,淋巴细胞18.1%,C反应蛋白<8mg/L。血内分泌:LH 3.96U/L,FSH 9.13U/L,E_2 144pmol/L,T 0.89nmol/L,P 0.39nmol/L,PRL 151.42 mU/L;IL-2、IL-6、IL-8均增高,SIL-2R降低,肿瘤因子

CA125 47.6U/ml。

中医诊断：妊娠泄泻。

西医诊断：泄泻。

病机：胎系于肾，肾气弱，命门火衰，胎窃其气以拥护，而肾间之阳不能上蒸脾土，脾失健运，而为泄泻。

治则：健脾扶土，补肾安胎。

方药：党参9g，黄芪9g，白术12g，白芍12g，炒白扁豆12g，怀山药12g，菟丝子12g，黄连3g，艾叶9g，陈皮9g，黄芩9g，杜仲12g，苎麻根12g。

医嘱：①测BBT；②如有阴道出血，腹痛加重即急诊。

二诊：2014年3月19日。

孕44天，3月17日血β-HCG 11513nmol/L，P 67.77nmol/L。基础体温高相。刻下无腹痛腹泻，大便成形，偶有胃脘胀痛，无恶心呕吐，无阴道出血，夜尿3~4次。苔薄白，脉细。

治则：健脾扶土，补肾安胎。

方药：党参9g，黄芪9g，白术芍（各）12g，菟丝子12g，黄连3g，艾叶9g，陈皮9g，黄芩9g，杜仲12g，苎麻根12g，怀山药15g，炒白扁豆9g，狗脊12g。

医嘱：①续测BBT；②忌生冷辛辣，注意保暖。

病案分析

病机分析：妊娠泄泻，出《妇人大全良方》。多因孕妇脾肾素虚，或外感风寒暑湿之邪，内伤饮食生冷；或肾阳不足，不能温煦脾土，脾失健运；或木横侮土，肝气乘脾而致腹痛泄泻。脾为后天之本，主运化，肾为先天之本，脾阴脾阳以肾阴肾阳为根本，对脾的代谢和生理功能活动有调节作用。患者曾以不孕就诊，怀孕后在无明显诱因下泄泻，一日5次，腰腹疼痛，夜尿频。《女科经纶》曰："夫血统于脾，血壅胎元，则脾阴虚而食不运化，水谷难消而作泄。胎系于肾，肾气弱，命门火衰，胎窃其气以拥护，而肾间之阳不能上蒸脾土，则为泻，此妊娠泄泻之由也。"虽其间不无风寒暑湿之外感,见头痛时作,或饮食生冷之内伤之诱因,然本患者属于脾肾有亏为主要病机,故治疗原则为健脾扶土,补肾安胎。

用药分析:初诊以经验方保胎方为基础方加减,并加用健脾助运化之品。方中党参、黄芪、白术、白芍健脾益气,扶助脾土;黄芩清热燥湿安胎,配伍白术起协同作用,金元名家朱丹溪善用这两味药以安胎,被后人称之为"安胎圣药",现代医学研究证实,黄芩含有孕酮起松弛子宫作用,故有安胎之效;黄连清热燥湿止泄;患者乳胀,有小叶增生史,陈皮疏肝理气,抑木扶土;再加菟丝子、艾叶、杜仲、苎麻根,共奏补肾安胎之效。二诊患者泄泻止,且血β-HCG成倍上升,基础体温高相,可见初诊用药如鼓应桴,直中肯綮,在此基础上再加怀山药、炒白扁豆既健脾又止泻,狗脊配杜仲、菟丝子增强补肾安胎之功。

验案忠告:妊娠泄泻是孕期常见病症,由于泄泻能引起腹痛、阴道出血和流产,患者往往惧怕服用西药有副作用,故常找中医治疗。本案忠告:①妊娠泄泻应引起重视,及时就医,中医治疗可按本方案治疗,同时完善血常规和大便常规检查。②如果出现先兆流产症状,可适当加达芙通、黄体酮、绒毛膜促性腺激素等治疗,密切观测血β-HCG和孕酮数值变化,来判断妊娠早期胎儿着床情况。③做好基础体温,忌生冷辛辣,注意保暖。

(周　琦)

妊娠尿潴留

徐某,女,43岁。

初诊:2014年7月31日。

主诉:排尿困难9天。

现病史:患者结婚8年,未避孕6年未孕。2009年、2010年在美国试管婴儿均失败。之后回国刺激排卵取不出卵。2013年10月上海某医院仅取卵1枚并配对成功，B超（月经第10天）子宫内膜：4mm，提示子宫内膜薄，不予移植，遂来我院门诊就诊。经中药治疗4个月后再次取卵并配对成功，今年5月23日于外院行试管婴儿术。成功后，该院予黄体酮针（40ml/天）肌内注射，黄体酮胶囊（每次2粒，每日2次）口服治疗。2014年7月22日孕75天，出现排尿困难。遂停用所有黄体酮治疗，观察之。7月25日突然出现小便不能排出，少腹胀痛，至外院急诊，予以导尿管插管治疗，放置2天后拔出导尿管仍不能排尿，再放入导尿管至今。7月25日外院B超：宫内见胎儿，头径19mm，头臀径49mm，胎盘位于子宫后壁，厚度15mm，最大羊水深度38mm，胎心可见。

刻下：自觉神疲乏力，头晕气短，无腹痛，无阴道出血，舌淡，苔薄腻，脉滑。

月经史：14岁初潮，3~4/30，量中，色黯，夹有血块。经前乳胀，心烦，经行无腹痛。末次月经2014年5月8日—5月11日。

婚育史：已婚，0-0-0-0。

中医诊断：妊娠小便不通。

西医诊断：妊娠尿潴留。

病机：脾肾气虚，系胞无力，用黄体酮治疗后膀胱肌肉松弛，更系胞无力，膀胱气化不利，水道不通而尿潴留。

治则：补肾健脾，升陷利水安胎。

方药：党参9g，黄芪9g，白术9g，白芍9g，升麻9g，覆盆子9g，益智仁9g，茯苓9g，淡竹叶9g，藿香9g，佩兰9g，苏叶9g，杜仲9g，苎麻根9g，菟丝子9g，狗脊9g。

医嘱：①动静相宜，适当走动，以利血流通；②调畅情志，放松心情。

二诊：2014年8月6日。

孕90天。8月1日于外院拔出导尿管。拔出后，小便通畅，无排尿困难感，无腹痛，无阴道出血。苔薄，脉滑。

治则：补肾健脾，益气升陷安胎。

方药: 党参9g, 黄芪12g, 覆盆子9g, 益智仁9g, 白术9g, 白芍9g, 升麻9g, 苎麻根12g, 南瓜蒂9g, 菟丝子9g, 续断12g, 茯苓9g。

之后根据该方, 随症加减, 患者小便均通畅。2015年3月其亲戚来院告知生一女孩, 健康。

病案分析

病机分析: 患者多次试管婴儿均不成功, 之后又取卵困难, 尽管取到1枚卵子, 并配对成功, 但因子宫内膜偏薄, 无法种植。提示患者肾精亏虚, 肾气不足。在我处治疗后, 再次取卵, 并胚胎移植成功。成功后用黄体酮以及中药保胎。保胎期间, 患者因排尿困难就诊, 初诊时见神疲乏力, 头晕气短, 一方面, 为脾气不足, 脾气虚则举胎乏力, 胎压膀胱, 影响膀胱气化, 容易出现水道不通; 另一方面, 肾司膀胱气化, 肾气虚则容易引起膀胱气化不利, 开阖失度。因此, 本证尿潴留与脾肾气虚, 膀胱气化不利密切相关。治疗原则应为健脾益气, 补肾利水。此外, 患者目前处于孕早期, 此次怀孕为人工受孕, 故治疗小便不通的同时, 应兼顾补肾养血安胎。

用药分析: 整个诊治过程以补中益气汤为基础加减, 补中益气, 化气利水。又因患者系试管婴儿, 正处于孕早期, 故佐以补肾安胎。方中黄芪补中益气, 升阳举陷, 党参、白术、茯苓健脾益气利水, 与黄芪相须为用; 升麻加强黄芪升举之功; 益智仁、覆盆子合用, 取缩泉丸方义温补肾阳, 以恢复膀胱的气化功能; 狗脊、菟丝子、续断、杜仲、白芍补肾养血, 益精而安胎; 苏叶、藿香、佩兰入脾、肺二经, 一方面有醒脾之功, 一方面入肺, 能提壶揭盖, 开上源而利小便。

验案忠告: 妊娠早期尿潴留是妊娠期间一种特殊情况, 由于胎盘、胎儿生长发育的需要, 在卵巢、胎盘产生的绒毛膜促性腺激素、雌激素、孕激素作用下神经内分泌改变, 使母体泌尿生殖系统也发生相应的改变。加之应用大量黄体酮保胎, 膀胱肌肉松弛, 膀胱逼尿肌机械性动力不足因素, 排尿时不能排尽膀胱内全部尿液,出现膀胱残余尿,逐渐增多的残余尿使膀胱失去收缩能力,发生尿潴留。发生尿潴留的常见原因有:①孕激素水平升高,使膀胱平滑肌松弛,膀胱容量增加。孕激素又使输尿管平滑肌张力降低,从而输尿管蠕动频率及强度均减少。②如果妊娠月份大,发生尿潴留是因子宫增大变软,容易变形,当过度后倾后屈时,可能与骨盆入口发生嵌顿而不能恢复至正常位置,宫颈上举前翘,压迫膀胱三角区及尿道上段,导致梗阻性尿潴留。③精神因素:由于精神紧张,担心保胎失败,故而减少活动,卧床休息,大小便不方便,增加了尿潴留发生机会。总之,应用黄体酮、精神高度紧张是妊娠早期尿潴留高危因素。本案患者系试管婴儿受孕,孕后常规使用黄体酮,加之患者年龄偏大,怀孕不易,因此精神较紧张,活动较少,基本卧床以保胎。因此,本案验案忠告:放松心情,养成定时大小便习惯,适当活动,动静适宜,以减少容易引起尿潴留的危险因素。

（周毅萍）

妊娠子宫肌瘤红色样变

沈某,女,29岁。

初诊:2013年11月13日。

主诉:孕27+周,腹痛2周。

现病史:患者孕前有子宫肌瘤病史,并伴流产,曾在我院治疗后而妊娠,并适当给予保胎治疗至3个月止。2013年10月27日孕25周,因腹痛剧,去外院就诊,经妇科检查:宫底脐上三指,腹部压痛明显,能触及宫缩。查B超提示:多发肌瘤,最大直径49mm,子宫右侧肌瘤49mm×41mm×33mm,后壁直径19mm。血常规:白细胞$10.2×10^9$/L,中性粒细胞84%。诊断为子宫肌瘤红色样变,即刻收住院观察。入院后,予以黄体酮肌注抑制宫缩,又给予抗生素静脉滴注治疗后,腹痛缓解,于11月7日出院。出院后5天,又觉右下腹隐痛,伴胎动腹胀,宫缩腹硬,病员害怕再次入院进行手术治疗,今前来我院就诊。刻下:自觉畏寒,腹痛,腹胀,腰酸,胃嘈,纳差,大便不成形。苔薄白,脉细滑。

月经史:13岁初潮,7/30,量中,色黯,无痛经,无乳房胀痛等不适,末次月经2013年4月17日。

生育史:0-0-1-0。

妇科检查:宫底脐上三指,腹部压痛明显,能扪及宫缩。

中医诊断:妊娠腹痛。

西医诊断:妊娠子宫肌瘤红色样变。

病机:肾气亏虚,肝郁脾虚,气滞血瘀。

治则:补肾健脾,养血柔肝,活血止痛。

方药:党参9g,黄芪9g,白术12g,白芍12g,苏叶9g,当归9g,川芎6g,香附9,鸡血藤12g,桑椹子12g,杜仲12g,枸杞子9g,牡丹皮9g,丹参9g,赤芍9g,瓦楞子30g,甘松9g,炙甘草6g。

医嘱:①注意休息,调畅情志;②不适随诊。

二诊:2013年11月20日。

孕28$^+$周。患者服上药腹痛明显减轻,胃脘嘈杂缓解,仍觉腹胀,腰酸,阴道未见出血。舌淡,苔薄白,脉细滑。

治则:补肾健脾,活血安胎。

方药:党参12g,黄芪12g,白术15g,白芍15g,苏叶9g,当归9g,川芎6g,香附12g,鸡血藤12g,桑椹子12g,枸杞子9g,牡丹皮9g,丹参9g,杜仲12g,艾叶6g,阿胶9g。

医嘱:①注意休息,调畅情志;②不适随诊。

按上法治疗,继续服药2周后,患者腹痛、腰酸症状均愈。

随访:2014年2月16日患者足月顺利生产健康男婴。2014年5月8日于外院复查B超:子宫宫体前壁外突低回声15mm×14mm×16mm,宫体前壁见低回声直径10mm,宫体后壁见低回声,直径10mm,边界清晰,CDFI:周边见稀疏血流。

病案分析

病机分析:《妇科玉尺》云:"妇人积聚之病……皆血之为,盖妇人多郁怒,而肝藏血者也,妇人多忧思,忧思则心伤,心肝既伤,其血无所主而妄溢……或遇六淫,或感七情,血遂瘀滞"。患者素体脾肾亏虚,血行瘀阻胞脉,罹患癥瘕。肝藏血,妊娠后,阴血需要下聚养胎,肝血相对不足,肝用失养,容易影响疏泄功能。加之患者素体胞脉瘀阻,因此,更易引起肝气郁滞。大腹隶属于脾。肝气郁滞,若横逆侮脾,往往表现为腹中疼痛。本病病本在肾虚血瘀,病之标为肝脾不调。

用药分析: 初诊予白术、白芍补土泻肝,补气养血,白芍配甘草,和中缓急止痛。当归、川芎、丹参、丹皮、赤芍调肝养血,活血止痛,取《黄帝内经》"有故无殒"之说。虽行气活血,但无动胎之虞。《格致余论·胎自堕论》:"血气虚损,不足荣养,其胎自堕"。故治疗上在兼顾癥瘕的同时,亦强调"预培其损"的原则,予党参、黄芪健脾益气血;桑椹子、枸杞子、杜仲滋肝肾,以养血安胎。经过初诊治疗,患者腹痛明显减轻,故二诊在初诊基础上一方面继守前法;一方面加强了补肾养血安胎的力度,增用艾叶、阿胶。患者整个治疗过程中以孕妇、胎儿为重;兼顾癥瘕,防肌瘤红色样变,防重于治,确保了孕期胎元健固,足月顺产。

验案忠告: 子宫肌瘤是女性最常见的良性肿瘤之一。肌瘤合并妊娠占肌瘤患者的0.5%~1%。妊娠期间,如肌瘤增长迅速,往往发生出血及缺血性改变,形成肌瘤红色样变,患者可伴有剧烈腹痛、恶心、呕吐、发热,白细胞计数升高,极易造成流产、早产。对于本病的治疗,要认识到"病不已,则伤胞络,令胎不安"(《圣济总录·妊娠门》),"有故无殒"(《黄帝内经》),但使用活血化瘀之品宜把握轻重,从小量开始,以知为度,谨记治病与安胎并用,化瘀而不伤胎。

(周毅萍)

妊娠合并肝内胆管多发结石

张某,女,28岁。

初诊:2014年5月28日。

主诉:孕4个月余,发热2次,伴肝区疼痛。

现病史:患者孕4个月余,在此期间无明显诱因下发热2次,伴肝区胀痛明显,体温最高到39℃以上,均予抗生素治疗。2014年5月14日外院B超示:右肝管,左右肝内胆管多发结石,自诉肝功能指标异常(具体不详)。2014年5月27日外院B超示:单胎,头径如孕17周。刻下无发热,无腹痛,无肝区疼痛,无阴道出血,纳一般,寐安,二便正常。因害怕再次发热对胎儿有影响,故来要求中药保胎。舌紫黯苔薄白,脉细滑。

月经史:14岁初潮,7/28,量中,色黯,夹血块,痛经不明显,乳胀。末次月经2014年1月12日。

生育史:0-0-0-0。

既往史:2008年因胆总管囊肿,慢性胆囊炎在新华医院全麻下行胆总管囊肿切除+胆囊切除+胆总管空肠吻合术。有过敏性鼻炎史。

检查:手足有散在湿疹及小水疱,无瘙痒。

中医诊断:妊娠胁痛。

西医诊断:妊娠合并肝内胆管多发结石。

病机:因砂石阻滞胆道,湿热之邪为患,湿阻中焦,脾胃升降失常,影响肝胆疏泄,湿热蕴蒸,湿邪浸淫,邪毒侵扰冲任肌肤,阴阳失衡,冲任失固,气机失调使得高热,湿毒浸肌肤而发湿疹。

治则:清热利湿,疏肝利胆。

方药:茵陈15g,徐长卿9g,蒲公英30g,麦冬12g,黄芩9g,虎杖12g,山栀9g,柴胡9g,厚朴6g,红藤15g,泽兰6g,泽泻6g。

医嘱:①忌油腻辛辣;②保持心情舒畅。

二诊: 2014年6月11日。

孕19周。无发热无肝区疼痛,手足湿疹已褪皮。舌紫黯苔薄白,脉细滑。

治则: 疏肝利湿补肾,活血清解。

方药: 茵陈15g,徐长卿9g,蒲公英30g,麦冬12g,黄芩9g,虎杖12g,山栀9g,柴胡9g,厚朴6g,红藤15g,熟地9g,生地9g,石斛9g,赤芍9g。

三诊: 2014年6月18日。

孕20周。刻下无明显不适,纳可寐安,二便正常。肘部皮肤偶见湿疹。舌红苔薄白,脉细。

治则: 疏肝清热,补肾安胎。

方药: 党参9g,黄芪9g,白术12g,白芍12g,香附9g,菟丝子12g,苏叶9g,藿香9g,佩兰9g,黄芩9g,徐长卿9g,茵陈15g,麦冬9g,虎杖9g,黄连6g,苎麻根12g。

四诊: 2014年7月16日。

孕24周。产检未见异常。无腹痛,偶有肝区胀。2014年7月10日外院B超: 单胎臀位,胎儿左侧肾盂分离5.1mm。舌红苔薄白,脉滑。

治则: 清热利湿,疏肝补肾。

方药: 党参12g,黄芪12g,茵陈15g,虎杖12g,蒲公英30g,赤芍9g,柴胡9g,黄芩9g,山栀9g,徐长卿12g,苎麻根12g,杜仲12g,白术9g,白芍9g,垂盆草9g。

五诊: 2014年7月30日。

孕26周。手肘湿疹又起,无腹痛,无肝区胀痛。舌红苔薄白,脉细滑。

治则: 疏肝利湿补肾,活血清解。

方药: 5月28日方加党参12g,黄芪12g,赤芍9g,陈皮9g。

之后定期按上述方药加减用药至孕7个月时随访无特殊,2014年10月随访顺产一男孩,母子健康。

病案分析

病机分析：妊娠期肝内胆汁淤积症属于中医学的"黄疸"范畴。胆内藏胆汁，因其为中空器官，且胆汁应适时排泄，故为六腑之一，胆与肝紧密相连，附于肝之短叶间，肝胆之间有经脉相互络属，互为表里，肝主疏泄，肝的疏泄功能正常，则人体气机调畅，气血和调，经脉通利，各脏腑组织器官的功能正常、协调。因砂石阻滞胆道，湿热之邪为患，湿阻中焦，脾胃升降失常，影响肝胆疏泄，湿热蕴蒸，湿邪浸淫，邪毒侵扰冲任肌肤，阴阳失衡，冲任失固，气机失调使得高热，湿毒浸肌肤而发湿疹。患者素有慢性湿疹史，过敏性体质，B超示右肝管、左右肝内胆管多发结石，肝胆湿热，疏泄不利，脾虚生湿，湿郁化热，气血不调，正气不固，导致人体的阴阳失衡，可能使得胎元不固而发生流产，故治疗原则为清热利湿，疏肝利胆为主，舌紫暗苔白，脉细弦，李教授认为由于气血不调，瘀血阻于胞脉，夹湿热客于胞中，精血（津）搏结则胞宫冲任功能失常，故应活血化瘀，祛瘀排毒生新血，使冲任、血海调畅，气机有序，冲任之邪毒遂除，故治疗以活血化瘀为辅。

用药分析：方中茵陈蒿、垂盆草、虎杖清热利湿，利胆退黄；黄芩、山栀、黄连、蒲公英清热解毒利湿；黄芩合白术又为安胎圣药；柴胡、徐长卿、厚朴、苏叶、陈皮疏肝理气；麦冬、石斛养阴清热；白芍敛阴柔肝；党参、黄芪健脾益气；藿香、佩兰、茯苓健脾化湿；红藤、泽兰泻、赤芍、香附活血化瘀，菟丝子、杜仲、生熟地补肾安胎；苎麻根清热安胎；诸药结合，清热利湿，健脾疏肝，调畅气机，患者无发热无肝区胀痛，皮肤湿疹也很快褪去，考虑孕后一般不敢应用活血清解药，在诸症改善后，李教授用药减去活血药，却发现湿疹又起，《黄帝内经》云："有故无殒，亦无殒也"，故在患者安胎药中继以赤芍活血抗感染，药量斟酌，以保患者与胎儿安然渡过孕期。

验案忠告：妊娠期肝内胆汁淤积症（ICP）是妊娠中晚期特发性疾病，是妊娠期常见的并发症之一，是引起早产、胎儿生长受限、胎儿窘迫、产后出血、新生儿窒息等的重要原因之一。本案患者就诊时已发生过2次高热,伴有肝区胀痛,湿疹反复,肝功能指标异常,结合B超及胆囊病史,不难辨出。西药治疗ICP多用熊去氧胆酸片等药物及抗感染治疗,而长期服药可能出现其他并发症,加重肝脏的负担,患者担心高热反复对胎儿造成影响故寻求中医药保胎治疗,李教授通过辨证施治,使用清热利湿,疏肝利胆,活血清解的治疗原则,同时胆大心细,灵活巧妙地运用活血祛瘀药,用量斟酌,从而获得奇效。需要提醒的是保胎时使用活血化瘀药需密切观察,若出现腹痛或阴道出血时应及时就诊,调整用药及用量。对于保胎患者来说,活血化瘀药就如同一把双刃剑,如何掌握好适应证及药量用法,还需根据患者的情况审慎而定。

(周　琦)

产 后 病 案

产后恶露不绝、产后身痛

顾某,女,32岁。

初诊:2012年11月20日。

主诉:产后1个月余,恶露未净,伴身痛。

现病史:患者于2012年10月18日剖宫产一子,刻下恶露尚未净,量少,时色鲜红、时色淡红,伴腰酸、身体疼痛。现已停止哺乳。

刻下:畏寒,腰酸,肢麻,汗出较多,胃纳欠佳,二便调。苔薄,脉细。

月经史:月经初潮15岁,4~5/30,2012年1月11日,量中,色红,无腹痛,腰酸剧。

生育史:1-0-0-1,2012年10月18日剖宫产。

妇科检查:未检。

中医诊断:①产后恶露不绝;②产后身痛。

西医诊断:晚期产后出血。

病机:剖宫产后伤气伤血,营血亏虚,气虚固摄乏力,恶露不净;血不养肾,腰为肾之府,经脉失于濡养,风寒乘虚侵入,则畏寒腰酸肢麻。

治则:补中益气,养血止血,祛风散寒,温经活络。

方药:党参12g,黄芪12g,白术12g,白芍12g,大蓟12g,小蓟12g,仙鹤草15g,岗稔根15g,煅龙骨30g,煅牡蛎30g,浮小麦30g,蒲公英30g,炮姜6g,桂枝6g,羌活9g,独活9g,杜仲15g,海风藤15g,桑枝12g,络石藤15g。

医嘱：①自备红枣2~3枚、生姜2~3片加入中药内一起煎煮。②避风寒，慎起居，注意保暖。

患者服上药1周后血止，自觉症状好转，自行于我院妇科门诊续方7帖，腰酸肢麻症状消失。

病案分析

病机分析：新产后，恶露超过3周不净称之为产后恶露不净。产妇在产褥期内，出现肢体或关节酸楚、疼痛、麻木，重着者称为产后身痛。《经效产宝·产后中风方论》最早指出其病因为"产伤动气血，风邪乘之"。《当归堂医丛·产育保庆集》曰"产后遍身疼痛"属气弱血滞，并创制"趁痛散"治疗之。明代《校注妇人良方·产后遍身疼痛方论》指出"血瘀者宜补而散之，血虚者宜补而养之"。《医宗金鉴·妇科心法要诀》认为该病多为血虚、血瘀、外感所致。因产后多虚多瘀，《沈氏女科辑要笺正》记载本病治疗当以"养血为主，稍参宜络，不可峻投风药"。本病因产时失血多虚，内伤气血，兼风寒湿瘀，故多本虚标实，治疗以养血益气补肾为主，兼活血通络、祛风止痛。李教授认为产后3周应恶露净，目前该患者已1个月余恶露未净，伤及气血，血虚不能濡养四肢及腰府，风寒湿邪乘虚内侵，故而出现腰酸、肢麻等症状，治以黄芪桂枝五物汤加减益气补中，养血止血，温经通络。

用药分析：李教授以黄芪桂枝五物汤加减治疗，党参、黄芪、白术健脾益气摄血；白芍柔肝养血敛阴；大蓟、小蓟、仙鹤草凉血止血；岗稔根养血止血，通络止痛；产后汗出应较多，这可排出孕期积蓄体内的一些废物，如果汗出较多，则会伤阴，故应止汗，煅龙骨、煅牡蛎镇静安神，平肝潜阳，收敛固涩，与浮小麦同用，固表敛汗；与黄芪合用，补气固涩止汗，固冲止血；炮姜温涩，功善温经止血，温中止痛；桂枝发汗解肌，温经通脉，散寒止痛，通阳化气；蒲公英清热解毒，消散痈肿，尤善治乳痈；羌活发散风寒，胜湿止痛，善治腰以上风寒湿痹，尤以肩背肢节疼痛为佳，独活祛风湿，止痹痛，尤以下部寒湿之腰膝酸痛为宜，两药配伍，治一身上下之痹痛；

杜仲补肾温阳；海风藤祛风湿，通经络，《本草再新》曰"行经络，和血脉，宽中理气，下湿除风"；桑枝祛风通络利关节，尤以病患上肢肩臂者最佳，《本草撮要》云"功专祛风湿拘挛，得桂枝治肩臂痹痛"；络石藤祛风通络，《要药分剂》记载"络石之功，专于舒筋活络。凡病人经脉拘挛，服之无不效，不可忽之也"，以上三药同时应用，加强祛风除湿止痛之功；红枣养血安神；生姜温经散寒。全方配伍，益气养血止血，温经通络止痛。李教授对症下药，服上药7剂后患者恶露血止，诸证缓解，再7剂病瘳。

验案忠告：产后病多为亡血伤津，元气受损，瘀血内阻或外感六淫、饮食房劳所伤，易形成多虚多瘀的病机特点。产后恶露不绝有虚实之分，本案属于剖宫产伤气伤血，气血虚损，气虚不摄血则恶露不绝，气虚表卫不固不敛汗则汗出较多，气血不足，筋脉失于濡养则关节疼痛，表卫不固兼外邪侵袭则关节肌肉沉重麻木，故应及早舒筋活络，养血祛风治疗之，如果不及时治疗，日久可致关节肿胀不消，屈伸不利，僵硬变形，甚至肌肉萎缩，经脉拘急，而致痿痹。该患者产后1个月恶露未净，又患身痛，故治疗当予益气补血止血、祛风温经活络，同时注意产褥期护理，慎起居，避风寒，注意保暖，避免寒冷潮湿之处，加强营养，增强体质，适当活动以利经脉血气顺畅。

（徐莲薇）

▌▌ 产 后 缺 乳 ▌▌

马某，女，34岁。

初诊：2013年8月10日。

主诉：产后乳少。

现病史：6月2日第一胎顺产，产时正常，产后2个月，乳汁少且清淡，乳房松软无胀痛，胃纳尚少，恶露42天净。苔薄，脉细。

病机：气血为乳汁化生之源，气血不足，不能化为乳汁，故乳汁少。

治则：益气补血，疏肝通乳络。

方药：党参12g，黄芪12g，白术12g，柴胡9g，王不留行子9g，通草6g，路路通9g，漏芦9g，枸杞子12g，陈皮6g，香附12g，茯苓12g。

另：通草9g，王不留行子9g，鲫鱼1条，葱、盐适量烧汤服用。

诊断：产后缺乳。

医嘱：①饮食应少些，不吃酱油，宜吃高蛋白之物，如鲫鱼、猪蹄、鸡蛋等，勿食滑肠泻下之物；②注意情绪，勿烦躁动怒；③勿捏揉乳房，以防损伤。

二诊：2013年8月24日。

药后乳汁明显增多，基本能满足婴儿需要，故自行停服中药，停药后乳汁又少，故再来就诊，苔薄，脉细。

治则：益气养血，疏肝通络。

方药：①8月10日方加川楝子9g，熟地12g，桔梗6g；②通草9g，王不留行子9g，鲫鱼1条烧汤，如同上述；③穿山甲粉50g，5克/天，冲服，以通络下乳。

1个月后随访，患者乳汁正常，能满足婴儿需要，未再服用中药。

病案分析

病机分析：乳汁为气血所化生，新产之妇为多虚多瘀之体，由于孕期孕妇聚血以养胎元，分娩时又耗伤气血，故产后女性多气血不足，气血不足无以化生为乳汁。今患者根据其临床表现，乳汁少，质稀清淡，乳房松软，为气血不足之征，当以益气补血为治。乳房为肝经所经过，乳头属肝，乳房属胃，故还应加疏肝通络下乳之品，因而立法为益气补血，疏肝通络下乳。

用药分析：本案是根据《付青主女科》通乳丹化裁而来，方中党参、黄芪、白术、杞子、茯苓健脾益气补血；柴胡、川楝子疏肝理气，配用桔梗理气宣通，起开阖作用；通草、王不留行子、生化汤等均配合治疗，均有裨益；因本患者为回民，故建议服用鲫鱼汤，亦收到了好的效果。

验案忠告：产后乳汁少是临床常见病证。现代的女性与既往女性不同，因女性多有工作，与男性一样承担着社会及单位的工作压力，目前的职场又特别忙碌，工作压力较重，易消耗气血，疲劳，再加上女性怀孕之后仍工作上班，再操持家务，更耗伤气血，故女性多气血不足。女子以血为本，以血为用，产后乳汁缺乏，故多从气血不足方面考虑用药。如果是行剖宫产者更应以补气为主，补血益于乳汁增加，此外对乳汁少者还应当用通乳络之药，因患者多为第一胎，乳腺络脉从未产生过乳汁，为使乳络开启，故应用通络下乳之药，常用的药为通草(注：既往古书记载为木通，因该药目前研究发现含有马兜铃酸，有肾毒性，能引起肾功能衰竭，故目前临床已不用该药了)、路路通、漏芦、王不留行子、穿山甲等，如果乳汁分泌不畅，又常用桔梗，配用柴胡疏肝理气，起宣通开阖之功。民间的单验方亦常起到辅助的效果。同时还应告知，产妇乳汁少往往又补益过甚，服用野山参、冬虫夏草等这些药不但无用，还可能因为过度进补而致腹胀纳差，更不利于通乳，进补应适度，应在胃口较好，舌苔不腻的情况下进行，同时还应注意勿食过腻、过甜、过冷之物，以防腹泻。乳汁少，可适当沿着乳腺腺管向乳头方向轻轻按摩，可刺激乳腺的分泌，勿用力捏揉，以免乳房损伤，变为"乳痈"，同时还应保持心情舒畅，大便通畅等，这些对增乳通乳，产期健康恢复均有益。

(李祥云)

乳　痈

万某，女，33岁。

初诊：2014年3月18日。

主诉：产后乳房红肿、疼痛。

现病史：产后3周，乳房胀痛已3天。患者2月25日顺产分娩，产后乳汁较多，婴儿吃不完，自感乳胀，用乳汁吸吮器吸之不畅，自己用手挤压，结果因疼痛而停止。次日也感疼痛，仅手碰时作痛，未介意，第3天见左乳房外侧出现红肿、疼痛，伴身热恶寒，测体温37.8℃而来就诊，现恶露将净未净。苔薄，脉细数。

月经史：12岁初潮，5/30，量中，正常。

生育史：1-0-0-1。

检查：左乳房外侧约有2.5cm大小红肿，有触痛，无破损。

病机：乳房属胃，乳头属肝，今患者用力不当，乳络损伤，乳络不通，乳汁壅滞，气滞乳络，红肿作痛。

中医诊断：乳痈（邪热阻络）。

西医诊断：急性乳腺炎。

治则：清热泻火，通络止痛。

方药：炒荆芥9g，炒防风9g，山栀9g，牛蒡子9g，柴胡9g，路路通9g，王不留行9g，蒲公英30g，全瓜蒌12g，金银花9g，生甘草6g，石膏12g。

外敷：发酵生大饼面粉一团，敷乳房患处。

医嘱：①乳汁用吸吮器吸出；②忌食辛辣油腻之品；③勿用手搓揉乳房。

二诊：2014年3月26日。

服药3剂，红肿即消失，热度完全消退，全身诸恙均愈，目前已经哺乳，一切如常，苔薄，脉细，为巩固疗效，原方去石膏、山栀、银花、蒲公英，续服3剂，之后随访病愈。

病案分析

病机分析：乳痈是临床常见病与多发病，因病情急，发热疼痛，一般病员常去外科就诊，但还有部分人来妇科就诊，尤其是原在妇科就诊而怀孕者，多相信看习惯了的医生。乳痈又称为急性乳腺炎，多表现为红、肿、热、痛，其产生原因有部分是乳腺腺管阻塞不通，乳汁流出不畅，有的是因哺乳咬伤乳头感染，有的过食辛辣助阳生火之物,有的因用力不当挤伤乳络,乳络不通,乳汁壅滞,滞瘀化热所致,本案即属此。中医认为乳房属胃,乳头属肝,乳痈在发作之际,红肿疼痛,并伴恶寒身热,故治疗应疏肝清胃热,疏散风热,消肿通络止痛。

用药分析:方中荆芥、防风、牛蒡子解表疏散风热;山栀、银花、蒲公英、生甘草清热解毒;石膏清胃热泻火毒;全瓜蒌消肿散结,专治乳痈;路路通、王不留行活血通络下乳;柴胡疏肝退热。外敷生大饼面团可清热消乳肿止痛,系民间常用方法之一,有一定疗效。

验案忠告:乳痈系临床常见病、多发病,本病初期早治早愈,如果出现红肿热痛,不及时治愈,则会发展成为脓肿,脓肿溃破更为难治,所以应及早诊治为上策。一旦形成脓肿则当透脓,药用皂角刺、穿山甲、赤芍、露蜂房之类药;假如脓肿溃破,应用九一丹引流,如果引流不畅则应切开排脓,否则会发高热,病情危重,当重视之。告知患者哺乳时,坐姿应端正,如果乳汁多可适当用吸吮器吸乳,千万不要挤压乳房以防损伤。在治疗期间,应忌食辛辣油腻,避免生热生痰,不利于病之治疗。外敷如不用生大饼面团,敷用金黄膏亦佳,有人用皮硝外敷乳痈处,有治疗作用,但亦有回乳减少乳汁分泌之弊端,故应慎重之。

（李俊箐　李祥云）

▌▌▌ 产后身痛、产后抑郁 ▌▌▌

袁某:女,30岁。

初诊:2013年4月17日。

主诉:产后40天,全身关节酸痛。

现病史:患者顺产后40天,恶露已净,乳汁通畅,产后检查子宫复旧正常。自诉肩胛、颈部、肘部关节酸楚疼痛,麻木、屈伸不利,遇热稍舒。恶风汗出,腰膝酸软,胃脘隐痛,产后情绪低落,郁郁寡欢,夜晚难以入睡,需服安眠药。舌淡红苔白腻,脉细弦。

月经史:14岁初潮,5/30~35,量少,色黯夹血块,现为哺乳期,恶露已净。

生育史:1-0-0-1,顺产,产时适逢严寒季节。

中医诊断:产后风。

西医诊断:产后身痛。

病机:产后营血亏虚,经脉失养、风寒湿邪乘虚而入,稽留关节、经络。

治则:养血祛风,温经通络止痛。

方药:炒荆芥9g,炒防风9g,黄芪15g,桂枝6g,当归9g,川芎6g,丝瓜络15g,羌活9g,独活9g,姜半夏9g,煅瓦楞30,甘松9g。

医嘱:①注意保暖,避免受寒;②调畅情志。

二诊:2013年4月24日。

肩关节酸痛已有好转,仍时有腕、膝关节疼痛出汗稍有减少,夜寐不安为剧,情绪忧郁悲伤欲哭,因服用抗忧郁药已停止哺乳,苔薄,脉细。

治则:养心安神敛汗,温经通络。

方药:淮小麦60g,夜交藤30g,合欢皮30g,碧桃干9g,煅龙骨30g,煅牡蛎30g,煅瓦楞30g,姜半夏9g,千年健30g,丝瓜络15g,桂枝6g,海风藤15g,羌活9g,独活9g,白芷9g,桑枝15g。

医嘱:①安定心情,保持愉快;②加强营养,增强体质。

三诊:2013年5月22日。

产后74天,肩关节疼痛好转,偶有腕关节、膝关节疼痛牵及腰骶部,胃脘胀闷不舒,夜晚盗汗,5月13日月经来潮,至今未净。苔薄白,脉细。

治则:养血通络温经,散寒止痛,佐和胃之剂。

处方:当归9g,川芎6g,鸡血藤15g,香附12g,胡芦巴12g,羌活9g,独活9g,络石藤30g,丝瓜络30g,桂枝6g,桑枝9g,煅瓦楞30g,甘松9g,川乌9g,黄芪15g,豨莶草12g,姜半夏9g,地龙12g。

四诊:2013年9月2日。

产后半年,末次月经8月13日,畏寒肢冷身痛已好转,偶有脚后跟痛,纳可便调寐安,情绪已平和愉悦。苔薄,脉细。

治则:温肾养精,通络温经。

方药:附子9g,桂枝6g,龟板18g,鹿角片9g,黄精12g,杜仲12g,菟丝子12g,狗脊12g,羌活9g,独活9g,丝瓜络30g,海风藤30g,黄芪12g,络石藤30g,延胡索12g,煅瓦楞30g,姜半夏9g。

以后按上述变化断续用药,随症加减共治疗5个月,诸证消失,病愈后已愉快工作。

病案分析

病机分析:产时损伤气血,气血虚弱,元气津血俱伤,腠理疏松,所谓"产后百节空虚"。患者产后情志不舒,兼有起居不慎调摄失当,感受寒邪,寒凝成瘀,致气血不调,营卫失和,脏腑功能失常,冲任损伤而易产后身痛、产后抑郁。肾为先天之本,肾亏则腰酸、关节疼痛,血虚则四肢百骸、筋脉关节失之濡养,而致肢体酸楚,麻木,疼痛。所以正虚邪实是致病特点,所谓"正气存内,邪不可干","邪之所凑,其气必虚"。

用药分析:治疗时当标本兼顾,故方中先用荆芥、防风、祛风除湿,当归、川芎养血活血止痛,羌活、独活、丝瓜络疏风活络止痛,桂枝、川乌温经散寒止痛,加黄芪固表敛汗。因产后身痛致情绪低落,忧郁焦虑,故二诊加入养心敛汗药碧桃干、煅龙骨、煅牡蛎,镇静安神之淮小麦、夜交藤、合欢皮,同时加以劝慰开导。三诊中方药以附子、桂枝温补肾阳,菟丝子、鹿角片、杜仲、黄精加强补肾以治本,意在久病后祛邪同时重视温阳扶正。

验案忠告:产后身痛为常见病,可因血虚、肾虚、风寒所致,本患者产时受寒,故初诊以养血祛风,温经散寒止痛为主,方用黄芪桂枝五物汤治疗;二诊时风寒略去,肾虚血亏尚存,当以养心安神,温经通络调畅情志;三诊中加强温经补肾以固本;四诊中标本兼顾、巩固疗效。方中川乌一药归经心、脾,能祛寒除湿、散寒止痛,疗效虽好,却有大毒,不宜久用,故维持疗效时予以减去。龙骨、牡蛎有收敛固涩之功,有收敛浮散之阳气,但其属介石类药,久服碍脾胃消化。如此服药半年,症状消失,已能正常工作。

（张　琼）

妇科杂病案

痛经、性交痛（子宫内膜异位症）

么某,女,30岁。

初诊:2013年5月29日。

主诉:痛经10年,进行性加重1年。

现病史:患者月经初潮14岁起即有痛经,近1年呈进行性加重,伴有性交痛。每次行经需用止痛片口服和肛门用药(芬必得和消炎痛栓),末次月经5月19日,5天净,量少色紫黯有血块,经期第一天下腹胀痛呈阵发性痉挛性,并向腰骶部、肛门、阴道、股内侧放射,伴手脚冰凉,出冷汗,头痛欲裂,用止痛药后稍有好转,但仍不能正常工作生活。经净后在外院做阴超提示:子宫后位63mm×62mm×54mm,宫体饱满回声不均匀,肌层彩色血流呈点状,左侧附件一混合性包块55mm×44mm,右侧见2个无回声区23mm×18mm、24mm×18mm。平时腰酸带下、性交疼痛而不愿性生活,情绪郁闷不舒,舌紫黯脉细弦。

月经史:14岁初潮,7/30,末次月经5月19日。

生育史:结婚6年,0-0-0-0。

妇科检查:外阴:已婚式;阴道:畅;宫颈:光,色紫黯;子宫:后位固定,正常大小,质硬,后壁增厚触痛;附件:左侧扪及囊性包块5cm大小。

中医诊断:痛经。

西医诊断:性交痛(子宫内膜异位症)。

病机:气血虚弱,肝失条达及胞宫受寒,瘀血阻滞胞宫、冲任,渐为癥瘕，不通则痛。

治则：健脾补肾，活血破瘀，清热化痰散结。

方药：三棱9g，莪术9g，地鳖虫12g，夏枯草12g，路路通9g，仙灵脾15g，肉苁蓉12g，菟丝子12g，苏木9g，巴戟12g，黄芪12g，紫花地丁30g，炙乳香6g，没药6g，水蛭12g，党参12g，刘寄奴12g，七叶一枝花12g，血竭6g，鳖甲9g，蒲公英30g，海藻9g，海带9g。

医嘱：①每天测基础体温；②中药保留灌肠，每天150ml；③每天服穿山甲粉5g，经期停服；④注意保暖，避免受寒，忌服生冷食物。

二诊：2013年6月16日。

下腹隐痛，似月经将行，伴头痛乳胀、肛门坠痛。舌质黯红，脉弦滑。

治则：活血化瘀，理气止痛。

方药：当归12g，川芎6g，熟地12g，香附12g，川楝子12g，丹参12g，桂枝6g，延胡索12g，益母草30g，川牛膝12g，羌活9g，独活9g，桃仁9g，红花9g，川乌（先煎）9g，白芷9g，鬼箭羽12g。

以上方随症加减治疗3个月，月经6月19日行，用消炎痛栓1枚（平时用3枚）后经期腹痛较前好转，仍有性交痛，但不如以往般抗拒，基础体温单相，复查阴超：子宫后位55mm×56mm×64mm，宫体饱满回声不均匀，肌层彩色血流呈点状，左侧附件一混合性包块45mm×44mm，右侧未见异常。

三诊：2013年10月9日。

服药近半年后，已能正常性生活，基础体温有双相。平时仍感腰酸带下，情志不畅。末次月经9月18日，5天净，量中等，痛经大有改善。舌质黯红苔薄腻。

治则：散结消癥，活血化瘀。

方药：三棱9g，莪术9g，地鳖虫12g，夏枯草12g，路路通9g，仙灵脾15g，肉苁蓉12g，菟丝子12g，苏木9g，巴戟12g，炙乳香6g，没药6g，血竭6g，鳖甲9g，半枝莲15g，石见穿15g，白花蛇舌草15g，猫爪草15g，全蝎6g，蜈蚣6g，水蛭12g，党参12g，黄芪12g。

患者持续服上药,并随症加减,治疗1年后,经期腹痛大有好转,能进行正常性生活,基础体温呈双相。复查阴超:子宫后位60mm×56mm×64mm,宫体饱满,左侧附件一混合性包块35mm×20mm,右侧未见异常。患者生活愉快,心情舒畅,期待继续治疗后怀孕。

病案分析

病机分析:子宫内膜异位症是指具有生长功能的子宫内膜组织(腺体和间质)出现在子宫腔被覆内膜及宫体肌层以外的其他部位。侵入于子宫肌层,未扩散至浆膜层的称为子宫腺肌病。其发病机制尚未明确,其症状为痛经呈进行性加重,并有子宫和卵巢包块形成。中医有关痛经的记载,最早见于《金匮要略·妇人杂病》:"带下,经水不利,少腹满痛,经一月再见"。《诸病源候论》首立"月水来腹痛候",认为"妇人月水来腹痛者,由劳伤血气,以致体虚,受风冷之气客于胞络,损伤冲任之脉。"为痛经的病因病机奠立了理论基础。故痛经病位在子宫、冲任,"不通则痛"为主要病机。经期前后,血海由满盈而泄溢,气血盛实而骤虚,子宫、冲任由于患者素体体质虚弱,感受寒邪,情志抑郁等因素而致气血运行不畅,瘀血阻滞,渐为癥瘕,不通则痛。经净后子宫、冲任血气渐复则疼痛自止。患者癥瘕包块瘀阻胞脉,故治拟活血破瘀散结软坚。

用药分析:患者初诊时饱受多年痛经之苦,卵巢囊肿已大于5cm,又正值经净后,故治拟健脾补肾、活血破瘀、清热化痰散结,方中黄芪、党参健脾益气;仙灵脾、肉苁蓉、菟丝子、巴戟补肾助阳;紫花地丁、蒲公英、七叶一枝花清热解毒;夏枯草、鳖甲、海藻、海带软坚化痰散结;三棱、莪术、地鳖虫、水蛭、路路通、刘寄奴活血化瘀通络;苏木、炙乳香、炙没药理气行气止痛;血竭、穿山甲化瘀消癥。二诊时月经将至,故活血化瘀、理气止痛为大法,方中四物汤养血活血;香附、川楝子、延胡索理气止痛;桃仁、红花、丹参、益母草活血化瘀止痛;羌活、独活、白芷、桂枝散寒祛风除湿止痛;川牛膝引血下行;川乌、鬼箭羽加强化瘀止痛。如此用药三个月已稍有好转,卵巢囊肿已较前缩小,再拟一鼓作气加强虫类药治疗以期活血消癥同时有排卵,故三诊在一诊药物基础上加全蝎、蜈蚣搜剔沉滞久瘀之邪;半枝莲、白花蛇舌草、石见穿、猫爪草加强化癥消瘤。如此标本兼治1年,气血通达,胞脉畅通,癥瘕缩小,则受孕有望。

验案忠告:该患者受多年痛经、性交痛困扰,近1年呈进行性加重,西医医生均建议手术根治。但未育年轻女性保留生育功能提高夫妻生活质量亦很重要,该案患者病久入络,病程缠绵,故治疗时采用中西医结合,"急则治其标"时可适当加入西药(如消炎痛栓)增加中药的止痛效果,非经期宜求因治本或"标本兼治",并宜阶段性各有所侧重地调治,坚持多个周期以巩固疗效。用药时大量大胆运用破瘀散结,搜剔经络之虫类药,走降、飞升、灵动迅速的穿山甲、地鳖虫、水蛭、全蝎、蜈蚣等追逐、推拔、搜剔沉滞久瘀之邪,功效卓著。但虫类药有毒,又恐攻伐过度,故宜佐配补肾、益气、养血之品,以预培其损,患者病程长久,通过灌肠以求内外合治提高疗效。

(张　琼)

膀胱子宫内膜异位症

王某,女,27岁。

初诊:2012年9月14日。

主诉:经行腹痛3年。

现病史:患者2010年11月因子宫内膜异位症生长于膀胱处于外院行经腹膀胱部分切除术+左卵巢囊肿剥离术,术后病理示膀胱子宫内膜异位症,左卵巢内膜样囊肿。2012年8月B超:子宫44mm×41mm×36mm,内膜4mm,右卵巢33mm×20mm×19mm,附件区无回声区49mm×51mm×50mm,内见10个卵泡样无回声区,直径3~8mm,子宫回声欠均匀,左盆腔不规则无回声,最深18mm,提示左附件囊性结构,左盆腔包裹性积液,考虑子宫内膜异位症复发。

刻下:经行第二天,量少,腹痛剧,经行不畅,腰酸,无乳胀,偶有头晕耳鸣,纳可,寐安,苔薄边有齿印,舌下静脉增粗,脉细弦。

月经史:14岁初潮,7/28,末次月经9月13日,尚未净,量少,色黯,夹血块,痛经剧,无血尿。

生育史:室女。

中医诊断:痛经。

西医诊断:①膀胱子宫内膜异位症;②左卵巢内膜样囊肿。

病机:肾气虚损,推助无力,血行不畅,瘀阻下焦,凝滞成癥。

治则:补肾活血,化瘀止痛。

方药:熟地黄12g,香附12g,附子9g,桂枝4.5g,当归9g,川芎4.5g,桃仁9g,红花9g,川楝子12g,丹皮9g,丹参12g,泽兰9g,泽泻9g,延胡12g,制乳香6g,没药6g,党参12g,陈皮9g,大腹皮9g。

医嘱:①注意保暖,经期忌寒凉、辛辣、刺激饮食;②测BBT。

二诊:2012年9月26日。

末次月经9月13日—9月21日,量中,色红,痛经剧,腰酸,无乳胀,带下中,苔薄齿印,脉细。

治则:补肾活血,化瘀止痛。

方药:肉苁蓉12g,巴戟天12g,仙灵脾30g,紫石英12g,黄精12g,三棱9g,莪术9g,水蛭12g,地鳖虫12g,血竭6g,苏木9g,菟丝子12g,党参12g,黄芪12g,象贝9g,威灵仙12g,紫花地丁30g,夏枯草12g,桑白皮12g,穿山甲粉5g。

医嘱:①测BBT;②上药多煎150ml保留灌肠,经行停用。

三诊:2012年12月12日。

末次月经11月26日,10天净,量少,经行不畅,腰酸较前好转,瑞金医院查CA125:66.90μg/L↑,苔薄舌体胖大,有齿痕,舌下静脉增粗,脉细。

治则: 补肾活血,化瘀止痛。

方药: 三棱9g,莪术9g,苏木9g,水蛭12g,地鳖虫12g,制乳香6g,没药6g,血竭6g,黄芪15g,白术12g,菟丝子12g,仙灵脾12g,肉苁蓉12g,巴戟天12g,白芍12g,夏枯草12g,象贝9g,威灵仙12g,穿山甲粉5g。

医嘱: ①测BBT; ②上药多煎150ml保留灌肠,经行停用。

宗前法治疗8个月后,患者无痛经、腰酸等症状,于8月29日复查B超: 右卵巢囊肿50mm×40mm,较前缩小,左侧附件区包裹性积液消失,未见明显异常; CA125: 36.15μg/L,略高于正常。现患者已结婚,中药调理备孕中。

病案分析

病机分析: 子宫内膜异位症是指具有活性的子宫内膜组织出现在子宫内膜以外的部位,本患者的内膜异位部位在膀胱。子宫内膜异位症的典型症状为继发性、进行性加重的经行腹痛。中医认为痛经病位在子宫、冲任,其病机本质为"血瘀证",气滞、寒凝、湿热等致瘀血内阻可导致子宫气血运行不畅,"不通则痛"; 气血虚弱、肾气亏虚可使子宫失于濡养,"不荣则痛"。患者经过手术损伤,耗伤正气,肾气冲任亏虚,精血不足,经行血海空虚,子宫冲任失养,故见经行腹痛; 肾气不足,肾阳虚弱,推助无力,血行瘀滞,故有经行不畅; 腰为肾之府,肾虚则腰府不荣,腰骶酸痛; 精血亏少,阳气不足,故经色黯; 肾虚脑失所养,则见头晕耳鸣。

用药分析: 本案治疗以调理子宫气血为主,经期重在调血止痛以治标,及时控制并减缓疼痛,平时辨证求因以治本。李教授以"补肾调经,化瘀止痛"为治则,基本上是按照李教授经验方"内异消"(三棱、莪术、穿山甲、路路通、地鳖虫、肉苁蓉、菟丝子、巴戟天、仙灵脾、苏木、夏枯草、水蛭各9g)加减化裁而来。就诊时患者正值月经来潮,方中当归、川芎、熟地补血活血调经; 川楝子与香附配伍,行气疏肝,解郁散结; 桃仁、红花化瘀血,通经闭,去瘀生新; 泽兰、泽泻活血祛瘀利水; 丹皮、丹参清热活血; 延胡索活血行气;制乳香、没药活血止痛;附子补火助阳,桂枝温经通阳,两药相配,加强温经散寒作用;党参健脾益气;熟地补血滋阴,益精填髓;陈皮理气健脾,燥湿化痰;大腹皮行气导滞,利水消肿。全方攻补兼施,寒热并用,共奏补肾活血,化瘀止痛之效。以后复诊,李教授守方加减,加用水蛭、地鳖虫等虫类药搜剔通络,另用穿山甲破血消癥;血竭加强活血化瘀之效;黄芪补中益气;象贝清热散结化痰;紫花地丁、蒲公英、皂角刺清热解毒,消痈散结;威灵仙祛风湿,通经络;桑白皮利水消肿;紫石英助肾阳,暖胞宫,调冲任。另嘱患者中药多煎150ml保留灌肠,直接肠黏膜吸收,与口服相配合,增强药效。

验案忠告:子宫内膜异位症异位于膀胱者较少见,术后又作,实属顽疾。治疗内异症的根本目的是缩减或去除病灶,减轻和控制疼痛,治疗和促进生育,预防和减少复发。中医治疗以活血化瘀为大法,根据月经周期的不同阶段各有侧重,经期以调经止痛为主,平时则重在化瘀攻破。病程长者常因瘀久成癥,多需配以散结消症。由于本病疗程较长,用药多为攻伐之剂,故宜择时配以补肾、益气、养血之品,以预培其损。患者病情复杂缠绵,故用药非一日一时即效,应有耐心、信心,方有疗效。另外,本病治疗需要内服和灌肠同时进行,内外同治,方能提高疗效。

（徐莲薇）

▌▌▌ 子宫Ⅱ度脱垂、阴道前后壁膨出 ▌▌▌

唐某,女,57岁。

初诊:2013年7月2日。

主诉:绝经6年,阴部有物脱出6年。

现病史:绝经后阴部时常有空坠感,一次抱孩后有"茄状物"下脱于阴道口,之后劳累或长时间行走后,时常出现阴部有物脱出,休息平卧后可自行回纳。2013年5月体检报告:B超:子宫32mm×30mm×32mm;宫颈刮片:巴氏Ⅱa级。既往有慢性胃炎史。

刻下:患者自觉阴部重垂,下坠有物脱出,不能长时间行走,神疲乏力,面色㿠白,胃纳尚可,二便如常,夜寐欠眠,苔薄,脉细。

月经史:16岁初潮,5~6/28,51岁绝经。

生育史:1-0-1-1,32岁顺产一子。

妇科检查:外阴经产式,阴道前后壁膨出,宫颈肥大,轻糜,未见宫颈脱出,加压后子宫大部分脱出,子宫萎缩,附件阴性。

中医诊断:阴挺。

西医诊断:子宫Ⅱ度脱垂,阴道前后壁膨出,子宫颈炎。

病机:气虚下陷,提摄失司。

治则:益气,升提,举陷。

方药:党参12g,黄芪15g,升麻9g,柴胡9g,茯苓12g,五倍子6g,五味子6g,白术12g,白芍12g,夜交藤30g,合欢皮30g,煅瓦楞30g,甘松9g。另:艾叶9g,五倍子9g,小葱白5个,煎汤先熏后洗。

医嘱:①预防感冒;②避免提携重物或长时间劳作;③多做提肛运动。

二诊:2013年7月16日。

下坠感明显减轻,大便等腹压增加时仍有物下脱,腰酸,夜寐多梦,苔薄,脉细。

治则:益气升提,补肾固脱。

方药:原方加黄精12g,熟地12g。另:原熏洗方加金樱子12g。

医嘱:保持大便通畅。

连续服药2个月后再无子宫下脱,精神转佳,面色渐华。

病案分析

病机分析:患者年老体弱,本已脏气渐虚,且有脾胃之患多年,脾胃虚弱、气血不足,脾主肌肉,脾虚不健,肌肉不丰,盆底组织痿软松弛。加之长期劳累、操持家务等诱因后出现"用力太过、其气下陷";更何况,七七之后冲任已虚,现元气下陷,带脉不约,损伤胞络及肾气。胞脉系于肾,小腹为胞宫所居,为脾所主,现脾肾气虚,胞络失常,弛张无力,不能升举,故出现小腹空坠,遇劳则阴脱下陷。所以本病病机为脾肾气虚、提摄失司。根据"虚者补之、陷者举之、脱者固之"的原则,治以益气升提、补肾固脱。

用药分析:方中党参、黄芪补中益气,白术、茯苓燥湿健脾,白芍养血和营,协参芪益气养血。升麻、柴胡性轻清,主升散,《本草纲目》谓"升麻引阳明清气上行,柴胡引少阳清气上行……脾胃引经最要药也。"两药以气胜,在此用之者,乃借其升发之气,振动清阳,提其下陷,补中益气,升提中气,使下脱、下垂之证自复其位。五味子、五倍子收涩,防脱固脱。煅瓦楞、甘松理气健胃,制酸止痛。夜交藤、合欢皮养心安神治失眠。二诊时加用黄精、熟地补脾益肾。初诊健脾益气升陷,二诊在巩固原有疗效同时加强补肾益精,使脾肾健固,阴血充足,胞中肌肉、筋脉得以濡养,则筋健有力,而能提举,下脱之胞宫回纳稳固,不再有阴挺下脱之证发生。另外,本案还配有熏洗治疗,熏洗方为李祥云经验方,方中艾叶温经通络、五倍子收涩,金樱子固肾,小葱白通阳,通过熏洗,借助药力与热力的作用,药用成分以蒸汽、热汤的形式,渗透皮肤黏膜,使腠理疏通、脉络调和、气血流畅,进而实现升阳益气、补肾固脱的功效。

验案忠告:绝经后雌激素的减低,盆底组织萎缩退化而薄弱,老年女性易发生子宫脱垂。通过本案告诫女性朋友:①适当进行身体锻炼,增强体质,减少疾病的发生。预防感冒、避免咳嗽,避免提携重物,勿长期站立或下蹲、屏气等增加腹压的动作。②适时结婚生育,产后注意调护,做好计划生育措施。本案患者32岁初产一子,相对而言阳明脉已逐渐开始衰退,之后又有人工流产,损伤冲任,连及带脉,为子宫脱垂埋下祸根。③本病可配合针灸治疗、阴部熏洗,此类方法均益于本病的治疗。

(陈 霞)

慢性盆腔炎

彭某,女,40岁。

初诊:2012年11月17日。

主诉:小腹隐痛反复发作1年。

现病史:有盆腔炎病史1年,经常反复发作,口服抗生素及清热解毒中药后好转,近3个月来小腹隐痛,继续服用以往药物无效,且腹痛遇劳即发,遇冷加重,月经延后,量少色黯。2012年9月1日阴超(经净后2天):子宫50mm×44mm×49mm,子宫内膜厚6mm,内膜回声不均匀,右卵巢24mm×23mm,左卵巢26mm×23mm,子宫后方少量液性暗区13mm,提示盆腔积液。

刻下:小腹隐痛,腰骶冷痛,手足不温,神疲乏力,舌黯苔白腻,脉沉细。

月经史:15岁初潮,5~6/37,末次月经2012年11月10日。

生育史:1-0-2-1。

妇科检查:外阴已婚经产式,阴道无异常,宫颈轻糜,宫体前位,正常大小,无压痛,双侧附件增厚压痛。

中医诊断:盆腔炎。

西医诊断:慢性盆腔炎。

病机:寒湿凝滞,气机不畅,瘀血内停。

治则:温经散寒,活血通络,扶正祛湿。

方药:桂枝6g,附子9g,藿香12g,佩兰12g,川楝子9g,延胡索9g,茯苓9g,制乳香6g,制没药6g,杜仲12g,七叶一枝花12g,皂角刺12g,地鳖虫12g,黄芪12g。

医嘱:①注意个人卫生,尤其是经期卫生及性卫生;②避免过度劳累;③增强体质,提高抗病能力。

药后半月患者腹痛止,诸症缓解。

病案分析

病机分析：患者盆腔炎病程日久，迁延不愈，又过用寒凉之品，使湿从寒化，寒湿客于胞宫胞脉，经脉凝滞，气机不畅，致小腹隐痛，遇冷加重；寒气伤阳，阳气不振，则神疲乏力，肾阳亏损，则腰骶冷痛；血为寒凝，运行不畅，则月经错后，量少色黯；寒邪束表，阳气不得外达，则手足不温。综上所述，本病为病邪缠绵正气受损，邪实正虚，寒凝湿浊瘀滞遏伏不去，阻滞胞宫胞脉，反复进退，虚实错杂，日久不愈。

用药分析：方中附子、桂枝温经通络，散寒止痛；藿香、佩兰芳香化浊，祛湿除滞；川楝子、延胡索行气活血，理气止痛；乳香、没药通气壅，破滞血，宣通脏腑，流通经络；地鳖虫活血祛瘀，消肿散结；皂角刺托毒排脓，活血消痈；七叶一枝花既可清解附子之热毒，又可消肿利湿，为清除余邪之要药；杜仲益精气，利腰膝，配以茯苓、黄芪益气补虚，扶正祛湿。纵观全方，配伍合理，选药精良，温阳无助火之弊，祛邪无伤正之忧，充分体现了"温阳则寒散，寒散则瘀祛，气血调和，冲任通盛，腹痛自愈"的治疗原则，更体现了李教授标本兼治、治病求本的治疗理念。

验案忠告：慢性盆腔炎是妇科临床的常见病、多发病，具有病程长、难治愈、易复发的特点。临床上治疗慢性盆腔炎多用清热解毒活血止痛之法，而实际上有很大一部分慢性盆腔炎病人，由于体质特点、病症的迁延和治疗不当等因素可使盆腔炎证候寒化，导致寒凝血瘀。临床医生也往往受"炎症"的束缚，无论急、慢性炎症，概用清热苦寒之品以"消炎"，重辨病而忽视辨证，以致阳气受损，阴寒内盛。本患者盆腔炎病程较长，本已多虚多瘀，再继服清热解毒之剂，导致阳气耗伤，寒湿壅阻胞脉，致腹痛反复，遇冷加重。故治疗疾病过程中应注意疾病不同阶段所表现出的不同"证"，只有辨病和辨证相结合才能抓住要害，由此遣方用药，有的放矢，才能收到预期的效果。

（陈　霞）

▌▌▌ 子宫内膜息肉 ▌▌▌

卢某,女,44岁。

初诊: 2012年2月19日。

主诉: 子宫内膜息肉逐渐增大3年。

现病史: 2008年因子宫内膜息肉在外院行宫腔镜手术。2009年阴超发现子宫内膜息肉6mm×6mm×6mm。2010年复查为12mm×7mm×11mm。昨日瑞金医院阴超(经净后1天):子宫50mm×44mm×49mm,子宫内膜双层厚9mm,内膜回声不均匀,内膜内见高回声区14mm×5mm×15mm,提示子宫腔占位,息肉形成可能。多次建议其宫腔镜检查或诊刮术,患者拒绝签字,要求保守治疗。

刻下: 近半年来经水淋漓10余天,带下量多有腥臭味,小便黄少,舌黯苔薄微黄,脉细数。

月经史: 13岁初潮,5~11/30,末次月经2012年2月10日,量中,色黯有块,痛经。

生育史: 1-0-4-1。

中医诊断: 癥瘕,经期延长。

西医诊断: 子宫内膜息肉。

病机: 湿热互结,瘀滞胞宫,日积成癥。

治则: 清热解毒,祛瘀化湿,活血消癥。

方药: 红藤30,败酱草30g,土茯苓30g,紫花地丁30g,皂角刺12g,椿根皮12g,丹皮12g,丹参12g,三棱12g,莪术12g,地鳖虫12g,威灵仙12g。

医嘱: ①注意个人卫生,预防阴道炎、宫颈炎、盆腔炎等妇科炎症;②注意避孕节育,避免人工流产;③不滥用激素类药物;④建议患者宫腔镜治疗。

二诊: 2013年3月7日。

药后带下减少,经水将行,乳胀,二便如常,苔薄尖红,脉细弦。

治则:行气活血,祛瘀消癥。

方药:桃仁12g,红花12g,当归9g,川芎6g,赤芍12g,鸡血藤15g,丹皮12g,丹参12g,茯苓12g,桂枝9g,川楝子12g,延胡索12g,香附12g,制乳香9g,制没药9g,泽兰9g,泽泻9g,益母草30g,失笑散(包)12g,川牛膝12g。

医嘱:经净后复查阴超。

药后4天月经来潮,量多,掉出2块血团,经期缩短,7天即净,经净后3天(2012年3月18日)至外院复查阴超:子宫49mm×45mm×49mm,子宫内膜厚6mm,提示子宫附件未见异常。宫腔占位已消失,子宫内膜息肉已脱落。

病案分析

病机分析:患者于堕胎后调护不当,感受湿热之邪,邪毒乘虚侵入下焦,内蕴胞宫,伤及任、带,故带下量多色黄味臭;热灼伤津,则小便黄少;湿热与血相搏,阻滞气机,聚而不散,久而成癥;癥瘕积聚于胞宫,新血不归,经水淋漓;血瘀于内,运行不畅,则色黯有块、小腹胀痛。

用药分析:初诊方中红藤、败酱草、紫花地丁、土茯苓清热解毒;椿根皮燥湿止带;丹皮、丹参凉血去滞;三棱、莪术破瘀消癥,《本草经疏》谓莪术"能治一切凝结停滞有形之坚积也";地鳖虫走窜攻化,下瘀血、消癥瘕;皂角刺拔毒祛腐;威灵仙走而不守,除湿通络,软化息肉组织,促进消退吸收。二诊经水将至,用桃红四物汤活血行瘀;鸡血藤通经活络;益母草祛瘀生新;川楝子、延胡索、香附、泽兰、泽泻、失笑散理气活血、祛瘀止痛;桂枝、茯苓温通经脉、化瘀消癥;乳香、没药通气壅、破滞血,推陈致新;川牛膝引药下行、引血下行、引内膜息肉随经血下行。

验案忠告:随着妇科微创不断发展,宫腔镜检查和治疗已成为诊治子宫内膜息肉的首选方案。但术后本病复发率较高,服用孕激素或可降低复发率,但一则长期服用激素类药物的安全性、疗效有待进一步研究,二则病人的依从性不高。本患者因有多次人工流产史和宫腔镜手术史,每次术后体虚疲乏,许久才能恢复,故发现子宫内膜息肉复发后坚持拒绝手术。但作为医者,我们仍建议手术,以免贻误病情。本病通过"四诊合参",认为湿瘀互结于胞宫,日久积聚成癥瘕。治疗时,非经期针对病因,以清解祛瘀为主,经前期及经期顺应此时胞宫"泻而不藏"之势,破瘀生新,以促进子宫内膜息肉排出为重。如此顺时治疗,有的放矢,无怪乎收效甚捷,快意人心!

（陈　霞）

▌▌▌ 宫颈癌术后 ▌▌▌

吴某,女,67岁。

初诊:2012年9月6日。

主诉:宫颈癌术后。

现病史:患者因宫颈占位性病变,2012年6月20日于外院行子宫加双附件切及淋巴清扫术,病理:宫颈鳞癌。术后行化疗、放疗。体虚脱发,眩晕头胀,纳呆泛恶,2012年9月7日血检白细胞计数2.63×10^9/L,碱性磷酸酶91U/L。苔薄,微红,脉细。

中医诊断:虚劳,癥瘕。

西医诊断:宫颈癌术后。

病机:癥瘕术后,耗气伤血,真阴枯涸,肝脾两虚,阴虚阳浮,气郁化火。

治则:益气养阴,扶正达邪。

方药:黄芪12g,党参12g,生熟地(各)9g,怀山药12g,茯苓15g,泽泻15g,丹皮9g,山萸肉12g,知母12g,黄柏9g,怀牛膝15g,菟丝子15g,当归9g,蛇舌草30g,川连3g,木香9g,淡吴萸3g,鸡内金12g,六曲12g。

二诊: 2013年1月11日。

诊后体力渐有恢复,胃纳可,下肢肿胀。2012年11月20日外院B超示脂肪肝浸润。苔薄腻,脉细。

治则: 益气养阴,清解消结。

方药: 党参12g,黄芪12g,白术芍(各)12g,怀山药15g,茯苓15g,薏苡仁15g,猫爪草12g,七叶一枝花15g,菝葜12g,土茯苓30g,陈葫芦30g,枸杞子12g,女贞子12g,陈腹皮(各)9g,谷麦芽(各)12g,生熟地(各)12g,益智仁12g,赤芍9g,桑白皮15g,炙紫菀12g。

三诊: 2013年2月21日。

2013年1月16日血检: WBC 4.4×10^9/L, N 70.3%, Hb 136g/L。刻下: 双下肢肿胀,胃脘不适,胃纳可,苔中剥,脉细。

治则: 健脾利湿,和胃降逆。

方药: 党参12g,黄芪12g,白术芍(各)12g,熟地12g,枸杞子12g,白花蛇舌草15g,半枝莲15g,菝葜15g,芡实9g,土茯苓30g,陈葫芦30g,谷麦芽(各)9g,陈腹皮(各)9g,煅瓦楞30g,姜半夏9g,茯苓9g。

四诊: 2013年4月17日。

3月15日胸片示: 右上肺胸膜下小结节灶,左上肺微小结节,稍有咳嗽,痰白,下肢浮肿,苔薄腻,脉细。

治则: 健脾利湿,清肺祛痰。

方药: 党参9g,黄芪15g,薏苡仁15g,丹皮参(各)12g,土茯苓30g,半枝莲15g,炙紫菀9g,桑白皮12g,茯苓15g,猫爪草15g,七叶一枝花12g,铁刺苓15g,姜黄9g,徐长卿15g,蒲公英30g,紫花地丁30g。

五诊: 2013年11月7日。

上方加减治疗半年,精神较佳,脚肿减轻,纳便正常,心情尚佳,苔薄腻,脉细。继续治以清肝醒脾,益气利水方药。2014年瑞金复检: 鳞Ca相关抗原1.9mg/ml,余相关肿瘤指标均正常,精神尚佳,夜寐如常,两下肢肿胀减轻,心情舒畅,夜寐如常,胃纳正常,二便通畅,目前继续用药调理以巩固疗效。

病案分析

病机分析:患者年近古稀,肾气衰惫,手术戕伐,大伤元气。《金匮要略》:"若人能养慎,不令邪风干忤经络……不遗形体有衰,病则无由入其腠理。腠者,是三焦通会元真之处,为血气所注;理者,是皮肤藏府之文理也"。患者余邪留滞,须攻补兼施,标本并举,循序渐进,始能日臻康健。

用药分析:以黄芪、党参、茯苓、怀山药、生熟地、菟丝子、山萸肉、怀牛膝健脾益肾,补气养阴;当归、丹皮养血和营;余药知母等敛阴清热,清肝和胃,在扶正养阴基础上,祛除邪气,终使病人在不到2年的时间内,精神恢复,症状消失,心情舒畅,睡眠正常,饮食有味,二便调通,各项肿瘤指标达到正常水平。

验案忠告:①保持良好心态,增强治疗信心,乐观面对生活;②坚持中药调治,促进患者的身体康复,提高生存质量,延长生存期;③适当体能锻炼,太极拳、八段锦、慢步行走等能改善体液调节系统分泌功能,加强血液循环,对肿瘤康复有促进作用。

(马毓俊)

子宫内膜癌术后

徐某,女,58岁。

初诊:2013年2月26日。

主诉:子宫内膜癌术后睡眠不佳1年。

现病史:患者于2012年2月9日因绝经后阴道出血经诊断性刮宫疑为子宫内膜癌,行全子宫+双侧附件切除术,术后病理提示:子宫内膜癌;于3月12日扩大手术范围行盆腔淋巴结清扫术,术后睡眠欠安;全身不适,忽冷忽热;腰酸,下腹时有隐痛;情绪欠佳,偶尔泛酸;偶有烘热、盗汗;无胸闷,无心悸;纳可,尿频,大便每日2~3次,成形,曾于外院服中药治疗,疗效欠佳,遂来我院要求诊治。

刻下:寐差,服安眠药方能夜寐2~6小时,不易入睡、容易惊醒,夜尿6次,无尿痛,多食易胃胀,苔薄腻微黄,脉细。

月经史:14岁初潮,7/28~30,51岁绝经,量中,色红,夹血块,无痛经。

婚育史:1-0-0-1,顺产1子,现28岁。

妇科检查:外阴:经产式;阴道:畅,残端(-);盆腔:未及包块,无压痛。

中医诊断:癥瘕。

西医诊断:子宫内膜癌术后。

病机:湿热瘀毒,蕴结胞宫,手术后瘀毒未清,精血亏虚,肾气受损;肾气阴不足,心、肝、脾诸脏失养,功能失调。

治则:滋阴清热,重镇安神,清化瘀毒,健脾和胃。

处方:淮小麦30g,知母9g,黄芩9g,黄柏9g,磁石30g,五味子6g,炒扁豆12g,夜交藤30g,合欢皮30g,白花蛇舌草12g,半枝莲15g,干蟾皮9g,姜半夏9g,煅瓦楞子30g,丹皮12g,丹参12g,煅龙骨(先煎)30g,煅牡蛎(先煎)30g,肉豆蔻(后下)12g,怀山药12g,薏苡仁15g,枸杞子9g,黄连3g,益智仁12g,地鳖虫12g。

医嘱:①忌咖啡、浓茶等饮料;②晚饭后不再饮水。

二诊:2013年3月12日。

患者仍夜寐欠眠,尿频好转,夜尿仅1次,蒸热,心烦,胃纳差,胀气,胃脘不适,大便每日仍3~4次,苔薄白,脉沉细。

治则:益气滋阴,养心安神,佐以清化瘀毒。

处方:党参12g,黄芪12g,白术9g,白芍9g,知母9g,黄芩9g,黄柏9g,淮小麦15g,炙甘草6g,夜交藤30g,合欢皮30g,远志9g,谷芽9g,麦芽9g,木香9g,陈皮9g,大腹皮9g,全瓜蒌12g,枳壳6g,干蟾皮9g,白花蛇舌草15g,半枝莲15g,猫爪草15g,益智仁15g,枸杞子12g,煅牡蛎(先煎)30g,煅龙骨(先煎)30g,姜半夏9g,五味子6g。

三诊: 2013年3月26日。

失眠仍剧,轰热汗出减轻,苔薄腻脉细。

治则: 健脾益气,清化瘀毒,养心安神。

处方: 党参12g,黄芪12g,麦冬12g,淡竹叶9g,黄连6g,淮小麦30g,黄芩9g,葛根15g,全瓜蒌12g,七叶一枝花12g,半枝莲15g,铁刺苓12g,石决明(先煎)30g,熟地12g,生地12g,薏苡仁15g,夜交藤30g,合欢皮30g,柏子仁9g,酸枣仁9g,琥珀粉(冲服)6g。

四诊: 2013年5月4日。

药后夜寐明显改善,已停服安眠药一个月,每天睡4~5小时,轰热汗出明显改善,自觉症状明显好转。4月25日B超: 盆腔、阴道顶范围未见异常占位,双髂窝未见异常占位。2013年4月25日: FSH 75.26IU/L, LH 28.94IU/L, E₂ 2pg/ml, CA125 12.67U/ml, CA199 13.18U/ml, CEA 1.1ng/ml,总胆固醇5.75mmol/L↑,甘油三酯2.92mmol/L,碱性磷酸酶5.7U/L。苔薄黄,脉细。

治则: 健脾益气,清化瘀毒,养心安神。

处方: 党参9g,黄芪9g,白术9g,白芍9g,淮小麦30g,七叶一枝花15g,夜交藤30g,合欢皮30g,珍珠母30g,半枝莲15g,煅瓦楞子30g,姜半夏9g,姜竹茹9g,谷芽15g,麦芽15g,陈皮6g,砂仁3g,姜黄9g,徐长卿15g。

宗上法治疗,至2013年6月4日复诊,一直未用安眠药,嘱畅情志、安起居、适当运动,以巩固疗效。后随访患者睡眠质量良好,溲频、便稀均明显好转,停服中药。

病案分析

病机分析: 子宫内膜癌是发生于子宫内膜是一组上皮性恶性肿瘤,主要表现为阴道流血、排液,下腹部疼痛等,主要治疗方法为手术、放疗及药物治疗。子宫内膜癌在中医古代医籍中与"崩漏"、"五色带"、"癥积"的描述相似,是由湿热瘀毒,蕴结胞宫,或肝气郁结,气滞血瘀,经络阻塞,日久积于腹中所致。患者两次手术,肾气受损,阴阳失调,营卫不和,故见周身不适,忽冷忽热;腰为肾之府,肾虚则见腰酸;肾气亏虚,固摄乏力,且膀胱气化无力,见夜尿频多;肾阴不足,阴不敛阳,虚阳外浮,则见轰热汗出、盗汗;阴虚火旺,心肾不交,虚火上炎,上扰心神,故见失眠。结合舌脉,四诊合参,辨证为肝肾阴虚,脾胃受损,瘀毒未清,故治疗以滋阴清热,清化瘀毒,健脾和胃。

用药分析:患者为子宫内膜癌术后出现失眠,属虚实夹杂之证,李教授对此攻补兼施。方中淮小麦益气养阴,敛汗止汗,与五味子、生地、麦冬、地骨皮等配伍,以养阴清热,敛汗除蒸;枸杞子滋补肾阴;知母、黄柏清热泻火,滋阴润燥;黄芩、黄柏、黄连清热燥湿,泻火解毒,三药同用,清一身上中下三焦之热;淡竹叶清热除烦;葛根解肌退热,生津止渴;磁石与龙骨均入心肝肾经,重镇安神,平肝潜阳,用于肾虚肝旺,扰动心神之心神不宁、失眠等症;牡蛎平肝潜阳,收敛固涩,与龙骨煅用,善治阴虚阳亢之症,又可用于自汗、盗汗等;珍珠母平肝潜阳,安神定惊;琥珀粉镇静安神治失眠;五味子味酸,滋肾生津,敛汗止泻,宁心安神;夜交藤养心安神,合欢皮安神解郁,两者相配加强安眠作用。李教授同时加入清热解毒、活血化瘀之品以清化子宫内膜癌残留瘀毒,其中白花蛇舌草、半枝莲苦寒,清热解毒;干蟾皮辛温走串,入心经,开窍醒神解毒;七叶一枝花入心肝经,败毒抗癌、消肿止痛、清热定惊;铁刺苓祛风湿,利小便,消肿毒;全瓜蒌清热化痰,利气宽胸;猫爪草化痰散结,解毒消肿;地鳖虫入肝经,破血逐瘀,可治癥瘕积聚、瘀阻腹痛;姜黄、徐长卿破血行气;丹皮清热凉血,活血散瘀,丹参活血凉血安神,与丹皮同用,清热祛瘀;另外,李教授还注意健脾益气,保护肠胃功能,方中怀山药益气养阴,补脾益肾;薏苡仁健脾利湿;姜半夏燥湿化痰;煅瓦楞子消痰软坚,化瘀散结,制酸止痛;陈皮理气健脾,燥湿化痰;大腹皮行气导滞;木香行气调中;枳壳行气除满;藿香、佩兰祛湿和中,用治暑湿头痛、泄泻;砂仁化湿开胃,温脾止泻;谷芽、麦芽健胃消食;肉豆蔻涩肠止泻,温中暖脾,众药根据患者主诉酌情换用。

验案忠告：患者为子宫内膜癌术后病人，由于手术范围较大，致使体质虚弱，同时又引起雌激素水平急剧下降，出现一些更年期症状，其中以失眠为主症。治疗此类患者时，当一方面积极治疗更年期症状，并重视补肾固脬、健脾固涩，改善二便，以提高患者生活质量；另一方面要考虑其本病“子宫内膜癌”，预防其复发。

（徐莲薇）

绝经后反复尿感

董某，女，63岁。

初诊：2013年10月29日。

主诉：反复尿频尿急尿酸痛8年。

现病史；绝经10余年，近8年间经常出现尿频尿急尿酸痛，口服抗生素后好转。9月3日在当地医院住院治疗，入院时尿常规：WBC 52~60/HP。胃镜：浅表性胃炎，先后使用“美洛西林、左氧氟沙星”等多种抗生素治疗后仍感小便不适。出院后至另一医院就诊，9月22日血常规：白细胞3.69×10^9/L，N 79.9%，尿常规：WBC 10~15/HP，继续口服抗生素治疗，半月后症状无好转，小便频数，约20分钟一次，小便不畅，重急淋漓，建议中药治疗。刻下：患者尿频尿酸痛，口服抗生素后胃脘嘈杂、干呕、完谷不化，神情沮丧，乏力、心慌、纳差，苔焦黄厚腻，脉细弦。

月经史：16岁初潮，5~6/30，50岁绝经。

生育史：2-0-0-2。

中医诊断：淋证。

西医诊断：尿路感染。

病机：湿浊内阻，阻碍气机，心神失养。

治则：清热除湿，宣畅气机，养心安神。

方药：苍术9g，白术9g，川朴6g，猪苓12g，茯苓12g，车前子9g，瞿麦9g,姜半夏9g,姜竹茹9g,煅瓦楞30g,甘松9g,藿香9g,佩兰9g,黄芩9g,黄柏9g,黄连3g,陈皮9g,大腹皮9g,砂仁6g,神曲9g,蔻仁9g,通草9g,杏仁9g,淡竹叶12g,淮小麦30g,吴茱萸3g,山栀9g,柴胡9g,鸡内金9g,谷芽12g,麦芽12g。

医嘱:①停用抗生素;②多饮水;③舒缓情绪。

二诊:2013年11月26日。

药后小便由原来半小时一次转为2~3小时一次,小便酸痛已止,复查尿常规WBC 0~5/HP,胃纳已振,已无泛恶及打呃,原饮食不化,吃菜拉菜现象已转正常,精神已振,苔薄,脉细。

治则:益气健脾,扶正祛邪。

方药:党参9g,黄芪9g,白术9g,白芍9g,怀山药12g,茯苓12g,姜半夏9g,吴茱萸3g,薏苡仁15g,神曲9g,砂仁6g,木香9g,煅瓦楞30g,陈皮9g,大腹皮9g,淡竹叶12g,瞿麦12g,谷芽12g,麦芽12g。

医嘱:增强体质,注意外阴卫生。

随访3个月,未复发尿路感染。

病案分析

病机分析:患者久淋不愈,湿浊之邪留恋于下焦膀胱,随时而发,以致湿热未尽,正气已伤,尤其是长期不规范口服抗生素后伤及脾胃,湿浊内阻中焦,健运失司,腐熟无权,谷浊之气上逆,呃逆吐酸,完谷不化,无食无欲,进而气血生化无源,不能濡养上焦心神,加之中焦湿浊内停,阻碍气机,上凌于心,以致心慌胸闷、神情沮丧。三焦同病,湿浊壅盛,湿邪重浊,易下注下焦膀胱,导致淋证反复不愈,此正是《圣济总录》所谓:"三焦者水谷之道路也,三焦壅盛,移热于膀胱,流传胞内,热气并结,故水道不利而成淋也……故病位在三焦,治疗当以调理三焦为关键,清解三焦湿浊,调畅三焦气机,调养三焦气血,同时分治三脏:清膀胱之湿热以通淋,化脾胃之湿浊以健运,泻心头之火以安心神。"

用药分析:初诊以三仁汤合藿香正气散、八正散、黄连解毒汤为基础方加减。方中杏仁、蔻仁、薏苡仁宣畅三焦气机,使湿浊之邪从上中下三焦分消；半夏、川朴行气除满；通草、竹叶淡渗清利；车前子、瞿麦利湿通淋；藿香、佩兰、陈皮、大腹皮、猪苓、茯苓、神曲、苍术、白术芳香化湿、理气和中；黄连、黄芩、黄柏、山栀清泻三焦之火；"三黄"过于寒凉，恐胃寒腹痛更添呕逆之灾，故用吴茱萸配黄连为左金丸，温中散寒降逆止呕；瓦楞、甘松、竹茹制酸止呕；鸡内金、谷芽、麦芽消食缩尿；柴胡、龙胆草疏肝理气，退肝经邪热、泻膀胱之火；淮小麦养心以宁神志。二诊清除余邪同时加怀山药健脾养胃、白芍养阴血、党参黄芪健脾益气，以培扶正气预防复发。

验案忠告：由于女性尿道的解剖特点，易发生尿感，而老年妇女膀胱完全排空能力减退，细菌极易在残余尿液中繁殖，故临床多见中老年妇女反复尿感。预防尿感，首先须养成良好的卫生习惯；平时多饮水，勤排尿，绝不可憋尿。一旦患病，治疗时尽量根据中段尿培养及药敏试验选用敏感的抗生素，规范治疗。滥用或不规范使用抗生素，不仅造成细菌耐药、二重感染，还会出现过敏、肝肾及神经系统损害等毒副反应。本患者就是因为长期使用多种抗生素导致恶心、呕吐、腹胀、腹泻等消化道反应。无论在急性发作期还是慢性反复阶段，中药治疗不但可以清热利湿通淋，改善尿路刺激症状，而且还可以祛邪扶正，提高机体免疫，防止反复发作，这是西药治疗所不能及之处，在此病案中尤为显现。

（陈　霞）

▌▌▌ 面部痤疮 ▌▌▌

杨某，女，29岁，未婚。

初诊：2013年10月16日。

主诉：面部痤疮反复10余年。

现病史：时有下腹隐痛，外院行B超示：盆腔积液。白带多，无异味。平素月经后期,周期50天。刻下面部痤疮明显,色红微肿,时有刺痛,胃脘时有胀闷,反酸,二便正常。舌黯苔薄白腻,脉细。

月经史:14岁初潮,5/50,末次月经9月26日,量少色黯,夹血块,有痛经,无腰酸,时有乳胀。

生育史:0-0-0-0,有性生活史。

中医诊断:粉刺。

西医诊断:面部痤疮;慢性盆腔炎。

病机:脾胃升降失常,内盛痰湿,郁久化热,营卫不和,致气血凝滞,造成脏腑、气血、经络功能紊乱,而使火热内生,热为阳邪,其性炎上,发为面部痤疮。

治则:健脾化湿,清热祛瘀。

方药:红藤30g,败酱草30g,路路通9g,三棱9g,莪术9g,赤芍9g,水蛭12g,丹皮12g,丹参12g,夏枯草12g,香附12g,金樱子12g,煅龙骨30g,煅牡蛎30g,椿根皮15g,紫花地丁30g,炙乳没(各)6g,金银花9g,延胡索12g,藿香9g,佩兰9g,姜半夏9g。另:浮萍30g,煎汤外洗,药渣外敷面部。

医嘱:测基础体温。

二诊:2013年11月27日。

末次月经:9月26日,停经2月,尿HCG(-),基础体温单相。11月20日外院行B超示:无明显盆腔积液。刻下面部痤疮减轻,无明显红肿刺痛,无腹痛,寐欠安。舌黯苔薄白,脉细。

治则:补肾祛瘀,调经益冲。

方药:当归12g,川芎6g,熟地12g,香附12g,川楝子12g,丹参12g,桂枝6g,延胡12g,桃仁9g,红花9g,益母草30g,苏木9g,淮小麦30g,川牛膝12g,煅瓦楞30g,姜半夏9g,鬼箭羽12g,磁石30g,五味子6g,远志9g。

三诊:2014年2月26日。

末次月经:2014年2月17日—2月22日,量中色红,无痛经,平时腹痛已愈,乳胀不显,腰酸,基础体温上升缓慢。面部无明显痤疮,色素渐淡。仁济医院查性激素(月经第3天):促黄体生成激素7.57U/L、促卵泡成熟激素5.34U/L、雌二醇144pmol/L、睾酮2.36nmol/L、孕酮3.36 nmol/L、泌乳素18.62mU/L。舌红苔薄腻,脉细。

治则:健脾补肾,调经益冲。

方药:当归12g,川芎6g,白术芍(各)12g,香附12g,杞子12g,淫羊藿30g,菟丝子12g,苁蓉12g,鸡血藤15g,茯苓12g,党参12g,黄芪12g,黄精12g,石楠叶12g,炒扁豆12g,淮小麦30g,补骨脂12g,藿香9g,佩兰9g,厚朴6g。

依上方出入继续调理2个月,痤疮未再发,基础体温呈双相。

病案分析

病机分析:痤疮是皮肤科中的常见病,多发生在颜面、胸背部。《诸病源候论》:"面疮者,谓面上有风热气生疮,头如米大,白色者是。"

李教授认为痤疮的发生与内热炽盛有关,尤其是肺胃之热,热为阳邪,其性炎上,故痤疮见于颜面,胸背部。《临证指南医案》:"营卫不和,致气血凝涩……化为疮痍,当以和血驱风。"《新安医籍丛刊·王仲奇医院案》:"暑疖消弭,肤热延久未除,热在皮肤分肉之间,非清血奚以解?"患者时有胀闷,反酸,苔薄白腻,说明其脾胃升降失常,内盛痰湿,郁久化热,故湿热之邪上蒸,凝于肌肤;B超提示盆腔积液,脏腑、气血、经络功能紊乱,火热内生;李教授又认为痤疮患病程较长,且反复发作,久病多瘀、久病入络,患者腰酸,乳胀,经量少有痛经,舌黯,脉细,盖肝肾不足,肝郁气滞,冲任气血阻遏,月经紊乱,经血不利,不通则痛,故治疗原则为健脾清热,补肾祛瘀调经。

用药分析:初诊予经验方峻竣煎加减,方中红藤、败酱草清热解毒,活血散瘀;三棱、莪术破血消肿,散瘀止痛;丹皮、丹参、赤芍、水蛭清热凉血、活血祛瘀,水蛭属虫类药,出表入里,性善走窜,有文献报道虫类药和活血类药物同用,具有抗凝血、扩血管、加速微循环血流,消除血细胞淤滞、血管阻塞的作用,不仅对皮炎丘疹、脓包等原发症状有祛瘀散结、通络止痛的治疗作用,还对色素沉着、皮肤粗糙等继发性损伤有血行气旺、推陈致新的濡养作用;夏枯草清热散结;路路通破瘀散结;椿根皮、紫花地丁清热利湿;香附、延胡索疏肝解郁;金樱子、煅龙骨、煅牡蛎收敛;藿香、佩兰、姜半夏健脾和胃化湿;乳香、没药止痛消肿生肌,《医学衷中参西录》:"乳香、没药并用,为宣通脏腑、流通经络之要药。"金银花轻宣疏散,使湿热之邪从表得透。复诊盆腔积液消失,痤疮好转,引用当归、川芎、鸡血藤、桃仁、红花、益母草、苏木、鬼箭羽活血调经祛瘀;桂枝温经通阳,解肌发表;白芍养血敛阴;磁石、淮小麦、远志、五味子养心安神除烦;煅瓦楞制酸;茯苓、土茯苓、姜竹茹、炒扁豆、砂仁健脾化湿,厚朴理气健脾;黄芪、党参补气健脾;杞子、淫羊藿、苁蓉、菟丝子、黄精、石楠叶、补骨脂补肾调经;再加浮萍外洗透发斑疹,使毛囊孔阻塞物及时清除,起到美容消斑的作用,内外合治,标本兼顾。本案通过调节子宫,任通冲盛,脾胃气血调和,经候如常,从而达到既调经止痛,又保养了面部肌肤的双重效果。

验案忠告:女性痤疮多与生殖内分泌激素有关,月经不调者痤疮发作更频。本案忠告:①中医治疗忌头痛医头,脚痛医脚,女性痤疮当结合其生理特征,将症状与月经生理变化联系在一起。②痤疮患者病程较长,且反复发作,迁延不愈,久病多瘀、久病入络,故不拘泥于单纯证型分治,乃独辟蹊径,采用活血散瘀方法,使邪实消除,气血通达,气行络通,祛瘀生新,加速疗效。③治疗女性痤疮,除月经外还应全面了解其他病史,包括生活习惯,如喜吃辛辣、油腻、油炸之物,并有便秘者痤疮发病更甚,从而对患者病情进行详尽分析,寻根求源,标本兼治,方能一针见血,切中肯綮。④痤疮切忌挤压,尤其鼻三角区,以防感染。⑤中药外用亦有帮助。

（周　琦）

▌▌▌ 狐惑病（白塞综合征）▌▌▌

谢某,女,35岁。

初诊: 2014年8月15日。

主诉: 反复口腔溃疡、外阴脓肿3年。

现病史: 患者口腔溃疡、外阴脓肿反复发作3年,为过敏体质,易发湿疹。结婚4年,2014年5月因胎停于外院行清宫术。2014年6月9日外院复查B超: 子宫62mm×49mm×63mm,形态欠规则,内膜分离状,厚6mm,后壁见无回声区20mm×19mm×25mm,左侧壁无回声区18mm×13mm×19mm,双侧卵巢未见明显异常。提示: 宫腔积液,子宫肌瘤。刻下: 口腔溃疡,外阴溃疡尚未作,胃纳可,夜寐安,二便调,苔薄,脉细。

月经史: 13岁初潮,7/26,末次月经7月30日,量中,色黯,夹小血块,痛经,腰酸,乳胀。

生育史: 0-0-1-0,2014年5月31日孕38天,因阴道出血,于外院行清宫术,恶露14天始净。

中医诊断: 狐惑病。

西医诊断: 白塞综合征。

病机: 脾虚失运,聚湿生痰,病情反复,耗气伤阴,致气阴两虚,虚火上炎。

治则: 温肾健脾疏肝,养阴清热利湿。

方药: 仙灵脾30g,菟丝子12g,肉苁蓉12g,熟地12g,枸杞子12g,鸡血藤15g,肉桂3g,当归9g,香附12g,党参12g,黄芪12g,茯苓9g,威灵仙9g,紫花地丁30g,象贝9g。

医嘱: ①忌食肥甘厚味、辛辣之物; ②注意口腔卫生。

二诊: 2014年8月28日。

末次月经7月30日,近2日感冒,无发热,外阴有脓肿,口腔溃疡,苔薄,脉细。

妇科检查: 外阴已婚式, 左侧小阴唇红肿, 内侧见一枚溃疡, 直径0.7cm, 触痛(+)。

治则: 活血通经, 清热解毒。

方药: 当归12g, 川芎6g, 鸡血藤15g, 香附12g, 益母草30g, 延胡索12g, 橘叶9g, 橘核9g, 红藤30g, 败酱草30g, 蒲公英30g, 紫花地丁30g, 金银花12g, 生甘草6g, 党参12g, 黄芪12g, 熟地12g, 生地12g。

医嘱: ①野蔷薇花9g/日, 煎水漱口; ②忌食肥甘厚味、辛辣之物; ③注意口腔、会阴卫生。

三诊: 2014年9月10日。

患者诉外阴脓肿缩小, 口腔溃疡消失, 末次月经8月31日, 量中, 色黯, 夹小血块, 无腹痛, 无腰酸, 目胀, 近来白发较多, 苔薄黄脉细。

治则: 养血活血, 益阴清热。

方药: 当归9g, 川芎6g, 熟地12g, 生地12g, 鸡血藤12g, 香附12g, 仙灵脾15g, 菟丝子12g, 怀山药12g, 川楝子12g, 紫石英12g, 白芍9g, 党参12g, 黄芪12g, 杜仲12g, 金银花12g, 生甘草6g, 熟地12g, 生地12g, 黄精12g, 薏苡仁15g。

病例分析

病机分析: 狐惑病是以咽喉、口腔、眼及外阴溃烂为主证, 并见精神恍惚不安等为主要表现的一种疾病, 与西医之白塞综合征类似。《金匮要略》记载: "狐惑之为病, 状如伤寒, 默默欲眠, 目不得闭, 卧起不安, 蚀于喉为惑, 蚀于阴为狐……"。中医认为该病多为脾虚失运, 湿邪内生, 蕴久化热, 湿热相搏; 病久反复不愈, 伤及气阴, 阴虚内热, 虚火上炎。故病初治以清热解毒利湿为主, 后期则予健脾补肾, 养阴生津, 祛邪与扶正兼顾。该患者经常发生口腔溃疡, 外阴脓肿, 且易生湿疹, 病程缠绵日久已3年, 脾气虚弱, 湿邪内生为毒, 气阴两虚, 虚火上浮, 蚀于上则口腔溃疡, 蚀于下则阴部脓肿疼痛。李教授治疗时首先考虑患者月经周期, 依据各期阴阳消长情况, 辨证施治, 调经同时辅以健脾益气扶正, 养阴清热利湿之品，以除病邪。

用药分析：初诊时患者正值期中，李教授顺应月经周期，施以助黄汤促进黄体功能，兼顾养阴清热。仙灵脾温肾壮阳，祛风除湿；菟丝子既补肾阳，又滋肾阴；肉苁蓉补肾阳，益精血；肉桂补火助阳，益阳消阴；熟地补血滋阴，益精填髓；枸杞子滋补肾阴；党参、黄芪健脾益气；当归补血活血调经，与黄芪、党参同用，益气补血；香附疏肝理气，行滞解郁；鸡血藤补血活血，舒筋通络，与当归、熟地合用，养血调经；威灵仙祛风湿，通经络，消痰水；茯苓健脾利水渗湿；象贝化痰除湿；紫花地丁清热解毒。诸药合用，温肾健脾疏肝，养阴清热除湿。

复诊时患者经水将行，李教授投以活血通经药以利经水下行，因患者出现外阴脓肿，热毒较盛，故李教授又予清热解毒之品。方中当归、川芎、熟地补血活血调经；鸡血藤舒经活络，养血调经；益母草、延胡索活血通经；香附疏肝解郁；橘叶、橘核疏肝行气，散结止痛；红藤、败酱草、蒲公英、紫花地丁、金银花清热解毒；党参、黄芪、生地健脾益气生津；生甘草健脾和中，清热解毒，调和诸药。另嘱患者每日水煎野蔷薇花漱口，芳香理气，此处用于治疗口腔溃疡。

三诊时患者诉外阴脓肿好转，但口腔溃疡仍反复发作，且正值经水方净，李教授予自拟卵泡方加减治疗，促进卵泡发育，兼以滋阴清热。方中四物汤当归、川芎、熟地、白芍养血活血调经；生地滋阴生津；鸡血藤活血通络调经；香附、川楝子疏肝解郁行气；仙灵脾、菟丝子、紫石英、杜仲温补肾阳；黄精滋补肾阴；怀山药健脾生津；党参、黄芪健脾益气生津；金银花清热解毒；薏苡仁健脾利湿；生甘草益气和中，清热解毒，调和诸药。

验案忠告：狐惑病（白塞综合征）为自发性、难治性、免疫性疾病。西医常用秋水仙碱、泼尼松或免疫抑制剂治疗，但往往会产生诸多不良反应，如骨髓抑制、消化道反应、中枢神经系统损害等。中医治疗则辨证论治，或祛湿清热解毒，或益气养阴补虚。该患者病程缠绵,加之人流术后更是伤及阴血,主导思想是扶正祛邪,故李教授予健脾补肾,养阴清热。此类患者需注意调畅情志,正确认识该病,调整饮食习惯,忌食肥甘厚味、辛辣刺激之物,多食新鲜蔬菜,注意口腔及外阴卫生,穿着宽松衣裤,经常更换,注意用眼卫生,避免长时间用眼及强光刺激,加强锻炼,提高自身免疫力,以防止该病复发。

(徐莲薇)

▌▐ 阴 吹 ▐▌

张某,女,30岁。

初诊:2013年5月14日。

主诉:阴道有气体逸出伴有异常声响数年。

现病史:患者数年前自觉阴道中有气体逸出,并伴有异常声响,如同矢气,每天次数不等,时多时少,虽经多方治疗,仍未见明显效果。平时经行量少,色红或黯,夹有血块,无痛经,无乳胀。带下较多,色淡黄,夜寐易醒。结婚数年,人流1次,2012年1月16日于外院做输卵管碘油造影术显示:子宫底部毛糙,右侧输卵管通而欠畅,左侧输卵管基本通畅。刻下:纳可,便调,寐安。苔薄,脉细。

月经史:14岁初潮,7/27~30,末次月经2013年4月15日,量少色黯红,夹有血块。

生育史:0-0-1-0。

中医诊断:阴吹;不孕。

西医诊断:阴道壁松弛症;输卵管炎。

病机:血瘀阻滞,下焦湿热,湿随气下泄。

治则:活血化瘀,清利下焦。

方药:三棱9g,莪术9g,地鳖虫12g,水蛭12g,香附12g,赤芍12g,丹参12g,丹皮12g,当归12g,路路通12g,红藤30g,败酱草30g,

地丁草30g,皂角刺12g,半枝莲15g,党参12g,黄芪15g,黄芩9g,黄柏9g。

医嘱:①注意房事卫生;②忌辛辣膏粱厚味;③阴道冲洗(可用中药或者高锰酸钾)。

二诊:2013年9月14日。

患者服上药后于6月受孕,怀孕期间因其他疾病做CT检查,怕胎儿受到X线影响,故于7月再次人流。平时自觉阴道仍时有气体逸出并伴有异常声响。刻下腰酸乏力。末次月经9月4日—9月10日,量少,色黯,夹血块。苔薄,脉细。

病机:肾精亏虚,气血不足。

治则:补肾益精,补益气血。

方药:生地12g,熟地12g,当归12g,川芎4.5g,香附12g,肉苁蓉12g,菟丝子12g,淫羊藿15g,鸡血藤12g,怀山药15g,党参12g,黄芪12g,胡芦巴12g,补骨脂12g,寄生12g,杞子12g,黄精12g,桑椹子12g。

三诊:2013年12月14日。

末次月经11月28日—11月30日,量中,色红,无血块,无痛经。阴道气体排出次数明显减少。腰酸,乏力。苔薄,脉细。

病机:肾阳亏虚,气血不足。

治则:温肾助阳,补益气血。

方药:生地12g,熟地12g,当归12g,红花9g,枸杞子12g,肉苁蓉12g,菟丝子12g,淫羊藿30g,鸡血藤12g,肉桂3g,胡芦巴12g,巴戟天12g,桂枝6g,紫石英12g,紫花地丁30g,党参12g,黄芪12g。

四诊:2014年5月17日。

患者近2个多月阴道中已无气体逸出,也无声响。末次月经3月21日,外院检查确诊怀孕,现已怀孕57天。5月15日扬州妇幼保健院B超检查提示:宫内孕,孕囊大小20mm×23mm×10mm,内见卵黄囊。有时阴道见少量咖啡色分泌物,有时恶心呕吐。苔薄,脉细。

病机: 气血不足, 胎动不安, 胃气上逆。

治则: 补益气血, 养血安胎, 止呃逆。

方药: 党参12g, 黄芪12g, 白术12g, 白芍12g, 黄芩12g, 苎麻根12g, 南瓜蒂12g, 炒荆芥12g, 炒防风12g, 姜半夏9g, 姜竹如9g, 仙鹤草12g, 大蓟9g。

药后阴道出血即止, 阴吹亦未再作, 目前随访患者已孕7个月, 产前检查一切正常。

病案分析

病机分析: 妇人阴道有气体逸出并伴有声响, 如同后阴矢气之状, 中医学称之为阴吹, 始见于《金匮要略·妇人杂病脉证并治》, 书中曰: "胃气下泄, 阴吹而正喧, 此谷气之实也, 膏发煎导之。" 是气血不足所为, 西医学认为可能是因为阴道壁松弛, 或者是一些神经官能症, 或者是由于阴道感染所引起。根据患者之临床表现就诊初期系输卵管炎变及阴吹, 此与下焦湿热, 血瘀阻滞, 湿随气下有关, 故治疗清利下焦湿热, 活血化瘀通络为主; 治疗后怀孕, 自行人流术, 术后冲任损伤, 精亏血少, 阴吹又作, 故而进入第二阶段治疗, 益气养血, 补肾益精, 肾气盛, 冲任旺再获麒麟。

用药分析: 患者有输卵管阻塞之病症, 多为炎症引起的炎性病变同时伴有阴吹, 故治疗时药用活血化瘀, 散结通络之品, 辅以疏肝理气。阴吹又与气血不足和阴道湿热有关, 故治疗时还要补益气血, 或者清热解毒燥湿。处方中三棱、莪术、地鳖虫、水蛭、丹参、路路通活血散瘀, 凉血通络; 红藤、败酱草、地丁草、皂角刺、半枝莲清热解毒; 赤芍、丹皮清热凉血; 黄芩、黄柏清热燥湿; 党参、黄芪、当归补益气血; 香附疏肝理气。二诊时患者经过活血化瘀, 清利下焦的治疗, 输卵管炎已愈, 输卵管通畅, 并且怀孕, 当时因孕期接受了X线检查怕影响胚胎故再次人流, 人流会损伤冲任血脉。此时经期刚结束, 呈现为肾亏精少, 气血不足之象, 故治疗以补肾益精, 补益气血为主, 其中用生地、熟地、黄精、杞子、桑椹子、当归补肾滋阴益精; 肉苁蓉、菟丝子、胡芦巴、补骨脂、寄生、淫羊藿补肾温阳助孕；川芎、鸡血藤活血化瘀；香附疏肝理气；怀山药、党参、黄芪补益气血。三诊用药以温肾补阳助孕为主，因为患者正处于排卵期和黄体期，其中生地、熟地、枸杞子补肾滋阴；肉苁蓉、菟丝子、淫羊藿、胡芦巴、巴戟天温肾补阳助孕；当归、红花、鸡血藤活血化瘀；肉桂、桂枝、紫石英温经散寒暖宫通络；紫花地丁清热解毒。四诊治疗患者已经怀孕故以补益气血安胎为主，药用党参、黄芪、白术、白芍补益气血养血养胎；苎麻根、黄芩、南瓜蒂止血安胎；姜半夏、姜竹茹降逆和胃止呕；又因为阴道有少量出血为先兆流产之征，故用炒荆芥、炒防风、仙鹤草、大蓟清热止血。

验案忠告：阴吹之病早在《金匮要略》中就有描述，但现在临床较少遇到，因为很多患者不知道这是病，有些人又碍于情面不愿到医院就诊，所以临床少见。此病中医认为是气血不足或者湿热下注所致。治疗以补益气血或者清热燥湿为主。结合患者月经周期治疗，能够取得满意疗效。再者注意阴部卫生，房事卫生及忌辛辣膏粱厚味亦很重要。

（冯锡明）

男 性 病 案

▌▌▌ 弱 精 症（一）▌▌▌

贾某，男，33岁。

初诊：2013年11月21日。

主诉：婚后2年未避孕而未育。

现病史：结婚2年，从未采取避孕措施，至今未育。性功能正常，无阳痿、早泄、遗精等症状。大便溏薄，胃纳不馨，形体较为肥胖。无腰酸乏力，无尿频，无夜尿，排尿无分叉等。幼年无腮腺炎史，检查无精索静脉曲张。因不育于2013年8月6日在外院生殖医学中心做精液分析报告（禁欲7天）：精液量4ml，液化时间30分钟，精子密度3100万/毫升，a级0.92%，b级2.75%，精子活率22.94%。苔薄，脉细。

中医诊断：断绪。

西医诊断：弱精症。

病机：肾主藏精，为生殖之本，脾为生化之源，脾肾亏损，则精生乏源；脾虚运化失司，生湿遏阳，精弱而不育。

治则：补肾生精，健脾利湿。

方药：党参12g，黄芪12g，生熟地（各）12g，炒扁豆15g，锁阳9g，桑寄生12g，胡芦巴12g，菟丝子12g，仙灵脾15g，枸杞12g，萆薢15g，车前子（包煎）9g，女贞子12g，地龙12g，巴戟天12g。

医嘱：①减少房事；②忌食生冷，油腻，辛辣之物；③适当运动减肥。

二诊：2013年12月25日。

药后无不舒,胃纳可,大便已正常,无腰酸乏力,苔薄,脉细。

治则:健脾补肾,温阳生精。

方药:11月21日方去女贞子、地龙、萆薢、桑寄生,加白术芍(各)12g,覆盆子12g,阳起石15g,山萸肉12g,补骨脂12g,炒扁豆12g。

三诊:2014年1月22日。

药后无胃痛等不适,自觉精力充沛,大便一日一行,胃纳可,夜寐安。苔薄,脉细。

治则:补养任督,填精培元。

方药:12月25日加蚕茧9g,益智仁12g,龟板18g,鹿角片9g。

四诊:2014年2月26日。

药后无不舒,近几天感冒,伴有咽痛,性功能正常,二便正常。2014年2月19日复查精液分析报告(禁欲7天):精液量4ml,液化时间30分钟,精子密度4200万/毫升,a级+b级34%,精子活率58.8%,精液报告已基本达到标准要求。

治则:解表清热,补肾增精。

方药:炒荆防(各)9g,牛蒡子9g,桔梗6g,蒲公英30g,黄芩9g,鱼腥草15g,菟丝子12g,川断12g,阳起石12g,生熟地(各)9g,龟板18g,鹿角片9g,桑白皮12g。

病案分析

病机分析:最新的WHO出版的《世界卫生组织人类精液分析实验室技术手册(第5版)》精液分析标准:密度≥1500万/毫升,精子总活动率≥40%,精子活力(PR)≥32%。该患者性功能正常,婚后不育的原因主要是弱精症。患者不育,当先责之于肾。肾藏精,肾乃生殖发育的基础,肾精的盛衰,直接影响生育功能,所以填精补肾是治疗的根本法则。患者精子质量差,活率不足,a级仅0.92%,PR 3.67%(a+b),精子活率22.94%。此为弱精症,故而补肾生精是治疗本病的大法之一。脾为后天之本,有化生气血之功,血盛可化精,能生精有子,患者素来大便溏薄,形体肥胖,此为脾虚运化失司,脾虚生湿,湿为阴邪,易阻遏气机,损伤阳气。肾阳被湿邪所郁,不能温煦肾精,而致精寒不育。湿性趋下,易伤阴位,下焦所居阴囊,亦可直接影响精子的产生,数量质量及活力。所以补肾生精,健脾利湿是本病的治疗原则。

用药分析:初诊党参、黄芪、炒扁豆益气健脾,补血生精,且能健脾止泄;锁阳、桑寄生、胡芦巴、菟丝子、仙灵脾、巴戟天补肾生精;枸杞、女贞子、生地、熟地补肾增精补血;萆薢、车前子利湿清热,分清别浊;地龙活血通脉。从现代药理研究来看,仙灵脾能增强下丘脑-垂体-性腺轴及肾上腺轴等内分泌系统的分泌功能,提高血浆睾酮含量,菟丝子、枸杞含锌、硒等微量元素,有利于提高精子密度、运动力和运动速度。《名医别录》载:"车前子,养肺强阴益精,令人有子"。男性不育多为久病,"久病必有瘀",且阴器位于下焦阴部,此处气血运行较差,患者为职员,长期坐办公室,则血脉运行更会受影响,使用地龙能活血通络,改善微循环恰到好处。

二诊时已大便正常,故以初诊方为主,略有加减。三诊时患者已经二便如常,脾气振奋,故使用了一些血肉有情之品。诚如《素问·阴阳应象大论》言:"精不足者,补之以味",选用鹿角片和龟板。龟板、鹿角片、党参、枸杞是龟鹿二仙胶的组成,提高人之精、气、神,补益任督二脉,补肾增精,提高生殖功能。诸药配伍得当,疗效如鼓应桴。故而四诊时精液报告较前有明显好转,已经符合WHO五版正常范围。

验案忠告:①弱精症是临床常见病,男性不育的主要表现之一,对此类患者应当进行进一步的检查,排除有无精索静脉曲张、生殖器外伤等病史。治疗期间应减少房事,利于益精养精。②主要治疗方向为补益脾肾。本案患者脾肾亏损,精生乏源;加上大便溏薄等脾虚症状,生湿遏阳,故而精弱而不育。另弱精症者伴腹泻时应给予健脾止泄,因为腹泻可丧失很多精微之物,该精微之物亦系造精之原料,待腹泻止后利于造精增精。本案系脾肾双补,并利湿增精。待振奋脾气后再加入血肉有情之品,补益任督,更能生血养精。③因为精原细胞变成精子约需3个月左右,精子的产生是有规律的,有周期性的,是一个连续的过程,所以复查精液常规必须连续性治疗3个月方可,以免增精缓慢,增加患者的悲观情绪。④求嗣当需"男女和悦",放松心情也能提高治疗效果。⑤饮食方面,勿酗酒,勿食膏粱厚味,防止生湿生痰,肥胖也影响生精,民间单验方,如吃蚕蛹、海马、雀卵等能增精,效果较好。⑥适当运动,活血通络,加速人体代谢,使身健体壮,对本病均有裨益。

(李俊箐)

‖‖ 弱精症(二) ‖‖

朱某,男,31岁。

初诊:2013年7月22日。

主诉:结婚2年未育。

现病史:结婚2年未育。2013年4月精液常规:精量2.0ml,a级11.73%,b级1.12%,活率20.67%,畸形52%,性功能无异常,无腮腺炎病史。体质虚羸,头晕耳鸣,腰膝酸软,疲乏无力。苔薄,脉细。

中医诊断:不育症。

西医诊断:弱精症。

病机:肾气不足,脾运失健,气血两虚,生精不足,精弱不育。

治则:益肾健脾,养血增精。

方药:党参12g,黄芪12g,怀山药15g,茯苓9g,菟丝子12g,苁蓉12g,丹皮参(各)12g,地龙9g,萆薢12g,赤芍9g,淫羊藿30g,阳起石12g,锁阳9g,龟板18g,鹿角片9g。

二诊:2013年9月16日。

精神爽朗,体质恢复,唯夜尿频多,少腹空坠,苔薄,脉细。

治则:补益肾气,温阳增精。

方药:菟丝子12g,枸杞子12g,桑椹子12g,益智仁9g,女贞子

9g,淮小麦30g,胡芦巴12g,巴戟天12g,枸杞子12g,黄精12g,熟地12g,锁阳9g,蚕茧9g,淫羊藿30g,首乌12g,珍珠母（先煎）30g。

三诊：2013年10月28日。

精神明显转佳，自感内热腰酸，性功能正常，2013年10月22日瑞金精液常规：量2.5ml,精子数1725万/ml, pH 7.4,液化30分钟,a级21%,b级10%,c级3%,d级64%。苔薄,脉细。

治则：健脾益气，益肾养精。

方药：党参12g,黄芪12g,生熟地（各）12g,茯苓9g,杜仲12g,阳起石15g,山茱萸12g,益智仁9g,蚕茧9g,蛇床子9g,韭菜子9g,首乌12g,淫羊藿30g,苁蓉12g,枸杞子9g,怀山药15g,萆解12g,地龙9g。

上述方药治疗至2014年3月2日,妻子月经延后,测基础体温持续高相,尿HCG(＋),即服中药保胎至2014年6月,随访胚胎发育正常。

病案分析

病机分析：本案患者结婚2年，未避孕而未育，平素体质虚羸，头晕耳鸣，腰膝酸软，疲乏无力，精液常规a级11.73%,b级1.12%,活率20.67%,畸形52%,证属气血两虚,精弱不育治从补气养血,增精补髓,疏利肾气,温阳种子。

用药分析：本案以传统"毓麟珠"、"五子衍宗丸"为基础加减。益阴扶阳,疏利肾气,诸药合用,泻中寓补,补中有泻,组方温而不燥,补而不滞,起到改善精液质量,使"精窍常闭而无泄漏……精固则阴强,精盛则生子",患者多年凤隐,终于一朝获愈。

验案忠告：①尽量不用或少用各种化学剂，避免影响男性的性功能。②预防各种危害男性生育能力的传染病，如流行性腮腺炎、性传播疾病。③房事时不要忍精不泄，避免引发前列腺缓慢充血，导致无菌性前列腺炎而诱发不育。④忌劳累：工作要适度，避免劳累，少去桑拿房、蒸气浴室，高温蒸浴易直接伤害男性精子，抑制精子生成。

（马毓俊）

▌▌▌ 少 精 症 ▌▌▌

郭某,男,28岁。

初诊:2013年7月27日。

主诉:婚后不育。

现病史:婚后2年,去年6月爱人在受孕后自然流产,之后1年来未避孕也未再妊娠,故而去当地医院进行诊治。2003年7月11日常州妇保院精液分析:精子总数200万/毫升,正常精子总数4万/毫升,偶见生精母细胞,精子活力9.6%,a级1.4%。平时腰酸,性欲淡漠且有早泄,无腮腺炎及其他慢性病史。苔薄,舌根腻,脉细。

中医诊断:不育症,断绪。

西医诊断:少精症。

病机:肾者藏精而生精,脾者生血而统血,血盛则生精,肾亏则生精不足而精少,脾虚血少亦会精少。

治则:脾肾双补,养血增精。

方药:党参12g,黄芪12g,白术芍(各)12g,藿佩(各)9g,川朴6g,怀山药15g,菟丝子12g,枸杞子12g,锁阳9g,龟板18g,鹿角片9g,淫羊藿30g,胡芦巴12g,巴戟天12g,薏苡仁15g,附子9g。

另:海狗肾粉,每次5g,一日2次。

医嘱:减少性生活频率,戒烟酒。

二诊:2013年8月10日。

药后腹胀,矢气多,仅有性生活1次,仍早泄。已无腰酸,苔腻已化,身体舒畅,苔薄,脉细。

治则:补肾增精为主,健脾养血理气。

方药:菟丝子12g,杜仲12g,枸杞子12g,苁蓉12g,熟地12g,阳起石12g,党参9g,黄芪9g,陈腹皮(各)9g,怀山药15g,锁阳9g,山萸萸9g,茯苓12g,淫羊藿30g。

三诊:2013年8月24日。

药后精神转佳,无腰酸,性功能改善,无特殊不舒,苔薄,脉细。

治则: 补肾益精,健脾养血。

方药: 党参12g,黄芪12g,白术芍(各)12g,菟丝子12g,桑椹子12g,苁蓉12g,熟地12g,怀山药15g,陈腹皮(各)9g,龟板18g,石楠叶12g,黄精12g,鹿角片9g,锁阳9g,淫羊藿30g。

如此治疗3个月之后爱人怀孕,妻子保胎至孕4个月而停诊。现孕7个月,随访一切正常。

病案分析

病机分析: 少精症是男性不育症中的常见病与多发病。尤其目前年轻者工作忙累,生活压力较重,又常因出差、加班、各种应酬,熬夜休息不够,生活极不规律,致性欲淡漠,精子数目明显下降。因而国际卫生组织修改了少精症的标准,将精子数改为1500万/毫升。今患者为生意人,烟、酒、应酬、忙累,生活极不规律,故性欲淡漠,神疲乏力,精少早泄,精子总数仅为200只,精子不成熟,偶见生精母细胞,表明肾精极度亏损,非峻补增精补肾之品,不能迅速增精。又患者工作过度劳累,中医有"思虑过度,劳伤心脾"之理论,心脾受损则生血不足,血能生精,精与血可以互相转化,故健脾养血能增精生精。因而立法之本应脾肾双补,以补肾为主,益肾增精,同时健脾养血,生血增精,双管齐下能速效。

用药分析: 精子数目极少,病机中已分析到患者肾精极度亏损,必须重用增精之剂,且用血肉有情之品,方中龟板、鹿角片、海狗肾粉即是,故初诊即用之。方中龟板、鹿角片、党参、枸杞子是龟鹿二仙胶之组成,补益任督二脉,补人之精气神,配用淫羊藿、胡芦巴、巴戟天、菟丝子、锁阳加重补肾增精之力。党参、黄芪、白术、白芍、怀山药等,健脾渗湿养血,脾健益于增精。附子温补脾肾之阳,益火之源,使上述补益脾肾之药物更好地发挥作用,起到振奋之功。薏苡仁健脾渗湿,与藿香、佩兰、川朴一起应用可化湿畅中;因患者舌根腻,又恐健脾补肾药应用剂量过大使气阻不畅,不能醒脾宽中,故应加用上述燥湿健脾化湿畅中药,如此配伍,鼓桴相应。二诊时腰酸愈,苔已化,身体舒畅,唯矢气较多,分析一诊用药,补益过度,吸收较差,故方中去龟板、鹿角片;将党参、黄芪减量改为9g,因患者肾亏为重,改用李祥云的经验方补肾增精汤(菟丝子、锁阳、苁蓉、山茱萸、熟地、枸杞子、淫羊藿、党参、肉桂、阳起石、鹿角)加减补肾增精;党参、黄芪、怀山药健脾补血与熟地、枸杞子配伍增强补血之力。茯苓健脾渗湿,陈皮、大腹腹皮宽中理气,预防脘腹胀满及补益药过量所致的腹胀气多。三诊患者药后较舒,精神已振,性功能改善,在一、二诊的基础上合并应用之。因考虑患者肾亏损程度重,精子数极少仍应用龟板、鹿角片;同时加用黄精,黄精功用有三:一是肺养阴,清热化痰;二是补肾养阴,益精填髓;三是补益脾胃,养气养血,一箭三雕。本案中黄精与桑椹子相配补肝肾,养阴血,益于养血增精;石楠叶补肝肾,还能通络强筋骨;该诊由于补肾增精与健脾养血之力较二诊为强,且患者服药后较适应舒适,故以该方为主继续治疗之,尔后其妻妊娠并至正常分娩。

验案忠告:少精症也称为精少症,指精液量及精子数少于正常值。如果精液量少于1.5ml就视为精液量减少,如果精子数低于1500万/毫升就称为精子过少。如果患者出现少精症不要即刻下结论,应经过三次以上精液常规检查符合上述标准才能做出诊断。对于少精症者还应进行一系列的检查,排除由于器质性病变所造成,如行前列腺检查,以排除由于前列腺炎所致的少精症。还有输精管检查,必要时行输精管造影,以了解输精管是否不通畅所致无精症或少精症。此外血生殖内分泌功能不足,染色体异常,或睾丸造精功能障碍等,这应去泌尿科进行相关的检查。本案患者少精严重,故而用药宜峻补为主,用血肉有情之品及大补气血之品,本来认为治法合度,但在峻补中出现患者不舒,腹胀矢气多,故减少补益药的药量,减少多少为宜,应以病员能接受为度。对于精少症者,临床体会,应以补肾增精为主,能用血肉有情之品最佳,同时还应配合应用益气补血药,补血亦可益精。对于一般地精少者,根据临床经验,推荐服用李教授经验方补肾增精汤,效果也很好。

（李祥云）

▌▌ 不 射 精 症 ▌▌

方某,男,30岁。

初诊: 2013年1月8日。

主诉: 婚后不育3年。

现病史: 婚后3年未育,房事不射精,有时需用手淫帮助方能射精。追问病史,知其婚前有手淫史,当时射精正常。现房事后疲劳,性欲淡漠,每每晚间咽干舌燥,二便如常,有时腰酸,无腮腺炎史。2012年3月29日外院精液分析: 精液量7.8ml, pH 7.5,液化时间30分钟,精子数2350万/ml,活率70%, a级22%, b级6.9%, c级38%, d级29%。苔薄舌红,脉细数。

病机: 婚前手淫,伤及肾元,肾虚阴亏,气血不足;加之精神紧张,精关不开致不射精。

治则: 补肾养血,活血通络开精窍。

方药: 党参12g,黄芪12g,白术芍(各)12g,南北沙参(各)12g,石斛12g,桔梗6g,杜仲12g,路路通9g,全瓜蒌12g,淫羊藿30,阳起石12g,川牛膝12g。

另: 穿山甲粉冲服,5克/日。

中医诊断: 不育症。

西医诊断: 不射精症。

医嘱: 忌食辛辣刺激之物,思想放松,勿精神紧张。

二诊: 2013年1月9日。

药后咽干明显好转,停药1周咽干又作,射精仍然困难,仍需手淫帮助,无腰酸,无其他不舒,苔薄,脉细。

治则:补肾滋阴,养血活血。

方药:党参12g,黄芪15g,天花粉12g,全瓜蒌12g,南北沙参(各)9g,石斛12g,桔梗6g,淫羊藿30g,阳起石12g,巴戟天12g,赤芍9g,路路通9g,丹皮参(各)12g,山茱萸12g,麦冬9g,枸杞子12g。

另:穿山甲粉冲服,5g/日。

三诊:2013年3月30日。

药后射精已有所好转,不需手淫帮助,口干又减轻,偶有腰酸,无遗精,无腹痛,性欲淡漠,二便如常,苔薄微黄,脉细。

治则:滋阴补肾,活血通窍。

方药:党参12g,黄芪12g,菟丝子12g,枸杞子12g,苁蓉12g,怀山药15g,锁阳9g,巴戟天12g,女贞子12g,淫羊藿30g,路路通9g,赤芍9g,石斛12g,天花粉12g,石楠叶12g,地龙9g。

另:穿山甲粉冲服,5g/日。

四诊:2013年8月24日。

患者经3个月治疗后,性生活已正常,能正常射精,现无腹泻,无特殊不舒,因工作劳累加班,感到乏力,饮食睡眠均正常,苔薄,脉细。

治则:健脾养血,补肾增精。

方药:党参12g,黄芪12g,怀山药15g,生熟地(各)12g,枸杞子12g,锁阳9g,阳起石15g,路路通9g,桔梗6g,龟板18g,鹿角片9g,桑椹子12g,蚕茧9g。

经上述治疗后不射精症已治愈,精神转佳,无特殊不舒。以后随访,患者于2013年11月15日在外院精液分析:精液量6ml,pH 7.2,精子活率69.4%,精子数5100万/毫升,a级38.7%,b级86.6%,c级12.1%。

病案分析

病机分析:婚后3年房事不射精,思想苦闷,精神紧张,房事时需用手淫方式帮助才能完成射精,夫妻关系紧张。正常的男性射精是有一个过程的,当阴茎由于摩擦,刺激引起的冲动积累到一定的程度后,由于阴部神经将冲动传到大脑皮层,传出神经通过胸腰交感柱而传出至胸12至腰3交感神经节。由脊髓的射精中枢传出的冲动,经腹下神经丛的交感神经到达附睾输精管、前列腺、精囊及膀胱内括约肌等,再由阴部神经传到阴茎而射精。患者婚前曾有频繁的手淫史,能正常射精,但婚后由于性生活刺激敏感度不够,不能引起强烈的性兴奋,达不到性高潮而不射精,又因性欲低下致使大脑皮质对射精中枢的抑制,故也不射精。

为尽快解决患者的痛苦,首先进行思想安慰,对不射精应有正确的认识。消除其顾虑,思想放松,有极其重要的指导作用。再者,治疗用补肾养血法,增加性欲,提高其性欲的敏感度。加用活血通络开精窍,使精窍易开,射精中枢充分发挥作用,而达到射精的目的。

用药分析: 杜仲、淫羊藿、阳起石、菟丝子、锁阳、巴戟天,苁蓉等均补肾壮阳,提高性功能,并养精增精; 党参、黄芪、山药益气养血; 南北沙参(各)、石斛、麦冬、杞子养阴; 杞子、女贞子、石楠叶、山茱萸滋养肝肾且益精助性欲;地龙、赤芍、牛膝、丹参均活血通络,牛膝且能补肝肾; 桔梗、路路通、穿山甲通络开精窍; 全瓜蒌润燥宽肠、化痰散结、畅通中焦,益于下焦。综合上述药物分析,诸药配合起到补肾益精,养血增精,活血通络,开精窍之功。患者不射精症治愈后,又因加班工作劳累,神疲乏力,故调理中加用龟板、鹿角与党参、枸杞子合用为龟鹿二仙膏之组成,补人精气神; 又合用桑椹子、蚕茧补肾增精,如此应用,既巩固疗效又增精益精。

验案忠告: 不射精症尽管临床为常见之症,但90%为功能性,尤多见于婚前有手淫史者。婚后性生活敏感度不够而致不射精,真正的输精管阻塞、逆行射精等这种器质性者较少见。所以应仔细询问病史,有患者妻子陪同前来就诊,碍于情面羞涩,病员不愿暴露思想阐述病情,此时应让妻子避开,单独与患者聊天,追问病史可了解病情,应顺势而行,给患者解释性生理,使之对本病有正确的认识。思想放松,勿精神紧张,对治疗有其积极意义。用药治疗补肾养血益精以助性功能,能增强射精中枢的敏感度,此外穿山甲、路路通、桔梗善开精窍,对不射精症者为常用之药,每每有效。

（李祥云）

▌▌▌ 阳痿、染色体异常 ▌▌▌

蒋某,男,34岁。

初诊:2013年4月13日。

主诉:婚后不育4年。

现病史:结婚4年,妻子在2011年1月孕100天,因无胎心行人流术,2011年12月孕60天又因无胎心再做人流术。因妻子连续两次流产,故夫妻双方于2012年11月5日去外院进行检查,精液分析:精子数5600万/毫升,精子活率68.72%,a级17.28%,b级13.17%,c级78.27%,d级31%;精子头部缺陷65%。自2011年12月起性功能减退,阳痿,有时能勃起,但不坚挺,易腹泻,虽曾服用过中西药物,亦未见显效。2012年4月27日,外院精子细胞遗传学分析,结果46XYINV(9)(P13g·22),报告:核型异常9号染色体臂间倒位,告知无药可治。患者灰心而来我们门诊求治。苔薄,脉细。

病机:禀赋不足,肾气亏损,宗筋失于濡养,故阳痿不举。

治则:补肾益气,健脾养血增精。

方药:党参12g,黄芪12g,白术芍(各)12g,菟丝子12g,淫羊藿30g,胡芦巴12g,银花9g,生甘草6g,山茱萸12g,首乌12g,枸杞子12g,补骨脂12g,薏苡仁12g,茯苓12g。

中医诊断:阳痿。

西医诊断:性功能障碍(阳痿),染色体异常。

医嘱:减少性生活,勿食油腻生冷之物。

二诊:2013年4月27日。

药后自觉性功能好转,晨起已有勃起,其他无不舒,苔薄,脉细。

治则:同前。

方药:党参15g,黄芪15g,怀山药15g,肉苁蓉12g,巴戟天12g,枸杞子12g,银花9g,生甘草6g,阳起石12g,补骨脂12g,陈腹皮(各)9g,淫羊藿30g,胡芦巴12g。

三诊:2013年5月22日。

性功能有所反复,有阳痿早泄,腰酸,近来阴茎包皮沟肿痛,腹胀矢气多,苔薄,脉细。

方药:参芪(各)12g,白术芍(各)12g,怀山药15g,补骨脂12g,阳起石15g,山茱萸12g,胡芦巴12g,巴戟天12g,枸杞子12g,女贞子12g,忍冬藤30g,生甘草6g,薏苡仁15g,陈腹皮(各)9g,槟榔9g,淫羊藿30g,首乌9g,益智仁9g,蜂房12g,龟板18g,鹿角片9g。

四诊:阴茎包皮沟肿痛好转,但未愈,未性交,仍矢气多,有时腰酸,苔薄,脉细。

方药:参芪(各)9g,白术芍(各)9g,菟丝子12g,枸杞子12g,女贞子12g,锁阳9g,生熟地(各)12g,土茯苓30g,蜂房12g,龟板18g,鹿角片9g,阳起石15g,银花12g,薏苡仁15g,生甘草6g,急性子12g,车前子9g,炒荆芥9g。

经上述治疗,性功能已正常,正常房事,亦无腰酸,阴茎包皮沟痊愈,去土茯苓、蜂房、急性子、炒荆芥,并随症加减,又服1周,于2013年7月19日,患者告知妻子已妊娠,7月17日尿HCG(+),血β-HCG 1470mIU/ml;7月19日 血β-HCG 4130mIU/ml;7月19日B超见孕囊6mm×6mm×5mm,随后行保胎治疗,现已孕8个月,随访孕期一切正常。

病案分析

病机分析:自然流产的原因很多,有父体原因,也有母体原因,母体因素报道较多,今患者系男方因素而致女方有2次自然流产,既往多认为男方精子异常、精少症、性功能障碍等原因所致女方流产,随着科学的进步,经研究发现男方精子细胞遗传学分析,发现染色体病变也是女方流产的重要原因之一。患者蒋某经精子细胞遗传学分析,结果:核型异常,9号染色体臂间倒位,该染色体异常,目前尚无有效治疗药报道,被西医列为不治之症,中医仅有散在报道,经验不成熟。本患者之诊断,中医无此记载,依据患者所有临床表现,精子数目少、阳痿、性功能减退、腰酸等分析,该病机为先天禀赋不足,肾气亏损,精血不足,宗筋失于濡养之故,所以立法为补肾益气,健脾养血增精,佐清解利湿。

用药分析:本案主要介绍了四诊之治疗,从药物治疗分析,大致分四大类:①补肾益气增精:药味有菟丝子、肉苁蓉、巴戟天、淫羊藿、首乌、山茱萸、枸杞子、锁阳、女贞子、益智仁、龟板、鹿角片等;②健脾益气补血:药味有党参、黄芪、白术、白芍、怀山药、茯苓、薏苡仁等;③清热解表利湿:药味有银花、忍冬藤、生甘草、土茯苓、急性子、炒荆芥、车前子、薏苡仁、蜂房等,临床体会染色体异常者多选用之;④消导理气配伍药:如理气消导药有陈皮、木香、大腹皮、槟榔,可用于防止补益药过度所致腹胀不舒等,湿重者用紫花地丁、土茯苓、蜂房等。上述诸药根据病情的不同阶段选择而用之。

验案忠告:染色体异常由于科学的进步与发展,该病所致的流产目前在临床发现有增多之倾向,由于乏术故临床罕见报道,我曾在《上海中医药杂志》《李祥云治疗不孕不育经验集》等报道过治愈成功的病例,并发现所生的子女与其父母有相同的染色体的情况,尽管不能改变染色体异常的状况,但能使之妊娠,足月分娩,常选银花、忍冬藤、薏苡仁、炒荆芥等药,确能助孕又不致流产,至于什么机理,有待今后进一步再探讨之。本案分三个阶段,第一阶段因阳痿、性欲淡漠、腰酸,故先补肾改善性功能;第二阶段在巩固第一阶段的基础,患者出现腹胀等情况,加用理气利湿清解之品;第三阶段因包皮沟肿痛,加重用清热利湿解毒之药,并加用龟板、鹿角补益任督二脉,益精增精,之后再随证加减,巩固疗效,终获成功。

(李祥云)

膏 方 案

▌▌ 不 孕 症 ▌▌

邵某,女,27岁。

初诊:2014年1月6日。

主诉:结婚2年不避孕未孕。

现病史:月经规则,经量偏少,经行少腹冷痛,经色紫黯,夹血块,经来乳胀。平素体质较弱,时常腰膝酸软,带下量少,头昏目眩,精神倦怠,神疲乏力,挑食纳少,大便2日一行,经期口干、大便秘结。测基础体温呈黄体不健状。舌淡,苔薄,舌下静脉曲张,脉细弦。有乳腺小叶增生病史。

月经史:13岁初潮,5~6/30~32,末次月经2013年12月8日。

生育史:0-0-0-0。

中医诊断:不孕症。

西医诊断:不孕症(黄体不健)。

病机:脾肾亏虚,精血不足,寒凝血瘀。

治则:健脾养血,补肾疏肝,暖宫散寒,调经助孕。

方药:党参300g,黄芪300g,白术150g,白芍150g,黄精150g,山药150g,当归300g,鸡血藤150g,生地150g,熟地150g,丹皮150g,丹参150g,枸杞150g,桑椹子150g,女贞子150g,川芎60g,橘叶90g,橘核90g,补骨脂90g,附子90g,桂枝60g,紫石英300g,淫羊藿150g,苁蓉120g,石楠叶120g,小茴香60g,艾叶60g,茯苓120g,延胡索90g,炙乳香60g,炙没药60g,谷芽90g,麦芽90g,陈皮90g,大腹皮90g。

另:高丽参精70g,山楂精70g,阿胶250g,饴糖250g,铁皮枫斗20g，灵芝孢子粉20g，龟板胶120g，鹿角胶90g，红枣90g，黑芝麻120g，胡桃肉120g。

医嘱：①经期注意保暖；②测基础体温，适时房事助孕。

药后经量正常，无痛经，测基础体温呈双相曲线。2014年4月24日停经38天在外院检查血β-HCG：9122IU/L，孕酮：86.57nmol/L，证实已妊娠，并给予补肾安胎之中药保胎。随访顺产生一子，并赠送一孩子纪念照，此时告知30年前邵某之母因婚后2年不孕，亦在李教授处就诊而生邵某，其家庭与李教授有缘。

病案分析

病机分析：患者之母素体孱弱，多年不孕在我处治愈后生邵某。本患者受之于父母的先天之精不足，禀赋亦素弱，加之后天挑食纳少，生化乏源，先后天互为影响，相互牵制，导致肾气亏虚、肾精不足。肾精亏虚，冲任脉虚，致婚后不能摄精成孕；精血不足，故见经行量少；阴血不足，肝失所养，故头昏目眩，肝失调达，气机不畅，致经行乳胀、乳腺增生；经期精随血泄，阴津不足，故口干便秘；肾气亏虚，肾阳不足，命门火衰，精神倦怠，神疲乏力；肾阳虚弱，冲任胞宫失煦，虚寒滞血，故少腹冷痛，经色紫黯，夹血块。

用药分析：本膏方以十全大补汤、调经方（经验方）、龟鹿二仙汤、温经止痛方（经验方）、麒麟方（经验方）为基础加减。方中高丽参、党参、黄芪、白术、茯苓、山药健脾益气；生地、熟地、当归、白芍、川芎、阿胶养血柔肝，补虚调经；鹿角胶、淫羊藿、补骨脂、肉苁蓉温肾助阳以调冲任；配以紫石英、石楠叶温肾暖宫促进胞宫发育；桂枝、附子、艾叶、小茴香补火助阳，散寒止痛；丹皮、丹参、鸡血藤、延胡索、橘叶、橘核、乳香、没药活血调经，理气止痛；龟板、黄精、枸杞、桑椹子、女贞子滋阴潜阳，补肾填精；铁皮枫斗滋养阴津；灵芝孢子粉益气扶正；谷芽、麦芽、陈皮、大腹皮、山楂精理气消导，补而不滞。

验案忠告：精的来源，有先天、后天之分，先天之精需要后天之精不断地补充才能充沛；后天之精也有赖于肾气的推动和资助,才能不断地化生;先、后天相互促进,机体精气旺盛,才能发挥其摄精成孕的功能。《灵枢·本神》曰:"生之来谓之精,两精相搏谓之神。"精血同源,肝肾同源,相互资生。气血相生,血充则气旺,冲任血海旺盛,才能受孕胎长。可见,只有精、气、血、脏腑协调运作,如此"阴阳交媾,胎孕乃凝"。本患者先天禀赋不足,后天又失调养,精血不足,冲任脉虚,故婚后不孕,服用膏方后精血充足,肾阳振奋,自然受孕毓麟。

（陈　霞）

▌▌▌ 月 经 过 多 ▌▌▌

章某,女,32岁。

初诊:2011年11月28日。

主诉:月经量增多半年余。

现病史:患者4年内2次剖宫产,近半年经行量多如冲,8~10天经净,色黯,夹血块,经前乳胀,腰酸。有贫血史。刻下:神疲乏力,头晕,腰膝酸软,畏寒肢冷,纳可,便秘,3~4日一行,夜寐安。舌红苔薄腻,脉细。

月经史:13岁初潮,8~10/30,末次月经11月4日—11月12日,量多,色黯,夹血块,16日起白带夹血丝至今未净,只需用卫生纸擦掉即可。

生育史:2-0-0-2,剖宫产2次,未避孕。

中医诊断:月经过多。

西医诊断:月经失调。

病机:两次剖宫产术后,损伤冲任,中气不足,冲任失固,血失统摄,致经行量多;脾虚日久及肾,致脾肾两虚,血失统摄,亦见经量增多。

治则:补肾益气,健脾补血,摄血调经,理气通便。

方药：党参300g，黄芪300g，白术150g，白芍150g，黄精150g，当归200g，川芎60g，香附120g，鸡血藤150g，仙鹤草300g，岗稔根150g，女贞子120g，旱莲草150g，枸杞子120g，桑椹子120g，杜仲150g，狗脊150g，川断150g，生大黄90g，火麻仁90g，全瓜蒌120g，麦冬120g，附子90g，桂枝60g，延胡索120g，炙乳香60g，炙没药60g，煅龙骨（先煎）300g，煅牡蛎（先煎）300g，乌药150g，珍珠母300g，谷芽120g，麦芽120g，陈皮90g，大腹皮90g。

另：高丽参精70g，山楂精100g，阿胶（烊）250g，桂圆肉120g，灵芝孢子粉20g，铁皮枫斗20g，龟板胶（烊）150g，鹿角胶（烊）150g，胡桃肉250g，蜂蜜250g，生芝麻150g，红枣120g。

医嘱：每日2次，每次1匙。忌生冷、辛辣、油腻滑肠之物，忌萝卜、茶叶、咖啡等，如遇感冒等症，则暂缓服用。

二诊：2013年12月9日。

服膏方后月经尚规律，经期为7~8天，量比以往明显减少，前5日月经量中，色红，无血块，第6日起只需用护垫即可。今日精神较佳，腰膝酸软，畏寒肢冷较前明显改善，近几个月患者经前乳胀明显，大便干结。复查B超示盆腔积液，时有下腹隐痛。舌红苔薄，脉细。

治则：补肾益气，健脾补血，摄血调经，佐以清热解毒。

方药：宗2011年膏方，去生大黄，加乌贼骨150g，红藤300g，败酱草300g，芦荟90g，地丁草300g，茜草90g，火麻仁加量为150g，生地黄150g，熟地黄150g。

另：高丽参精70g，山楂精100g，阿胶（烊）250g，桂圆肉120g，灵芝孢子粉20g，铁皮枫斗20g，龟板胶（烊）150g，鹿角胶（烊）150g，胡桃肉250g，蜂蜜250g，生芝麻150g，红枣120g。

病案分析

病机分析：月经量较正常明显增多而周期基本正常者称为"月经过多"，一般认为经量超过80ml为月经过多。《证治准绳》谓"经水过多，为虚热，为气虚不能摄血"。《医宗金鉴》提出本病为"气虚不能摄血"或"热盛有余",或为"湿热腐化",或为"湿瘀寒虚所化"。《妇科玉尺》云此病乃"热血凝结"、"离经蓄血",肥人多虚寒,瘦人多火旺。宗前人所述,本病病机为冲任不固,经血失于制约。患者前后两次剖宫产术后损伤冲任,大伤气血,中气不足,冲任不固,脾不统血,致使经行量多;脾虚气弱,中阳不振,故而神疲乏力;脾虚日久必伤肾气,腰乃肾之府,肾气亏虚,腰府失养,即见腰膝酸软;肾精不充,气血两虚,不能上荣头窍,故见头晕;肾阳不足,四肢失于温煦,则见手足冰凉;血虚大肠失养,脾失健运,故有大便秘结;肝气不舒,气机郁滞,故见乳胀。李教授分析该患者病机为脾肾两虚,兼有气滞血瘀,乃虚实夹杂之证,故治疗时应虚实并治,补肾益气,健脾补血,理气通便调经。

用药分析:本案由四物汤、二至丸、龟鹿二仙汤加减而成。方中党参、黄芪、白术健脾益气;当归、白芍养血柔肝;杜仲、狗脊、川断补肝肾,强筋骨;附子、桂枝补火助阳,散寒止痛;黄精、枸杞子、女贞子、旱莲草、桑椹子滋阴补血;麦冬、铁皮枫斗养阴生津;岗稔根养血通络,止血止痛;川芎、鸡血藤行气活血调经;生大黄、火麻仁、全瓜蒌清热泻火,润肠通便;香附、延胡索疏肝解郁,理气调中;炙乳香、炙没药活血行气止痛;乌药行气止痛,温肾散寒;陈皮、大腹皮理气健脾;山楂精、谷芽、麦芽消食化积,健脾和胃;仙鹤草凉血止血;煅龙骨、煅牡蛎、珍珠母重镇安神,平肝潜阳,收敛固涩。辅料予高丽参精大补元气;灵芝孢子粉益气扶正;阿胶、红枣补血止血;黑芝麻补肝肾,益精血,润肠燥;龟板胶、鹿角胶合用,共补肾之阴阳;桂圆肉益心脾,补气血,安神;胡桃肉补肾润肠;蜂蜜调补脾胃,缓急止痛,润肠通便。

复诊时患者经量明显减少,月经基本规律,李教授续以前方巩固疗效,并加大火麻仁用量,增强通便功效,加用生地、熟地补血滋阴,益肾填髓。

验案忠告:月经过多为妇科常见病、多发病,临证需注意辨证与辨病相结合。经期以止血固冲为主,减少血量,防止失血伤阴;

平时则根据辨证益气、清热、养阴、化瘀等以治本。慎用温燥动血之品,以免增加出血量。本病发展过程中由于病程日久,常致气随血耗,阴随血伤,或热随血泄而出现由实转虚,或虚实夹杂之象。如病程过长,可发展为崩漏,缠绵难愈。月经过多可出现于功能失调性子宫出血、子宫肌瘤、子宫肥大症、子宫内膜异位症、盆腔炎症等疾病中,亦可发生全身性疾病,如血液病(血小板减少性紫癜病、再生障碍性贫血、白血病等)及其他内分泌疾病,故应多方检查鉴别诊断。对子宫肌瘤导致的月经过多者必要时应采取手术治疗,以免贻误病情。

(刘慧聪　徐莲薇)

┃┃ 经 期 延 长 ┃┃

唐某,女,34岁。

初诊: 2013年11月25日。

主诉: 月经淋漓不净1年余。

现病史: 患者自从2012年8月产后就开始出现月经淋漓,10余天方净,前5天量中,色黯红,第6天起有少量咖啡色样分泌物,只需用护垫即可。2012年10月患者因右侧乳房下方奶结成脓,曾行奶结引流排脓术。刻下: 神疲乏力,腰酸腰痛,畏寒肢冷,健忘,纳可,易便秘,2日一行,易脱发,夜欠安,易醒多梦。舌红苔薄白,脉细弦。

月经史: 15岁初潮,10/30~40,末次月经11月3日—11月13日,前5天量中,色黯红,第6天起有少量咖啡色样分泌物,只需用护垫即可,无血块,无痛经。

生育史: 1-0-0-1,顺产,宫内无节育器,未避孕。

中医诊断: 经期延长。

西医诊断: 月经失调。

病机: 产后伤及气血,肾气亏虚,冲任不固,不能制约经血,则见经血下行过期不净。

治则:健脾补肾,补血调经,养心安神。

方药:党参300g,黄芪300g,白术150g,白芍150g,黄精120g,当归300g,川芎60g,鸡血藤300g,淫羊藿300g,丹皮150g,丹参150g,石楠叶120g,怀山药150g,女贞子150g,旱莲草150g,杜仲150g,狗脊150g,桑寄生150g,川断150g,煅龙骨300g,煅牡蛎300g,金樱子150g,椿根皮150g,鸡冠花90g,夜交藤300g,合欢皮300g,远志90g,酸枣仁90g,附子90g,桂枝60g,首乌150g,谷芽150g,麦芽150g,陈皮90g,大腹皮90g,生大黄60g,火麻仁90g,全瓜蒌120g,橘叶90g,橘核90g,娑罗子120g。

另:高丽参精70g,山楂精100g,阿胶(烊)250g,饴糖250g,灵芝孢子粉20g,铁皮枫斗20g,龟板胶(烊)150g,鹿角胶(烊)90g,冰糖150g,红枣120g。

医嘱:每日2次,每次1匙,忌生冷、辛辣、油腻滑肠之物,忌萝卜、茶叶、咖啡等,如遇感冒等症,则暂缓服用。

膏方后患者定期门诊随访,诸症已有改善,行经期缩短为7天,余无殊状。

病案分析

病机分析:月经周期基本正常,行经时间超过7天以上,甚或半月方净者称为"经期延长"。《诸病源候论·妇人杂病诸候》指出该病因劳伤经脉,冲任虚损,经血失于制约而成。《校注妇人大全良方·调经门》则认为"或因劳损气血为伤冲任,或因经行而合阴阳,以致外邪客于胞内,滞于血海故也",治疗时认为"调养元气而病邪自去,攻其邪则元气反伤"。《女科证治约旨·经候门》谓该病乃"气虚、血热妄行不摄"。本案患者顺产后耗损气血,脾气亏虚,中气不足,冲任不固,经血失于制约,故致经期延长。中气不足,阳气不布,故见神疲乏力;肾阳不足,故有畏寒肢冷;精血同源,血虚可致肾精亏虚,腰为肾之府,外府失荣,则见腰酸腰痛;精血不能上充脑窍,则致记忆力减退;发为血之余,血虚不荣,故见脱发;气血虚弱不能濡养心神,心神失养,则见夜寐欠安,多梦易醒;气血不足,脾失健运,肠道失养,故大便秘结。四诊合参,李教授认为该病病机为脾肾不足,治疗应健脾益肾,补血调经,养心安神。

用药分析:本案由四物汤、加味龟鹿二仙汤、归肾丸、当归补血汤、圣愈汤等方加减而成。方中当归、川芎养血活血调经;白术、白芍助脾阳养肝血;丹皮、丹参活血化瘀,清热调经;鸡血藤通经活络,配伍丹参活血调经;党参、黄芪健脾益气以补养后天;首乌补肾益精乌发;黄精、女贞子、旱莲草滋补肝肾,健脾益肾,生津润燥;川断、杜仲、狗脊、桑寄生、淫羊藿、石楠叶补肾助阳;附子、肉桂温肾暖宫、散寒止痛;怀山药益气养阴;陈皮、大腹皮理气健脾,行气导滞;炒谷芽、炒麦芽消谷食积滞,补益和中;夜交藤、合欢皮、酸枣仁、远志养心安神;橘叶、橘核、娑罗子疏肝行气;椿根皮、鸡冠花、金樱子清热燥湿,收敛固涩,止血止泻;煅龙骨、煅牡蛎重镇平肝潜阳,收敛固涩;生大黄、火麻仁、全瓜蒌润燥滑肠,清热泻火。诸药合用,以奏健脾养血摄血,补肾益精,通络止痛之效。高丽参精大补元气;灵芝孢子粉益气扶正;铁皮枫斗养阴生津;山楂精健脾消食,顾护脾胃,以防诸药太过滋补;阿胶、红枣补血止血;饴糖、冰糖甘甜,缓中补虚;龟板胶滋阴益肾,养血补心;鹿角胶补肾阳,益精血,两药合用,共补肾之阴阳。

验案忠告:经期延长的发生多为脏腑经脉气血失调,冲任不固或冲任损伤,经水失于制约。临证需注意气血同病或多脏同病,如气随血耗,气阴两虚,或脾病及肾,脾肾两病等。经水逾期不净,亦可出现月经过多,若失治误治,常可发展为崩漏,正如《沈氏女科辑要笺正·淋漓不断》所言"须知淋漓之延久及崩漏之先机"。本病治疗经期以固冲止血调经为大法,重在缩短经期,根据不同证型气虚、血热、血瘀辨证分析选方用药,勿妄投固涩之剂,以犯虚虚实实之戒。膏方调理注重补益肝肾,健脾助运,使气血旺盛,疾病自消。当嘱咐患者经期需注意避免剧烈运动,保持经期卫生,减少感染及内膜损伤。

(刘慧聪 徐莲薇)

▌▌▌ 神经性头痛 ▌▌▌

李某,年龄,34岁。

初诊: 2012年11月30日。

主诉: 经行头痛数年。

现病史: 患者每经行前后偏头痛数年,睡眠不佳时尤甚,月经过后渐缓,痛时恶心呕吐,服止痛药缓解,停药头痛又作。平素阴雨天腰痛,烦躁易怒,口干舌燥,夜寐可,二便调。2012年3月外院脑CT示: 正常,诊断为神经性头痛。

刻下: 舌质红,苔薄中腻,脉细。

月经史: 15岁初潮,3~4/30,末次月经11月28日,经行量少,色黯,夹少量血块,无痛经,经行腰酸,稍有乳胀。

生育史: 1-0-0-1。

中医诊断: 经行头痛。

西医诊断: 神经性头痛。

病机: 气血不足,髓海失养,肝阳偏亢,肝气犯胃。

治则: 健脾养血,补益肝肾,平肝止痛,养心安神,和胃止呕。

方药: 党参300g,黄芪300g,白术芍(各)150g,黄精150g,生熟地(各)150g,当归300g,川芎60g,鸡血藤300g,香附150g,川楝子120g,姜半夏90g,姜竹茹90g,菟丝子120g,苁蓉120g,桑寄生120g,夜交藤300g,合欢皮300g,柏枣仁(各)90g,橘叶核(各)90g,娑罗子120g,杜仲150g,枸杞150g,谷麦芽(各)90g,陈腹皮(各)90g,全蝎60g,潼蒺藜120g,白蒺藜120g,蔓荆子120g,广郁金90g,灵磁石300g,桑椹子150g。

另: 高丽参精20g,山楂精20g,阿胶250g,麦芽糖胶120g,冰糖150g,铁皮枫斗20g,灵芝孢子粉20g,胡桃肉150g,黑芝麻150g,桂圆肉150g。

医嘱: 每日2次,每次1匙,忌生冷、辛辣、油腻滑肠之物,忌萝卜、茶叶、咖啡等，如遇感冒等症，则暂缓服用。

膏方后头痛不明显，偶有头痛均可忍受，不必服用止痛药。以后门诊调理，次年又进服膏方一料，按原方之意再服一料，诸恙好转，头痛基本未再发作。

病案分析

病机分析：经行头痛是一种妇科临床常见病，每值经期或经行前后，出现以头痛为主要症状，经后辄止的一种病症。头为诸阳之会，五脏六腑之气皆上荣于头，经行时气血下注冲任而为月经，阴血相对不足，不论是血虚、肝火、血瘀、痰湿均可引起脏腑气血失调，以致清窍失养或脑络阻滞而发为经行头痛。本案患者肝肾精血不足，故月经量少、腰酸等，经行时阴血下注冲任，髓海失养，以致头痛，血虚肝失所养，肝阳偏亢则加重头痛。血虚肝郁故经前乳胀、烦躁易怒、经行量少等，治宜健脾养血、补益肝肾、平肝止痛为主。

用药分析：在治疗上注重治病求本，标本兼故。故采用健脾养血，补益肝肾，药以膏方缓缓服之以固本。如此气血旺盛则血海充盈，脑有所养，同时辅以平肝止痛、养心安神、和胃止呕，活血通窍止痛之品，痼疾渐除。以八珍汤加减重用黄芪、党参益气健脾养血，夜交藤、合欢皮、柏枣仁养心安神；大补元煎、左归饮为主方补益气血，滋养肝肾，加潼、白蒺藜增强补益肝肾之功；一贯煎、逍遥散为主方滋肝肾、调肝脾、疏肝理气，加橘叶核、广郁金、娑罗子增强疏肝之力，肝气疏则乳胀消，加灵磁石平肝安神；又加用半夏、陈皮、腹皮、白术和胃止呕以助药力消化，蔓荆子清利头目，祛风止痛，全蝎、川芎、鸡血藤通窍活血止痛。如此多方配伍，诸方药力合一，从而达到养精血、安心神、平肝止痛的目的。

验案忠告：头痛伴随月经发作，治疗多以调理气血为大法，实证者行气活血以止痛，虚证者补气养血以止痛。本案患者因不荣而痛，治疗时注意分清标本主次，虽因气血不足、髓海失养，但亦有肝郁气滞、肝阳偏亢之征，若大队滋补之品，恐滞而不化，蕴结生热而变生诸症。故配合疏肝理气、平肝通窍、和胃助运之品,如此标本兼治则痼疾渐除。

（付金荣）

卵巢功能减退

杨某,女,32岁。

初诊:2012年12月4日。

主诉:经闭9个月。

现病史:平素月经周期规则,量中,近3年来无明显诱因下出现月经量逐渐减少,2天即净,至今已有9个月未行经。带下量多,色淡黄,偶有水样分泌物自阴道流出。2012年9月4日外院B超:子宫大小41mm×40mm×27mm,内膜4.5mm,左卵巢24mm×23mm×16mm,右卵巢35mm×34mm×18mm,左卵巢内见卵泡样无回声区,大者6mm×7mm×9mm,右卵巢内见卵泡样无回声区,大者8mm×7mm×6mm。2013年3月10日性激素:FSH 24.5IU/L↑,LH 29IU/L↑,PRL 3.3mIU/L,E_2 99pmol／L↓,P 3.67nmol/L,T 0.17nmol/L。

刻下:自觉畏寒,手脚凉,易汗出,口干,易疲乏,易感冒,头晕,咽喉痛,胃纳可,夜寐欠安,便秘。舌红,苔中尖剥,脉细。

月经史:16岁初潮,4~5/28~30,末次月经2012年3月8日,2天净,褐色,平素月经量中,色红,无血块,无痛经,伴小腹隐痛,乳房胀痛。

生育史:1-0-0-1,2006年剖宫产一子,未避孕。

中医:闭经。

西医:卵巢功能减退。

病机:脾肾气虚,化源乏力,气血不足,冲任失养,阴阳失调。

治则:健脾养血,补肾调经,燮理阴阳。

方药:党参300g,黄芪300g,白芍150g,白术150g,怀山药150g,

石楠叶120g,黄精150g,当归300g,川芎60g,鸡血藤300g,香附150g,淫羊藿300g,仙茅90g,菟丝子150g,山萸肉90g,苁蓉120g,胡芦巴120g,锁阳120g,知母90g,黄芩90g,黄柏90g,夜交藤300g,合欢皮300g,柏子仁90g,酸枣仁90g,地骨皮120g,麦冬90g,玄参90g,天花粉120g,生地150g,熟地150g,姜半夏90g,川楝子90g,厚朴60g,柴胡90g,谷芽90g,麦芽90g,陈皮90g,大腹皮90g,煅龙骨300g,煅牡蛎300g,五倍子60g。

另:高丽参精70g,阿胶250g,饴糖200g,蜂蜜200g,灵芝孢子粉20g,铁皮枫斗20g,龟板胶150g,鹿角胶150g,黑芝麻150g,胡桃肉150g。

医嘱:每日2次,每次1匙,忌生冷、辛辣、油腻滑肠之物,忌萝卜、茶叶、咖啡等,如遇感冒等症,则暂缓服用。

停膏方后,患者3月12日经水来潮,后随访3个月,4月20日、5月17日分别行经一次,虽量偏少,但较以往增多。

病案分析

病机分析:闭经是指女子年逾16周岁,月经尚未来潮,或月经周期已建立后又中断6个月以上后月经停闭3个月经周期。前者称原发性闭经,后者称继发性闭经,根据患者症情属于继发性闭经。结合患者性激素检测FSH和LH上升、E_2下降,虽然患者年仅32岁,但卵巢储备功能已明显减退,西医诊断为卵巢储备功能低下。《金匮要略》认为"因虚、积冷、结气"是"经水断绝"的病因。《仁斋直指方》指出:"经脉不行,其候有三:一则血气盛实、经络遏闭……一则形体憔悴、经脉涸竭……一则风冷内伤、七情内贼以致经络闭满。"月经的产生是脏腑、天癸、气血、冲任协调作用于胞宫的结果,任何一个环节功能异常均可导致血海不能满溢。其虚者多因肾气不足、冲任亏虚,或肝肾亏虚、精血不足,或脾胃虚弱、气血乏源,或阴虚血燥、精亏血少,导致冲任血海空虚,源断其流,无血可下而致闭经;实者多由气血阻滞,或痰湿流注下焦,使血流不畅,冲任瘀阻,血海阻隔,经血不得下而成闭经。治疗时虚者补而通之,实者泄而通之,虚实夹杂者补中有通,攻中有养,其治疗目的是恢复或建立规律性月经周期,或正常连续自主有排卵月经。

用药分析:本案主要用方由四物汤、当归芍药散、龟鹿二仙胶、左归丸、二仙汤、加减苁蓉菟丝子丸、加减一阴煎、养心汤、知柏地黄丸等加减而成。方中四物汤益气养血,活血调经;党参、黄芪、白术、白芍、怀山药健脾益气;苁蓉、菟丝子、仙茅、淫羊藿、石楠叶、胡芦巴、锁阳等大批温肾助阳药促进卵泡发育,健全黄体功能;黄精、山萸肉滋补肾阴,与诸温补肾阳药同用,调理肾阴肾阳;香附、川楝子、柴胡疏肝理气,调经止痛;鸡血藤补血活血调经;知母、黄柏清热泻火,滋阴润燥;黄芩、黄柏清热燥湿,泻火解毒,两药同用,清上下焦之热;夜交藤、合欢皮、酸枣仁、柏子仁养心安神;玄参、麦冬、天花粉养阴清热;地骨皮、知母养阴,除骨蒸劳热,与麦冬配伍壮水制火;生地清热凉血,养阴生津,熟地补血滋阴,益精填髓,二地相合,寒热并用,阴阳并补;姜半夏燥湿化痰;厚朴宽胸理气;谷芽、麦芽相须,消食健胃和中;陈皮、大腹皮理气健脾,行气导滞;煅龙骨、煅牡蛎镇静安神,平肝潜阳,收敛固涩;五倍子酸涩敛汗。全方共奏健脾疏肝,益气养血,补肾调经之效。

验案忠告:卵巢储备功能减退和卵巢早衰是近年来发病率渐至上升的一个妇科内分泌失调疾病,这与现代女性工作压力、生活方式、环境污染、手术治疗等密切相关。卵巢储备功能减退和卵巢早衰临床多表现为月经紊乱、月经稀少、经量减少、闭经及不孕,并有不同程度的潮热、出汗、焦虑、抑郁、失眠、心烦易怒等围绝经期综合征的多种症状,增加了患病妇女身体上和精神上的痛苦,严重影响其生活质量,因此必须关注。目前卵巢早衰的发病机制尚不明确,对卵巢早衰的治疗方法非常有限,西医主要以激素替代改善绝经相关症状为主,中医对于已经明确的POF女性干预效果尚在探索之中。本案之治疗以补肾为主,脾肾双补,兼补肝肾,其目的是益气养血,填精补髓,补冲任,益血海,并燮理阴阳使之阴阳平衡,协调有度;再者疏肝和胃,健胃消导,以利于精微之吸收,使冲任充,血海盈,月经恢复。

(徐莲薇)

┃┃┃ 绝经期综合征 ┃┃┃

李某,女,50岁。

初诊:2012年10月25日。

主诉:绝经2年,潮热盗汗、头晕心烦。

现病史:自经断起时有潮热盗汗,头晕耳鸣,视物昏花,骨节酸痛,腰酸乏力,心胸烦闷,心神不宁。今年9月24日头颅CT示右侧基底节区小腔梗。其余体检报告均无特殊。舌红,苔薄,脉沉细。

月经史:13岁初潮,5~6/30,48岁绝经。

生育史:1-0-1-1。

中医诊断:绝经前后诸症(肝肾亏虚,阳失潜藏)。

西医诊断:绝经期综合征。

病机:癸阴不足,阳失潜藏,水不涵木。

治则:养阴平肝,补血活血,清热养心。

方药:太子参300g,党参150g,黄芪150g,知母150g,黄芩120g,黄柏120g,鸡血藤150g,寄生90g,生地120g,熟地120g,菊花120g,杞子120g,石决明150g,珍珠母150g,何首乌120g,生铁落300g,淮小麦600g,地龙90g,黄精150g,女贞子120g,旱莲草120g,杜仲150g,狗脊150g,煅龙骨300g,煅牡蛎300g,百合120g,羌活120g,独活120g,陈皮90g,大腹皮90g。

另:高丽参精70g,阿胶250g,饴糖250g,鳖甲胶150g,山楂精120g,水牛角粉30g。

医嘱:①每日2次,每次1匙,忌生冷、辛辣、油腻滑肠之物,忌萝卜、茶叶、咖啡等,如遇感冒等症,则暂缓服用;②低盐低脂低糖饮食;③疏导情志;④适当运动,保持乐观情绪。

二诊:2013年12月5日。

药后较舒,心烦胸闷已止,潮热、头晕、视物昏花减轻,治以养阴平肝,活血补肾,在原方基础上合羚角钩藤汤加减出入。

2014年11月又来服膏方,自述一年来诸恙均愈,无不舒,一年无感冒,原方又配一料。

病案分析

病机分析:患者年届七七,天癸渐竭,肾阴亏损,阴不维阳,虚阳上越,故潮热盗汗;腰为肾之府,肾虚则腰酸骨痛;精血同源,肾精亏虚,则肝血不足,故视物昏花;《灵枢》云:"髓海有余,则轻劲多力,自过其度;髓海不足则脑转耳鸣、胫酸眩冒、目无所见,懈怠安卧。"现患者精虚血少,脑髓失养,则头晕、耳鸣、失眠、神疲;肾水匮乏,不能上济于心,心火偏旺,扰乱心神,故见心胸烦闷,心神不宁,正如《素问玄机原病式·火类》指出:"水衰火旺而扰,火之动也,故心胸躁动";本已形神失养,阴血暗耗,加之水不涵木,木失条达,气机不畅,血行不利,凝而成瘀,虚阳化风扰动瘀血为患,致右侧基底节区小腔梗。

用药分析:初诊以滋补天癸汤(经验方)、二至丸、百合地黄汤为基础加减。方中党参、黄芪、太子参、高丽参大补元气;熟地、阿胶滋阴补血;枸杞、黄精、首乌补肝益肾,填精益髓;知母、黄芩、黄柏、菊花、淮小麦养心清热;生铁落"宁心神,泻妄火";水牛角粉入心、肝二经,清热凉血,清心定惊;生地配百合,滋阴清热;女贞子"养阴气,平阴火,解烦热骨蒸,止虚汗",与旱莲草相须为用,增强滋补肝肾之药力;杜仲、狗脊、寄生补肝肾,强筋骨,通络止痛;鸡血藤、地龙活血通络;羌活、独活配合前药加强通络止痛之效;鳖甲滋肾潜阳;珍珠母、石决明平肝潜阳;龙骨、牡蛎重镇安神,收涩止汗;陈皮、大腹皮、山楂理气化积,防止膏方滋腻碍胃。二诊:羚羊角粉平肝息风,清肝明目;天麻、钩藤助羚羊角粉平肝息风,天麻又有通血脉，开窍之功，与白术、半夏相配，又能化痰息风，专治头晕头痛。

验案忠告：①经绝肾衰，重视补肾。《素问》云："女子七岁肾气盛，齿更发长……七七任脉虚，太冲脉衰少，天癸竭，地道不通，故形坏而无子也。"肾对人体的生长发育、衰老及生殖能力起着决定性作用。女子一身中要经历经、孕、产、乳，至四十岁，而"阴气自半"、"起居衰矣"，至七七之年，经水始断，肾气渐竭，阴精亏耗，既不能灌溉五脏，又不能滋养诸经，导致脏气不和，甚至体内瘀血积聚，从而诸变迭起，而出现一系列经断前后诸症。故李教授认为本病肾虚是本，临床尤以阴虚血少为多见。②肾为五脏六腑之本，肾虚又可使心、肝、脾等脏腑功能失常，而出现诸多繁杂征象，然治疗时不可能面面俱到，应针对首苦主症给予重点治疗，获效之后再缓缓图之。③李教授认为，至更年期后，肾气不足，气血虚弱，血运缓慢，本就虚中夹瘀，再加之脏腑功能紊乱，导致体内瘀血积聚，故本病肾虚血瘀者居多，西医学也证实，更年期女性，除雌激素水平明显降低外，还伴有血液流变性的改变，患者血液呈不同程度的"稠、黏、聚、凝"状态，合并有高黏滞血症，致使血流不畅，出现微循环障碍，故李教授在治疗本病时，补肾之余适当运用活血化瘀、疏通脉络药物，使其相得益彰，事半功倍。

（陈　霞）

▌▌▌ 习惯性流产 ▌▌▌

冯某，女，31岁。

初诊：2012年11月26日。

主诉：流产3次求嗣。

现病史：患者平素月经周期规则，末次月经10月21日，11月3日—11月22日阴道少量出血，11月12日血HCG（＋），11月14日复查血HCG下降至正常,考虑生化妊娠。刻下:脱发,面部痤疮,口干欲饮,胃纳可,夜寐欠安,多梦,苔薄微红,脉细弦。

既往史:2011年4月外院查人乳头瘤病毒HPV(+)行宫颈Leep术。

月经史:14岁初潮,5~6/27~28,末次月经10月21日,量多,血块少,经前腰酸,少腹坠胀,无痛经。

生育史:0-0-3-0,2008年药流,2011年4月孕2个月胎停清宫,2012年11月生化妊娠。

中医诊断:滑胎。

西医诊断:习惯性流产。

病机:药物流产及胎停清宫均伤及气血,肾精亏虚,脾气不足,冲任失调,致胎元不固而胎堕。

治则:健脾益气,养血调经,清解安神。

方药:党参300g,黄芪300g,白芍150g,白术150g,怀山药150g,黄精150g,石楠叶150g,当归150g,川芎90g,鸡血藤300g,香附120g,女贞子120g,旱莲草120g,枸杞子150g,熟地150g,生地150g,淫羊藿300g,仙茅90g,巴戟天120g,肉苁蓉120g,薏苡仁150g,金樱子120g,椿根皮120g,鸡冠花90g,炒谷芽90g,炒麦芽90g,陈皮90g,大腹皮90g,土茯苓300g,玉蝴蝶30g,金银花120g,夜交藤300g,合欢皮300g,何首乌150g,石决明150g。另:高丽参精70g,山楂精60g,阿胶250g,饴糖200g,灵芝孢子粉20g,铁皮枫斗20g。

医嘱:①每日2次,每次1匙,忌生冷、辛辣、油腻滑肠之物,忌萝卜、茶叶、咖啡等,如遇感冒等症,则暂缓服用;②测量基础体温;③加强体育锻炼,增强体质。

服膏方后于2013年1月8日受孕,10月21日剖宫产一女婴。

病案分析

病机分析:患者3次流产,伤及肾气,致胎元不固,气血不足,脾肾两虚,冲任失调。肾虚失藏,脾虚失摄,气不摄血,故见经血量多;腰为肾之府,肾虚腰府失养,故有腰酸;肝血亏虚,肝失濡养,气机不畅,则见小腹坠胀;肾之华在发,发为血之余,头发的营养来源于血,根源于肾,肾精亏虚,无以化血,则出现头发枯槁脱落;精血同源,精血亏虚则津液匮乏,不能上乘濡养口舌,症见口干欲饮;肝血亏虚,肝阴不足,肝阳上亢,发为痤疮;肾虚于下,不能上济于心,心肾不交,心火旺盛,心神不宁,故而夜寐多梦。李教授分析该病病机为脾肾两虚,气血不足,故治以健脾益气,补肾养血,兼以清解安神。

用药分析:本案组方由补中益气汤、参苓白术散、圣愈汤、二至丸、二仙汤合方加减而成。方中圣愈汤补气补血,白术、怀山药健脾益气,使气旺生血;薏苡仁健脾除湿;白芍柔肝敛阴,养血调经;鸡血藤、香附疏肝理气,通络活血;黄精、枸杞子、何首乌、熟地、生地、铁皮枫斗合二至丸滋肝肾,益精血;石楠叶、淫羊藿、仙茅、巴戟天、肉苁蓉补肾壮阳;金樱子、椿根皮、鸡冠花益肾固精;谷芽、麦芽、山楂消食健脾,陈皮、大腹皮健脾行气导滞;石决明平肝潜阳;夜交藤、合欢皮疏肝解郁,养心安神;土茯苓、玉蝴蝶、金银花清热解毒;高丽参大补元气,生津安神;阿胶、红枣补血;桂圆肉益心脾,补气血;灵芝孢子粉益气扶正;饴糖补虚生津,增加甜味,使口感更佳。全方共奏补肾健脾,益气养血,清解安神之效。

验案忠告:《黄帝内经》云"春生、夏长、秋收、冬藏",冬季是机体补益的大好时机,容易进补。膏方可扶正祛邪,补益人体之精气神,调整阴阳,激发并提高机体免疫力,增强体质,延年益寿,凡因气血亏虚,阴阳不足,脏腑亏损等引起的妇科疾病均可服用,临床常根据个人体质不同辨证用药。该例患者流产3次,气血既伤,脾肾两虚,故见上述诸证,治疗时以健脾补肾、益气养血为主,使气旺生血,补养后天以益先天,同时叮嘱患者测量基础体温,指导其抓住排卵时机,适时同房,平素加强体育锻炼以增强体质。

(刘慧聪　徐莲薇)

产后颈背麻木、肌腱炎

杨某,女,31岁。

初诊:2011年11月14日。

主诉:产后颈背麻木7个月。

现病史:顺产后7个月,上月断奶。产后时有颈项及后背发麻,双手腕肌腱炎,关节酸痛,畏寒肢冷,腰膝酸软,健忘脱发,夜寐欠安,胃纳欠佳,大便干结,2日一次,有痔疮。2009年腹腔镜下双侧巧克力囊肿剥除术。苔薄,脉细。

月经史:14岁初潮,5~6/30,末次月经2011年10月25日,量少,痛经,色紫黯,夹血块。

生育史:1-0-0-1。

中医诊断:产后身痛。

西医诊断:产后颈背麻木,肌腱炎。

病机:营血虚损,肝肾不足,卫表不固,脉络瘀滞。

治则:补肾填精,养血益发,舒筋活络,活血通络。

方药:党参300g,黄芪300g,白术150g,白芍150g,黄精150g,当归150g,鸡血藤150g,川芎60g,菟丝子120g,女贞子120g,旱莲草120g,杞子150g,首乌150g,桑椹子120g,千年健150g,羌活90g,独活90g,寄生150g,生大黄60g,火麻仁90g,苁蓉120g,丹皮120g,丹参120g,三棱90g,莪术90g,延胡120g,附子90g,桂枝60g,白芷90g,地龙120g,秦艽90g,夜交藤300g,合欢皮300g,谷芽150g,麦芽150g,陈皮90g,大腹皮90g。另:高丽参精70g,山楂精70g,阿胶250g,铁皮枫斗20g,灵芝孢子粉10g,饴糖250g,蜂蜜150g,红枣150g,胡桃肉150g,桂圆肉150g。

医嘱:①每日2次,每次1匙,忌生冷、辛辣、油腻滑肠之物,忌萝卜、茶叶、咖啡等,如遇感冒等症,则暂缓服用;②避免高强度运动,或者长时间使用电脑、伏案工作;③运动前多伸展肌肉,戴护腕；④局部热敷、按摩。

至第二年春天复诊，诸恙均好转。

病案分析

病机分析：《妇科玉尺》云："产后真元大损，气血亏虚。"产时失血耗气，四肢百骸空虚，筋脉关节失于濡养而致颈项及后背发麻；气血不足，卫表不固，腠理不密，风寒湿邪乘虚而入，流注经络关节，致手腕肌腱炎；素有血瘀癥瘕之证，产后体虚未复，外邪留滞经络不去，气血不畅，瘀滞不通，故关节酸痛；"妇人以肾系胞，产则劳伤肾气"，肾虚则腰背失养，腰膝酸软，背项麻木日久不愈；肝肾虚损，精亏血虚，发无所养，故头发脱落、失眠健忘；精血亏虚，阴血不足，大肠津亏液少，则大便不畅，日久导致湿毒内生，发为痔疮。

用药分析：本膏方以黄芪桂枝五物汤、独活寄生汤、二至丸合温经汤为基础方进行加减。方中高丽参、党参、黄芪大补元气；阿胶、当归、白芍、川芎养血和营；黄精、菟丝子、枸杞、旱莲草、女贞子、首乌、桑椹子、苁蓉补肝益肾，其中首乌、桑椹子、苁蓉与火麻仁相配润肠通便，生地黄解毒泻火防痔；丹皮、丹参、三棱、莪术、鸡血藤养血活血，化瘀通络；桂枝、附子温经散寒，祛风通络；羌活、独活、寄生、秦艽、千年健祛风湿，强筋骨，止痹痛；延胡索、白芷"理一身上下诸痛"；地龙为蠕动之品，屈曲之处无所不达，开窍透骨、通经走络；白术、谷芽、麦芽、陈皮、大腹皮、山楂健脾益气，开胃纳谷；夜交藤、合欢皮养心安神助眠；铁皮枫斗、灵芝孢子粉扶正补虚。

验案忠告：本案本虚标实，虚实夹杂，除气虚血亏、肝肾受损之外，还有风寒湿及瘀血留滞经络，故病程较长，迁延七月不愈。治疗时应注意以下五点：①正如《景岳全书·妇人归》所载："产后气血俱去，诚多虚证……"，产后多虚，故本病多以养血益气为治疗原则，即《丹溪心法》所谓"产后无得令虚，当大补气血为先，虽有杂证，以末治之"。②《当归医从·产育保庆集方》云："产后百节开张,血脉流走,遇气弱则经络分肉之间,血多留滞,累日不散,则骨节不利,筋脉引急……"产后多瘀,瘀血留滞经络,气血运行不畅,可致产后关节酸痛、肌腱炎迁延不愈,故治疗时要兼顾活血祛瘀。③女子腰肾,胞脉所系,孕时须赖肾气以固胎,产时又失血伤精,肾气数耗,必有亏损,肾虚可致腰酸背麻不愈,而病久也必伤肾,恶性循环,致疾病迁延,故治疗时勿忘补肝肾、强筋骨。④产后百节空虚,虽有外邪入络,但还是应"稍参宣络,不可峻投风药。"尤其是虫类药,大多有一定的毒副作用,还有破气、耗血、伤阴之嫌,用量宜轻,并遵循"衰其大半而止"的原则。⑤产后疾病应及时治愈,否则日久气血凝滞、经脉闭塞,易形成顽痹,则迁延难愈。

(陈 霞)

子宫肌瘤

崔某,女,58岁。

初诊:2004年11月9日。

主诉:子宫肌瘤数年。

现病史:子宫肌瘤史数年。2004年8月24日,上海瑞金医院B超,子宫63mm×51mm×66mm。多个占位,前壁直径29mm,宫底直径28mm,左前壁40mm×25mm×33mm,右侧壁34mm×31mm×32mm,月经周期尚准,经行少腹疼痛。刻下:劳累,腰酸(腰突症),带多,头昏耳鸣,夜寐欠安,有时泛酸,苔薄质紫,脉细小弦。

月经史:14岁初潮,7/27,末次月经10月20日,量中等,经行少腹疼痛,经前无心烦乳胀。

生育史:1-0-2-1,无避孕措施。

中医诊断:癥瘕。

西医诊断:子宫肌瘤。

病机: 脾肾亏虚, 痰瘀阻滞。

治则: 健脾益肾, 消瘤散结。

方药: 党参300g, 黄芪300g, 当归120g, 川芎45g, 香附120g, 三棱90g, 莪术90g, 丹参120g, 丹皮120g, 皂角刺120g, 地鳖虫120g, 水蛭120g, 穿山甲120g, 夏枯草120g, 威灵仙150g, 七叶一枝花150g, 煅瓦楞300g, 煅螺蛳壳450g, 象贝母90g, 海藻90g, 海带90g, 川楝子120g, 延胡索120g, 狗脊120g, 杜仲150g, 川乌90g, 苏木90g, 夜交藤300g, 合欢皮300g, 柏子仁120g, 酸枣仁120g, 茯苓120g, 蝉衣90g, 寄生120g, 大枣120g, 陈皮90g, 大腹皮120g, 麦芽120g, 桂枝60g, 薏苡仁120g, 鳖甲120g, 远志90g, 覆盆子120g, 蚕茧120g, 五味子45g, 赤芍150g, 白芍150g, 炙甘草60g, 首乌200g。另: 白参50g, 阿胶150g, 胡桃肉150g, 桂圆肉150g, 冰糖500g, 饴糖250g, 蜂蜜250g, 黑芝麻250g。

医嘱: ①每日2次, 每次1匙, 忌生冷、辛辣、油腻滑肠之物, 忌萝卜、茶叶、咖啡等, 如遇感冒等症, 则暂缓服用; ②注意经期保暖, 避免加重痛经。

二诊: 2006年11月20日。

现2个月一行经, 经量少, 无明显轰热, 易汗出。2006年11月9日外院B超: 子宫47mm×40mm×51mm, 内膜5mm, 右壁42mm×32mm×40mm。提示多发性子宫肌瘤。腰酸, 带下多, 头昏, 口干, 失眠, 苔薄, 脉细。

治则: 健脾止汗, 消瘤散结。

方药: 2004年11月9日方加杞子90g, 桑椹子120g, 益智仁90g, 煅龙骨300g, 煅牡蛎300g, 怀山药150g, 金樱子120g, 谷芽150g, 天花粉120g。另: 高丽参精一瓶, 阿胶250g, 饴糖500g, 蜂蜜250g, 冰糖500g, 胡桃肉250g, 黑芝麻150g。

医嘱: ①每日2次, 每次1匙, 忌生冷、辛辣、油腻滑肠之物, 忌萝卜、茶叶、咖啡等, 如遇感冒等症, 则暂缓服用; ②注意劳逸结合, 避免过劳伤身。

三诊: 2009年11月23日。

2006年起至2008年,均以二诊时方药随症加减,药后较舒,诸恙均减。故数诊用药均省略之。2008年10月份起绝经,2009年9月16日B超:子宫59mm×39mm×42mm,子宫后壁31mm×29mm低回声,前壁15mm×16mm,内膜3.5mm,ROV 30mm×20mm,LOV 28mm×18mm,提示子宫肌瘤。原子宫肌瘤病史,双乳小叶增生,大便难,腰酸,溲频,咳嗽,轰热汗出,苔腻脉细。

治则:健脾益肾,消瘤止汗,化痰止咳,燮理阴阳。

方药:2004年11月9日方去酸枣仁、柏子仁、川乌、延胡索、鳖甲、远志,加天麻90g,钩藤100g,炙紫菀90g,款冬90g,桑白皮120g,桃仁90g,珍珠母300g,生大黄60g,火麻仁90g,鸡金90g,淮小麦300g,煅龙骨300g,煅牡蛎300g,五倍子60g,八月札120g,娑罗子120g。另:高丽参精2瓶,阿胶250g,饴糖250g,蜂蜜150g,冰糖150g,桂圆肉120g,胡桃肉120g,黑芝麻120g,鳖甲胶150g。

医嘱:①每日2次,每次1匙,忌生冷、辛辣、油腻滑肠之物,忌萝卜、茶叶、咖啡等,如遇感冒等症,则暂缓服用;②注意调节情绪,以免加重绝经后诸症。

绝经一年余后患者又来调理。药后无不适,精神好,诸症减,治同前。

病案分析

病机分析:该病例罹患子宫肌瘤,中医认为多由痰瘀互结,日久形成癥瘕积聚。经行少腹疼痛,苔薄质紫,为瘀血阻滞;劳累,头昏,为脾虚气血不足所致;腰酸,耳鸣,乃肾虚之证;带多,由肾虚,失于固摄所致。夜寐欠安,脉细小弦,属阴血不足,神魂不藏。又痰瘀的形成与脾肾亏虚有密切关系。肾主水,肾虚不能气化,则痰饮内生;脾虚,运化无权,亦易致痰浊形成,故有"脾为生痰之源"的说法。而脾肾不足,气血亏虚,正虚邪留,是瘀血形成的重要原因。癥瘕日久,非一日能消,仿《金匮要略》大黄䗪虫丸之"缓中补虚"之法,李教授常以健脾补肾,消瘤散结为治疗原则贯穿始终。后患者绝经,体质出现肾虚肝旺的现象,故在消瘤基础上加以平肝,以调阴阳。

用药分析:初诊基本以健脾补肾,消瘤散结为主旨,方以桂枝茯苓丸合大黄䗪虫丸、鳖甲煎丸等加减,活血化痰消瘤。苏木、三棱、莪术、丹参、水蛭、地鳖虫、穿山甲,破血逐瘀;鳖甲、夏枯草、象贝母、海藻、海带、威灵仙、皂角刺化痰软坚散结;七叶一枝花清热解毒,消瘤止痛;桂枝茯苓丸,活血化痰消癥;川乌李教授常用来治痛经,配延胡索,止痛效佳;党参、黄芪、大枣、炙甘草健脾益气;狗脊、杜仲、寄生、首乌、覆盆子、蚕茧益肾缩尿;当归、川芎、香附、川楝子养血行气;夜交藤、合欢皮、柏子仁、酸枣仁、远志、五味子养心安神;陈皮、大腹皮、薏苡仁、麦芽行气,防补药碍胃;煅瓦楞、煅螺蛳壳护胃制酸;蝉衣治疗耳鸣。

辅料中白参、高丽参精补脾益气;阿胶养血,黑芝麻、胡桃肉益肾;鳖甲胶有助消瘤散结;饴糖、冰糖、蜂蜜矫味。

二诊子宫稍小,出现月经异常,有绝经征兆,宗前法,减活血消瘤药,加补益肝肾之桑椹、枸杞;煅龙牡固涩止汗;山药、益智仁、金樱子益肾缩尿;天花粉养阴生津止渴。三诊绝经,肝肾阴亏内热明显,仍有子宫肌瘤,故在消瘤同时加天麻、钩藤、珍珠母平肝;八月扎、娑罗子疏肝;生大黄、火麻仁通便;桃仁活血润肠;淮小麦养心除烦,配合五倍子敛汗;桑白皮、紫菀、款冬止嗽。

验案忠告:子宫肌瘤的治疗重点为消瘤散结。①活血化瘀配伍化痰散结治疗肌瘤:子宫肌瘤的治疗传统上多使用桂枝茯苓丸加减,但是李教授常加用虫类药,如穿山甲等,取得较满意疗效。同时还配以夏枯草、威灵仙、象贝等化痰软坚散结,消除痰瘀互结是取得疗效的关键。②七叶一枝花是治疗癌症肿瘤的重要药物,临床表明,该药在治疗子宫肌瘤中也有较好的疗效。③绝经期当平肝益肾,以天麻钩藤饮、石决明等平肝,枸杞、桑椹子等补益肝肾之阴;煅龙牡、淮小麦、五味子等养心敛汗,对缓解更年期症状有较好疗效。

(刘　俊)

▌▌卵 巢 囊 肿 ▌▌

赖某,女,34岁。

初诊:2005年11月3日。

主诉:发现附件包块4年余。

现病史:四年前发现卵巢囊肿,今年5月体检,左侧卵巢50mm×42mm×52mm。平时带下量不多。刻下:夜寐欠安,纳可,胃脘有时不舒,疼痛,二便调。心悸,苔薄,脉细。

月经史:13岁月经初潮,5/23,末次月经10月14日,量中等,无痛经,经前二乳胀痛,无心烦。

生育史:1-0-1-1,无避孕措施。

中医诊断:癥瘕。

西医诊断:卵巢囊肿。

病机:心脾两虚,血瘀癥瘕。

治则:拟健脾扶正,养心调经,活血消癥。

方药:党参300g,黄芪300g,白术120g,白芍120g,香附120g,黄精120g,生地120g,熟地120g,夜交藤300g,合欢皮300g,当归90g,川芎45g,鸡血藤120g,远志90g,丹参300g,茶树根120g,郁金90g,柴胡90g,三棱90g,莪术90g,夏枯草120g,皂角刺120g,水蛭120g,地鳖虫120g,威灵仙120g,象贝90g,杞子120g,桑椹子120g,附子90g,桂枝60g,海藻120g,海带120g,煅瓦楞(先)300g,煅螺蛳壳(先)450g,石菖蒲120g,青礞石120g,炒扁豆120g,炒山药150。另:高丽参精35g,阿胶250g,龟板胶150g,鹿角胶150g,饴糖300g,冰糖200g,蜂蜜200g,桂圆肉150g,胡桃肉150g。

医嘱:①每日2次,每次1匙,忌生冷、辛辣、油腻滑肠之物,忌萝卜、茶叶、咖啡等,如遇感冒等症,则暂缓服用;②注意保暖。

二诊:2006年12月11日。

症如前述,左附件囊肿,口干不欲饮,内热,带下少,心悸,早搏,夜寐欠眠,二便如常,苔薄,脉细。

治则:健脾益肾,养心清热,活血消癥。

方药:党参300g,黄芪300g,白术120g,白芍120g,香附120g,黄精120g,生地120g,熟地120g,夜交藤300g,合欢皮300g,当归90g,川芎45g,鸡血藤120g,远志90g,地骨皮120g,青蒿90g,丹参300g,茶树根150g,郁金90g,淮小麦300g,柴胡90g,三棱90g,莪术90g,夏枯草120g,皂角刺120g,穿山甲120g,路路通90g,水蛭120g,地鳖虫120g,赤芍90g,威灵仙120g,象贝90g,杞子120g,桑椹子120g,桂枝60g,煅瓦楞(先)300g,石菖蒲120g,鸡内金90g,黄芩90g,黄柏90g,知母90g,木香90g。另:野山参粉30g,阿胶250g,龟板胶150g,鹿角胶150g,饴糖300g,蜂蜜250g,桂圆肉150g,胡桃肉150g。

三诊:2010年11月29日。

有卵巢囊肿未增大,面色不华,略腰酸,心悸。口干已止,胃脘已不痛。欠眠,苔薄,脉细。

治则:健脾养心,安神益肾,活血消癥。

方药:2006年12月11日方加女贞子120g,旱莲草120g,羌活90g,独活90g,附子90g,土茯苓300g,柏子仁90g,酸枣仁90g。另:高丽参精2瓶,阿胶250g,龟板胶150g,鹿角胶150g,饴糖300g,冰糖200g,蜂蜜250g,桂圆肉150g,胡桃肉150g,山楂精120g。

四诊:2011年11月28日。

自述B超囊肿已消失,月经量中,3天即净,足跟痛,腰酸,有时心悸,心律不齐,手足冷,苔薄,脉细,治同前健脾养心,益肾,活血消癥。

病案分析

病机分析:该病例素有卵巢囊肿,属于中医的癥瘕范畴。癥瘕多属瘀血内结,《女科经论》引《证治准绳》曰:"瘀血成块,坚而不移,名曰血癥。若腹中瘀血,则积而未坚,未至于成块者也。"瘀血之所以形成,与人体正气之不足有密切关系。患者夜寐不安,心悸,脉细,乃心脾不足导致,脾为气血生化之源,心主血,心脾不足则气血亏虚，冲任失于荣养，气血运行缓慢，则易导致血瘀癥瘕形成。故治疗当以健脾养心，活血消癥为主要治疗原则。久病及肾，患者出现内热口干，腰酸等为肾阴不足，虚热内扰所致，故后继以补肾健脾，养阴清热等。

用药分析：初诊膏方以党参、黄芪、白术、扁豆、山药健脾益气，脾气旺则气血生化亦有源；四物汤，配桑椹、鸡血藤、黄精滋阴养血，血充则心神得养；夜交藤、合欢皮、远志、丹参养心安神；茶树根，李教授常用之治疗冠心病、心肌炎等引起的心悸、早搏、心律失常等。柴胡、郁金、香附疏肝理气，调经；三棱、莪术、水蛭、地鳖虫等活血消癥；夏枯草、皂角刺、威灵仙、象贝、海藻、海带、石菖蒲、青礞石化痰软坚散结；杞子、桑椹子益肾阴；附子、桂枝温脾肾之阳，使得阴阳得以相互滋生；煅瓦楞、煅螺蛳壳制酸和胃；辅料中高丽参精大补元气；阿胶养血，龟板胶、鹿角胶为龟鹿二仙的主要成分，填补冲任及任督二脉；桂圆肉补养心血；胡桃肉温肾；饴糖、冰糖、蜂蜜矫味。

二诊出现内热、口干，故去除附子，加地骨皮、青蒿、黄芩、黄柏、知母以清虚热；加穿山甲、路路通以增消癥通瘀之力；及淮小麦以养心健脾；鸡内金、木香以和胃理气。三诊内热亦减，但有腰酸、心悸、失眠，故在二诊基础上加女贞子、旱莲草滋养肾阴；附子温肾阳；土茯苓清热解毒，山楂精健胃消食以巩固治胃之效；另加柏子仁、酸枣仁养心安神。由于坚持扶正和活血消癥的原则，患者的卵巢囊肿在服膏方后消失，后去穿山甲，改加桃仁、红花、延胡活血巩固疗效；而随着年龄增长，心肾亏虚较前明显，出现足跟痛、心悸的表现，故加杜仲、狗脊益肾强健筋骨；灵芝粉扶正固元；石斛益阴。

验案忠告：癥瘕的治疗关键在坚持活血消癥，但需辅以扶正方显疗效。该病案的忠告：①贯彻祛瘀消癥散结的大法：该病例患有卵巢囊肿，故整个膏方主要成分为治疗癥瘕的药物，如三棱、莪术、水蛭、地鳖虫、穿山甲等活血消癥，同时配以夏枯草、威灵仙、象贝、海藻、海带等化痰软坚散结,正因为坚持此原则,患者的囊肿才能最终消失。②在祛瘀同时应重视扶正:分析病情发现,患者素有心脾肾不足,而"肾虚瘀阻"是李教授在临床发现女性罹患癥瘕的一个常见证候。在治疗瘀阻的同时注意补益脾肾,调理阴阳,是该案例取得较好疗效的重要保证,正气强健则能助气血流通,祛瘀生新。③注意护顾脾胃:该病例素有胃痛旧疾,在使用活血祛瘀药物的同时,也要注意该类药物常常有伤胃的弊端,故加煅瓦楞、煅螺蛳壳之类护胃,故取得较满意的疗效。

（刘　俊）

▌▌▌ 宫颈上皮内瘤变（CINⅢ）术后 ▌▌▌

韩某,女,35岁。

初诊: 2013年11月25日。

主诉: CIN（宫颈上皮内瘤变）Ⅲ级术后3个月。

现病史: 患者2013年8月13日于外院体检发现,宫颈1、4、8、12点活检病理示: CIN Ⅱ-Ⅲ级,2013年8月28日于上海市第一妇幼保健院入院喉罩麻醉下行宫颈锥切术,病理报告示:(部分宫颈)CINⅢ级累及腺体,切缘未见病变累及。

刻下: 近几天外阴瘙痒,病人自行使用阴道泡腾胶囊(药名不详),症状好转。白带色偏黄,稍有异味,怕冷,下肢明显,胃纳可,二便调,寐安,苔薄腻,脉细弦。

既往史: 有哮喘病史多年,反复发作。

月经史: 13岁初潮,5~7/30,末次月经11月6日—11月11日,量中,色红,夹血块,无痛经,经前腰酸,偶有乳胀。

生育史: 1-0-0-1,剖宫产,男用避孕。

中医诊断: 带下病。

西医诊断: 宫颈CINⅢ级术后。

病机：邪毒内侵，客于子门，与气血相胶结而发此病；虽手术祛除病灶，然邪毒仍存；病程日久，易损耗正气。

治则：健脾补血，补肾益肝，温经散寒，清热解毒。

方药：党参300g，黄芪300g，白术150g，白芍150g，怀山药150g，石楠叶120g，枸杞子120g，女贞子120g，制首乌150g，金樱子150g，煅瓦楞子300g，乌贼骨150g，生茜草60g，土茯苓300g，半枝莲150g，赤芍90g，七叶一枝花150g，附子90g，桂枝60g，墓头回150g，小茴香60g，杜仲150g，狗脊150g，橘叶90g，橘核90g，谷芽150g，麦芽150g，柴胡90g，猫爪草150g，姜半夏90g，丹皮120g，丹参120g，决明子90g，桑白皮150g，紫菀90g。另：高丽参精70g，蛤蚧2对，紫河车粉150g，灵芝孢子粉20g，山楂精120g，龟板180g，鹿角胶90g，铁皮枫斗20g，饴糖150g，胡桃肉150g，阿胶250g。

医嘱：①每日2次，每次1匙，忌生冷、辛辣、油腻滑肠之物，忌萝卜、茶叶、咖啡等，如遇感冒等症，则暂缓服用；②半年复查宫颈一次。

二诊：2014年12月1日。

服膏方后哮喘1年未发，无畏寒，精神较佳，一般情况良好，妇科门诊随访，CA125正常，自诉妇科检查及阴道镜检查均未见异常。寐安，二便调，苔薄，脉细。

治则：健脾补血，补肾益肝，温经散寒，清热解毒。

方药：原方加熟地120g。

医嘱：1年复查宫颈一次。

病案分析

病机分析：CIN（宫颈上皮肉瘤变）属于中医"带下"、"积聚"、"癥瘕"范畴。子门经阴道与外界相通，生理上易感受外邪，寒、热、湿邪入侵。《医宗必读》有言"积之成也，正气不足而后邪气踞之"，《外科医案》更明确提出"正气虚则成岩（岩即癌）"，说明岩积成病，正气不足是根本原因，邪气留滞是必要因素。手术治疗，虽能祛除表象的病灶，但内在邪毒仍在，辨证属于正虚邪未清，虚实夹杂之症。《医林改错》曰："元气既虚,必不能达于营血,血营无气,必停留而瘀。"正是邪毒隐患未清,而膏方处方,应补益适中,兼能祛邪,平衡阴阳,故治疗上应以健脾补血,补肾益肝,兼之清热解毒。

用药分析:党参、黄芪健脾益气;白术、白芍、黄精、枸杞健脾补血。石楠叶、女贞子、制首乌、狗脊补益肝肾;杜仲、金樱子补益肾精,水生木,肾生肝,补肾可以益肝。附子、桂枝温脾肾之阳,使得阴阳得以相互滋生;小茴香散寒止痛,理气和胃。土茯苓、半枝莲、七叶一枝花、猫爪草清热解毒,预防子门邪毒再生;墓头回、丹皮、丹参、赤芍凉血活血;乌贼骨、生茜草是"四乌贼骨一芦茹丸"之组成,既能补肾又可收敛止血。柴胡、决明子疏肝清肝;橘叶、橘核理气散结,缓解经前乳胀。桑白皮、炙紫菀泻肺平喘;加胡桃肉补肾固精、温肺定喘,蛤蚧补肺益肾、纳气定喘,灵芝孢子粉补气止咳平喘共同缓解哮喘。谷芽、麦芽消食导滞,以防补益太过,脾胃不运;煅瓦楞子、姜半夏制酸降逆和胃,与白术、怀山药六药共护"后天之本"。并予高丽参精大补阳气,紫河车粉温肾补精,益气养血,龟板胶、鹿角胶、阿胶收膏,其中龟板滋阴补血,鹿角温补肾阳,龟鹿二胶为二仙汤主要成分,填补冲任,补益肾精。铁皮枫斗补阴益精,山楂精开胃消食,饴糖矫味。二诊时,患者症情平稳,哮喘未发,原方加熟地黄补血滋阴,益精填髓。

验案忠告:膏方用药当注意组方原则,要气血互补,阴阳兼顾;补不宜过,注意消导,时时顾护胃气。对于本案宫颈CIN Ⅲ级术后患者,考虑症属虚实夹杂,因此在补益气血顾护正气的同时也要考虑清解邪毒,清热解毒攻邪之时需要考虑扶助正气。李教授在补气血时特别注意补益脾气,脾为后天之本,脾气旺则气血生化有源。另外,主干之外,也兼顾侧支,如本案患者有哮喘病史,加以平喘药,如此治疗患者身体健康,患者哮喘一年未复发。

(李　晶　徐莲薇)

▌▌ 口 腔 溃 疡 ▌▌

许某,女,72岁。

初诊:2011年11月17日。

主诉:反复口腔溃疡3年。

现病史:素体虚弱,极易口腔溃疡,易感冒,时有耳鸣,双眼白内障,有飞蚊症,有高血压病史。

刻下:口腔溃疡,尿频数,大便溏薄,每日2次。夜寐不安。苔薄,脉细弦。

月经史:14岁初潮,4~5/30,48岁绝经。

生育史:2-0-1-2,无避孕措施。

中医诊断:口疮。

西医诊断:口腔溃疡,高血压。

病机:脾虚肝旺,虚热内扰。

治则:拟健脾养血,平肝清解。

方药:白术200g,白芍200g,党参300g,黄芪300g,怀山药300g,炒扁豆150g,陈皮100g,炒荆芥90g,防风90g,茯苓150g,木香90g,砂仁60g,鸡内金90g,天麻90g,钩藤90g,白头翁90g,女贞子90g,蝉衣90g,谷芽90g,麦芽90g,罗布麻120g,夏枯草120g,谷精草90g,石决明300g,土茯苓300g,金银花120g,生甘草60g,野蔷薇花90g,旱莲草90g。

另:高丽参精70g,山楂精120g,冰糖200g,饴糖200g,红枣150g。

医嘱:①注意勿食辛辣刺激性及难以消化的食物;②调节情绪,戒怒。

二诊:2012年10月15日。

夜寐已安,无感冒,仍有口腔溃疡,尿频减,腹泻已止,飞蚊症减轻。苔薄腻,脉细。

治则:健脾益肾,平肝清热。

方药: 2011年10月17日方加珍珠母300g,紫花地丁300g,杞子150g,黄芩120g,黄连30g。另: 阿胶200g,铁皮枫斗20g。

医嘱: ①注意预防感冒; ②避免过度疲劳。

三诊: 2013年11月4日。

耳鸣,便溏已止,口腔溃疡减轻,尿频减。血压有起伏。苔薄腻,脉细。宗前出入。

治则: 健脾养血,清热平肝。

方药: 2011年11月17日方,去炒荆防,白头翁,蝉衣,加紫花地丁300g,珍珠母300g,杞子90g,黄连60g,黄芩90g,黄柏90g,赤芍90g,丹皮120g,丹参120g,知母90g,生地90g,熟地90。

另: 羚羊角粉30g,阿胶250g,铁皮枫斗20g,灵芝孢子粉20g。

医嘱: ①饮食清淡,防治腹泻; ②劳逸适度。

病案分析

病机分析: 脾开窍于口,口腔溃疡多与脾相关。患者长期口腔溃疡,又兼有腹泻,易外感,盖因脾胃中气虚弱,阴火上炎导致。元代医家李杲认为:"脾胃气虚,则下流于肾,阴火得以乘其土位。"脾虚,营卫气血均不足,无力卫外,则易感冒;而脾虚失于健运则大便溏泄。治疗当健脾养血。另患者有高血压病史,伴见耳鸣,尿频,飞蚊症,是肾虚肝旺之证。因肝肾乙癸同源,肾阴虚,常引发肝阴虚,肝阳偏亢之虚热内扰。虚热上熏于口,则亦可造成口腔溃疡。肝开窍于目,肝虚目失濡养则出现飞蚊症。肾开窍于耳,肾虚则耳鸣,又肾司二便,失于固摄故尿频。综合分析,脾虚肝旺,虚热内扰是主要病机,治疗原则为健脾养血,平肝清解。后继以益肾养阴善后。

用药分析: 初诊以八珍汤合参苓白术散加减以健脾,高丽参精、党参、白术、茯苓、黄芪、怀山药、炒扁豆、饴糖等健脾益气;白芍、红枣养血;陈皮、木香、砂仁、谷芽、麦芽、鸡内金、山楂精和胃理气,助脾运化,防止脾虚不受补;天麻、钩藤、罗布麻、夏枯草、石决明平降肝阳;女贞子、旱莲草为二至丸,益肾阴而滋水涵木;土茯苓、金银花、生甘草清解热毒；野蔷薇花李教授常用于治疗口腔溃疡，为对症之药；谷精草明目；炒荆防祛风预防感冒；白头翁清热止痢；蝉衣平肝，治耳鸣。二诊症减，仍有口腔溃疡，沿用前方，加紫花地丁、黄芩、黄连清热解毒；珍珠母重镇平肝；杞子、阿胶、铁皮枫斗补益肝肾阴血；三诊诸症基本消失，口腔溃疡好转，去炒荆防，白头翁，蝉衣，为巩固疗效，宗前法加羚羊角粉清肝热；黄柏、知母清虚热；赤芍、丹皮、丹参、生地、熟地、阿胶养阴凉血活血，另加灵芝孢子粉益元气，增强免疫力。

验案忠告：口腔溃疡中医称口疮，西医学则认为和免疫异常有关，为非特异性疾病，治疗多以局部消炎止痛，提高全身免疫力为主。然治疗不当则反复发作，病人痛苦不已。本案忠告：①明辨虚实：口腔溃疡多由热郁于内，上炎于口腔黏膜而成，《黄帝内经》有"诸痛痒疮，皆属于心"的记载。此"心"实指五行中的火。然火热有虚实之分，实者多属脾胃积热熏蒸，因脾开窍于口。虚者或因中气虚弱，阴火上炎；或因肝肾阴虚，肝阳偏旺，虚热内扰所致；甚者有因阳虚，虚阳上浮导致，临床当仔细辨别。本例患者脾肾不足的表现明显，应注重补益脾肾为主。②避免过用苦寒。口腔溃疡多有热，但一味苦寒易损伤中气，对于虚证患者非但无益，反而不利于病情。本例患者清热和补虚同用，故能取得较好疗效。③适当选用一些特效药物，如野蔷薇花治口疮，蝉衣治耳鸣，白头翁治腹泻，均为李教授个人经验，在辨证的基础上辅以对症用药，常常能使症状很快缓解。

（刘　俊）

论文选萃篇(题录)

1. 李俊箐,李祥云.治月经病经验谈[J].上海中医药杂志,2007,41(9):13-14.

2. 王黎霞,马毓俊.李祥云辨治多囊卵巢综合征验案2则[J].上海中医药杂志,2010,2:22-23.

3. 魏新萍,马毓俊,李祥云.浅谈围绝经期妇女生理临床特征与健康干预[J].求医问药(下半月),2011,10:172.

4. 陈霞.李祥云治妊娠病验案举隅[J].医药前沿,2012,2(21):319-320.

5. 沈芝琴,马毓俊,李祥云.李祥云治疗卵巢早衰性不孕症验案1则[J].上海中医药杂志,2012,4:28-29.

6. 周琦,马毓俊.多囊卵巢综合征的中医中药治疗[J].求医问药,2012,10(1):266-267.

7. 李俊箐,李祥云.膏方治疗更年期综合征验案1则[J].上海中医药杂志,2012,11:30-32.

8. 郭玲,刘玮,马毓俊,李祥云.中医中药治愈不孕(IVF准备期间)症验案——李祥云教授临证验案撷英[J].中国医药导刊,2013,S1:115-116.

9. 马毓俊,施永洁,刘敛,徐莲薇,李祥云.李祥云教授辨治妊娠激经验案1则[J].上海中医药杂志,2013,4:29-30.

10. 陈霞.李祥云安胎临床经验[J].四川中医,2013,31(08):10-12.

11. 施永洁,马毓俊,李祥云,刘敛.中药治疗子宫内膜异位症[J].求医问药,2013,11(8):154-155.

12. 周琦,李祥云.李祥云辨治"多次IVF失败"经验[J].上海中医药杂志,2013,10:14-16.

13. 刘慧聪,刘敛,徐莲薇,李祥云.李祥云从肾虚血瘀辨治免疫性不孕经验[J].上海中医药杂志,2013,12:13-15.

14. 施永洁,郭玲,马毓俊,李祥云.李祥云师《妇科玉尺》法辨治妇科不孕症经验[J].上海中医药杂志,2014,03:14-16.

15. 阿依显姑丽·卡地尔,徐莲薇,李祥云.李祥云教授膏方治疗子宫肌瘤[J].长春中医药大学学报,2014,03:430-432.

16. 郭玲,马毓俊,李祥云.补肾祛瘀治疗痛经验案[J].医药前沿,2014,(5):378-379.

17. 张琼,李祥云.李祥云益气升提法治疗前置胎盘经验举隅[J].新中医,2014,06:15-16.

18. 周琦,张琼,李祥云.李祥云治疗妇科出血症经验[J].江西中医药,2014,07:26-28.

19. 刘慧聪,徐莲薇,李祥云.白芷在女性相关疾病中的应用[J].医药导报,2014,33:118-120.

20. 徐莲薇,刘慧聪,李祥云.读《女科经纶》谈种子之道[J].四川中医,2015,02:23-26.

英文缩略词表

6-Keto-PG	6酮前列腺素
μPA	纤溶相关因子
μPAR	尿激酶型纤溶酶原激活物受体
AA	血小板最大聚集率
ACL	抗心磷脂抗体
ADP	二磷酸腺苷
AIS	芳香化酶抑制剂
ALP	碱性磷酸酶
AoAb	抗卵巢抗体
AQP1	水通道蛋白1
AsAb	抗精子抗体
BBT	基础体温
CA125	癌抗原125
CA724	癌抗原724
CA199	糖链抗原199
CD	白细胞分化抗原
CDFI	彩色多普勒血流成像
CEA	癌胚抗原
CIN	宫颈上皮内瘤变
CMV	巨细胞病毒
POF	卵巢早衰

COX	环氧化酶
CT	沙眼衣原体
CT-HSPcoIgG	衣原体热休克蛋白
CT-IgG	衣原体IgG抗体
DIE	深度浸润性内异症
DHEA	脱氢表雄酮
E_2	雌二醇
E-cad	上皮性钙黏蛋白
ELISA	酶联免疫吸附试验
EmAb	抗子宫内膜抗体
EMT	子宫内膜异位症
EN	子宫内膜
ER	雌激素受体
FSH	促卵泡生成激素
FT3	游离三碘甲状腺原氨酸
FT4	游离甲状腺激素
GnRH	下丘脑促性腺激素释放激素
GnRH-α	促性腺激素释放激素激动剂
GS	妊娠囊
HB	血红蛋白
HCG	人绒毛膜促性腺激素
HE4	人附睾蛋白4
HGF	肝细胞生长因子
HMG	尿促性激素
HOX	人类同源盒

HPV	人乳头状瘤病毒
HRT	激素替代疗法
HSG	子宫输卵管造影
ICP	肝内胆汁淤积症
IL	白细胞介素
IUD	宫内节育器
IVF-ET	体外授精-胚胎移植
Leep刀	超高频电波刀
LH	黄体生成激素
LIF	白血病抑制因子
LIFR	白血病抑制因子受体
LMP	末次月经
LOV	左卵巢
LOF	左卵泡
LUFS	黄素化卵泡不破裂综合征
LUS-IUD	曼月乐
Mh	人型支原体
MIP	巨细胞炎症因子
MIF	巨噬细胞移动抑制因子
MTX	甲氨蝶呤
MUC	黏蛋白
N	中性粒细胞
NK	自然杀伤细胞
NO	一氧化氮
OHSS	卵巢过度刺激综合征

OGP	输卵管特异性糖蛋白
P	孕激素
PCNA	细胞增殖核抗原
PCOS	多囊卵巢综合征
PGE2	前列腺素E2
pH	酸碱度
PID	盆腔炎性疾病
PLA	血小板
PMP	前次月经
PP14	胎盘蛋白14
PR	前向运动精子
PR	孕激素受体
PRL	泌乳素
PROK	前动力蛋白
RBC	红细胞
ROF	右卵泡
ROV	右卵巢
SSG	选择性输卵管造影术
STD	性传播疾病
T	雄激素
T3	三碘甲状腺原氨酸
T4	甲状腺激素
TBP	硫氧还蛋白结合蛋白
TCAB	端粒酶卡哈尔蛋白抗体
TCT	液基薄层细胞

T-FTR	介入性输卵管再通术
TGF-β	转化生长因子-β
TNF-α	肿瘤细胞坏死因子-α
TORCH	T（Toxopasma）弓形虫
	R（Rubella Virus）风疹病毒
	C（Cytomegalo virus）巨细胞病毒
	H（Herpes simplex）单纯疱疹病毒
	O（Others）其他，主要指梅毒螺旋体
TPA	组织型纤溶酶原激活物
TRX	硫氧还蛋白
TSH	促甲状腺激素
TXB_2	血栓素B2
Uu	解脲支原体
VEGF	血管内皮生长因子
Vit	维生素
WBC	白细胞
WHO	世界卫生组织

跋

甲午冬，李祥云先生以所著新作见示。李老乃海上名医也，潜心专研女科五十余载，可称谓集大成焉。纵览全书纲举目张，朗若列眉。其论子宫内膜异位症，用补肾祛瘀之法；其论不孕症，用补肾活血之法异病同治；其治妇科病，擅巧用虫类药……凡此种种，无不推陈出新，甚或发前人所未发。医案尽详临床病证之个案，解病证之原理。每案叙某病之脉证与治方之外，特设验案忠告，以数十年之经验，供诸同仁以作参考，一片豁达仁慈之心，蔼然纸上。先生学术独树一帜，融先贤理法、现代科学于一体，每有发挥，为世人所重，宗之者甚众。阅及论文选粹篇，其虽为师授经验文章之汇集，着实又感师徒情深，先生循循善诱、学生敬承师教之情景跃然眼前。故余窃以为先生是书，其意旨在指示津途，供作参考，神而明之，仍自存乎其人。附录数语，不胜荣幸，倘刷印后，乞早赐读是幸。

上海中医药大学附属龙华医院院长

2015年12月